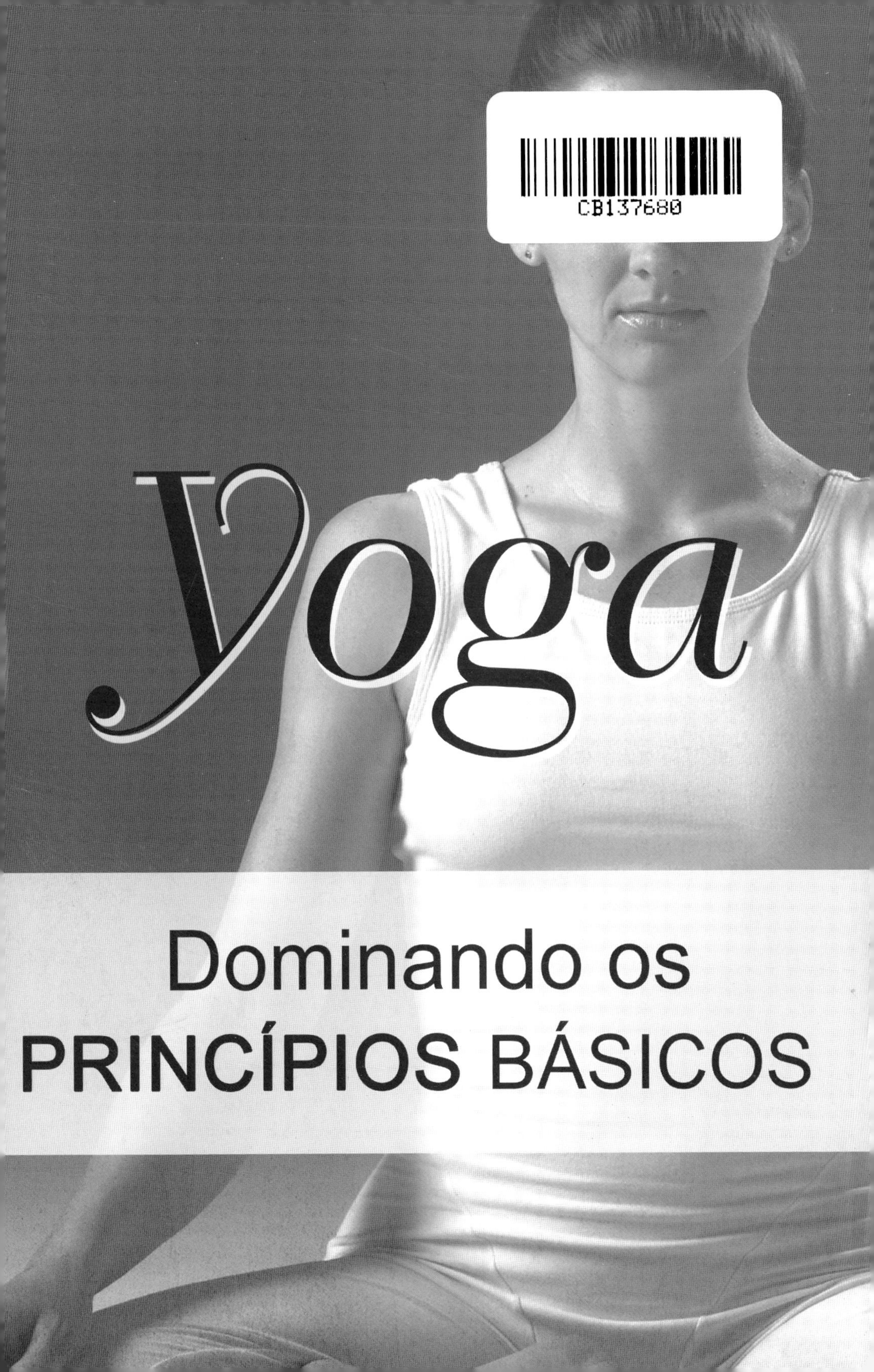

Yoga

Dominando os PRINCÍPIOS BÁSICOS

Sandra Anderson e Rolf Sovik, Psy. D.

Yoga

Dominando os PRINCÍPIOS BÁSICOS

Tradução:
Andréa Novais

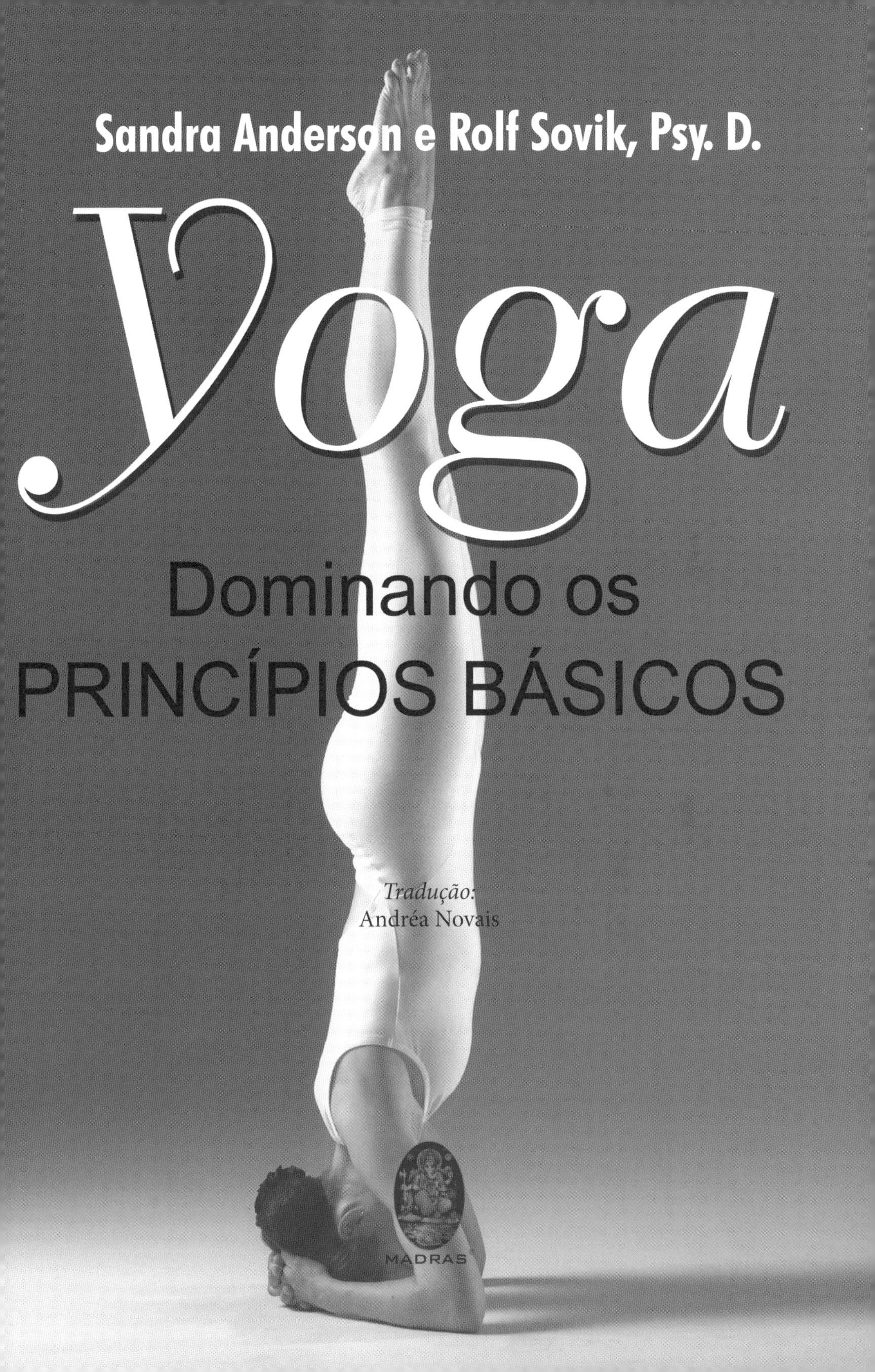

MADRAS

Publicado originalmente em inglês sob o título *Yoga – Mastering the Basics*, por Himalayan Institute Press.

Editor:
Wagner Veneziani Costa

Produção e Capa:
Equipe Técnica Madras

Ilustrações Anatômicas:
Roger Hill

Ilustrações Digitais:
Lucia Lozano

Fotos:
Jim Filipski e Guy Cali Associates

Modelos:
Ragani Buegel, Luke Ketterhagem e Bill Boos

Crédito das demais fotos:
P. 12, Nadene Malo; p. 247, Robert Franz/Masterfile; p. 28, 74 e 251, Photodisc, Inc.; p. 279, Anne Arden McDonald/Graphistock.

Tradução:
Andréa Novais

Revisão da Tradução:
Ana Spinelli

Revisão:
Arlete Genari
Silvia Massimini Felix

Dados Internacionais de Catalogação na Publicação (CIP)
(Câmara Brasileira do Livro, SP, Brasil)

Anderson, Sandra
Yoga: dominando os princípios básicos/Sandra Anderson e Rolf Sovik;
tradução Andréa Novais. – São Paulo: Madras, 2013.
Título original: Yoga – mastering the basics

ISBN 978-85-370-0824-9

1. Hatha yoga 2. Yoga I. Sovik, Rolf. II. Título.

12-14896 CDD-613.7046

Índices para catálogo sistemático:
1. Yoga: Promoção de saúde 613.7046

MADRAS EDITORA LTDA.
Rua Paulo Gonçalves, 88 – Santana
CEP: 02403-020 – São Paulo/SP
Caixa Postal: 12183 – CEP: 02013-970
Tel.: (11) 2281-5555 – Fax: (11) 2959-3090
www.madras.com.br

Para Sri Swami Rama

ORAÇÕES

GURU BRAHMA

OM Gurur-brahma
Gurur-vishnur
Gurur-devo maheshvarah
Guruh sakshat param brahma
Tasmai shri gurave namah

OM o Criador é guru
O Mantenedor é guru
O Senhor da Resolução é guru
O Supremo Brahman é o verdadeiro guru
Respeito ao mais venerável dos gurus

ASATO MA

Asato ma sad gamaya
Tamaso ma jyotir gamaya
Mrityor ma amritam gamaya
OM shantih shantih shantih

Guie-me do irreal ao real
Guie-me da escuridão à luz
Guie-me da mortalidade à imortalidade
OM Paz, Paz, Paz

ORAÇÃO DO PROFESSOR/ALUNO

OM saha navavatu
Saha nau bhunaktu
Saha viryam karavavahai
Tejasvi navadhitamastu
Ma vidvishavahai
OM shantih shantih shantih

Ó! Senhor, proteja-nos
Que sejamos nutridos e cresçamos em nossos estudos
Que criemos vitalidade entre nós
Que nossos estudos sejam repletos de brilho e energia
Que não exista hostilidade entre nós
OM Paz, Paz, Paz

Agradecimentos

Tivemos a sorte de contar com a ajuda de diversos amigos e colegas durante a preparação deste livro e agradecemos sinceramente a cada um deles. Somos especialmente gratos a Anne Craig, que desde o início administrou com graça e atenção as complicadas exigências editoriais deste trabalho. Da mesma forma, somos gratos pelo cuidadoso *design* desenvolvido por Jeanette Robertson, cuja sensibilidade aos propósitos do texto tornou-o muito melhor.

Ragani Buegel, Luke Ketterhagen e Bill Boos são os modelos das fotos. Sheila Caffrey, Janice Weinstein e os alunos do Hymalayan Institute em Buffalo, Nova York, ajudaram a revisar o texto dos capítulos sobre Asanas. David Coulter auxiliou-nos com as questões de anatomia. Roger Hill e Lucia Lozano cuidaram muito bem das ilustrações.

As sugestões e a determinação de Deborah Willoughby, uma dedicada estudante de Yoga e presidente do Instituto Internacional do Himalaia, foram inestimáveis na finalização do manuscrito. Mary Gail Sovik, uma das diretoras do Hymalayan Institute em Buffalo, foi um apoio constante, e seus comentários sobre o desenvolvimento do manuscrito, sua paciência durante longas horas de trabalho e sua deliciosa comida vegetariana mantiveram a chama acesa.

Por fim, devemos muito aos diversos professores de quem recebemos inspiração e orientação durante todo o percurso. Agradecemos também ao líder espiritual do Hymalayan Institute internacional, Pandi Rajmani Tigunait, por seu apoio e incentivo inabaláveis.

Nota do editor internacional: Precauções: Muitos problemas físicos podem ser tratados com a prática apropriada de Yoga, mas, por favor, consulte seu cardiologista e, caso você sofra de problemas graves de saúde, treine com um professor especializado. Este manual não tem como objetivo substituir orientações pessoais ou indicações médicas profissionais. As contraindicações listadas para algumas das posições são fornecidas apenas como linhas gerais. Caso você sofra de anomalias de pressão arterial, dores nas costas, ou qualquer outro problema de saúde grave, ou caso tenha passado recentemente por alguma cirurgia, consulte-se com seu médico antes de iniciar a prática.

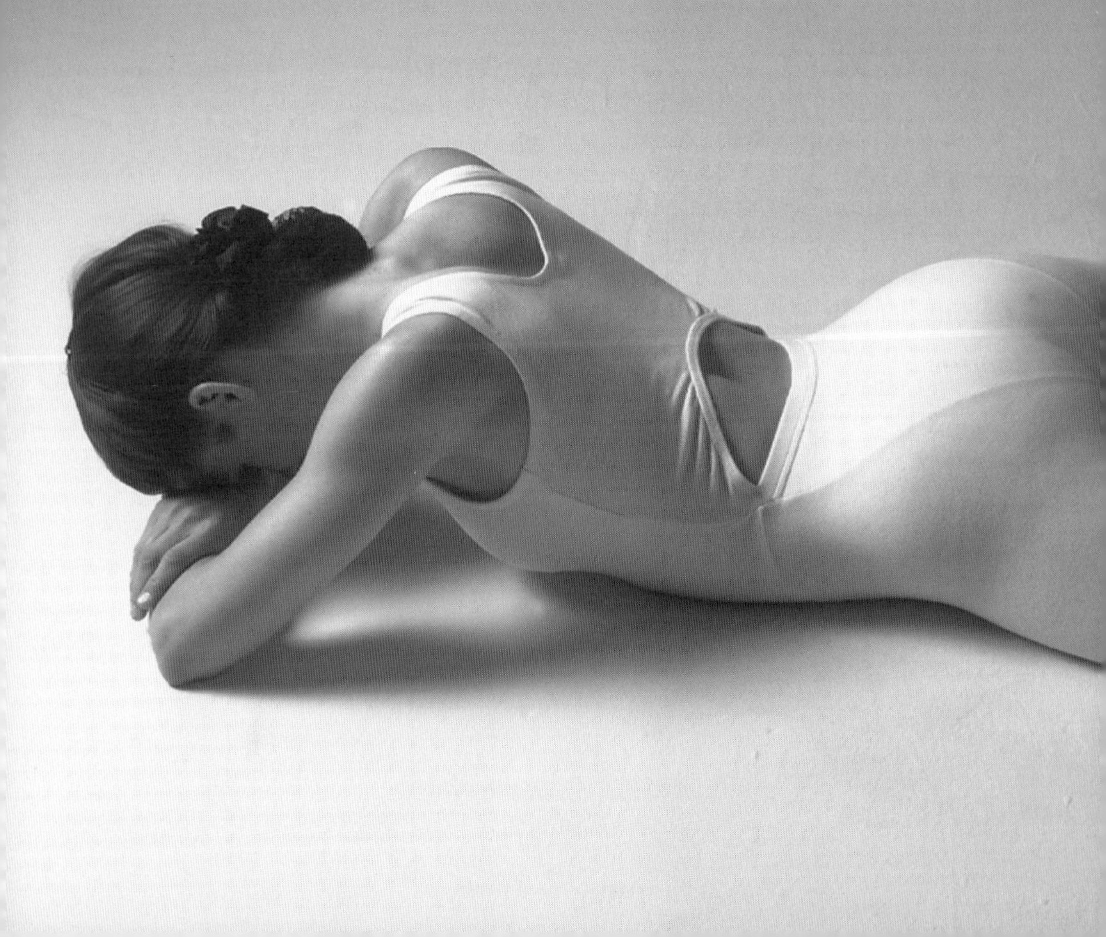

Índice

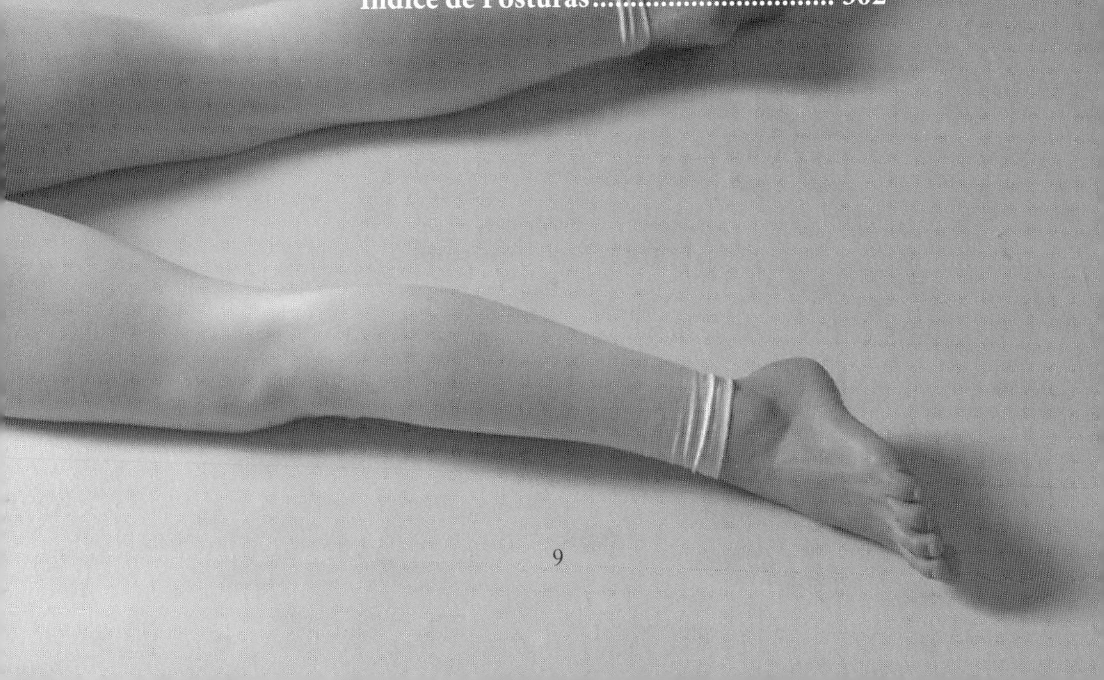

Sobre Este Livro

Nos estágios iniciais, a maioria dos alunos de yoga tem como foco a postura, a respiração, o relaxamento e a meditação, combinando essas práticas em uma ou duas sessões diárias que vão de 15 a 90 minutos. Esse é um objetivo admirável e o principal tema deste livro. Mas a yoga é muito mais do que isso, e tentamos desenvolver a história mais a fundo, partindo de sua filosofia até sua aplicação na rotina diária. Durante o percurso, exploramos com detalhes cada um dos componentes práticos básicos, demonstrando passo a passo como é possível melhorar sua saúde e a sensação interior de bem-estar.

Começamos com um capítulo chamado "O Espírito da Yoga", pois acreditamos que você gostaria de conhecer a mensagem por trás da prática. Tendo sido inspiração para estudantes há mais de 4 mil anos, a filosofia da yoga é prática e otimista. Você vai descobrir que ela aprofunda tanto a alegria quanto o mistério da vida, como uma companheira das disciplinas descritas neste livro. Se está em busca de alongamentos e posturas, você irá encontrá-los nos capítulos III, V e VI. Esses capítulos incluem todas as posturas essenciais que um aluno iniciante espera encontrar. O capítulo VI irá ajudá-lo a trabalhar áreas problemáticas do seu corpo e a personalizar a prática pessoal.

O treino da respiração, a pranaiama, o relaxamento e a meditação são temas abordados em capítulos diferentes. Ao aprofundá-los, nossa esperança é que um panorama completo da yoga comece a surgir – e um que desvende seu potencial terapêutico, assim como o extenso conhecimento que ela oferece àqueles que procuram um melhor autoconhecimento.

A consciência da respiração é tão essencial à prática da yoga que dizem que, sem ela, não há yoga. Sua essência é abordada nos capítulos IV e VII. No entanto, se você tem problemas de congestão nasal crônica, talvez seja o caso de levar em consideração a limpeza nasal, descrita no capítulo VII. O relaxamento e a meditação são tratados como uma prática integrada, explicada detalhadamente nos capítulos VIII e IX. Por fim, a experiência da yoga no dia a dia compõe o tema do capítulo X. Para muitos, é isso que faz com que a yoga ganhe vida – o desafio de continuarmos nos trabalhando diariamente.

Como autores, não podemos levar o crédito por nenhuma das técnicas encontradas aqui. Elas pertencem a uma longa tradição de professores e estudantes; tentamos passá-las adiante, já que estão apresentadas na tradição em si, sem interpretação pessoal. No entanto, na yoga, a experiência pessoal é sempre o juiz e o guia finais – aprendemos yoga ao praticar yoga, o que tem sido uma experiência profundamente recompensadora e alegre de autoconhecimento, autocura e autotransformação. Desejamos o mesmo a vocês.

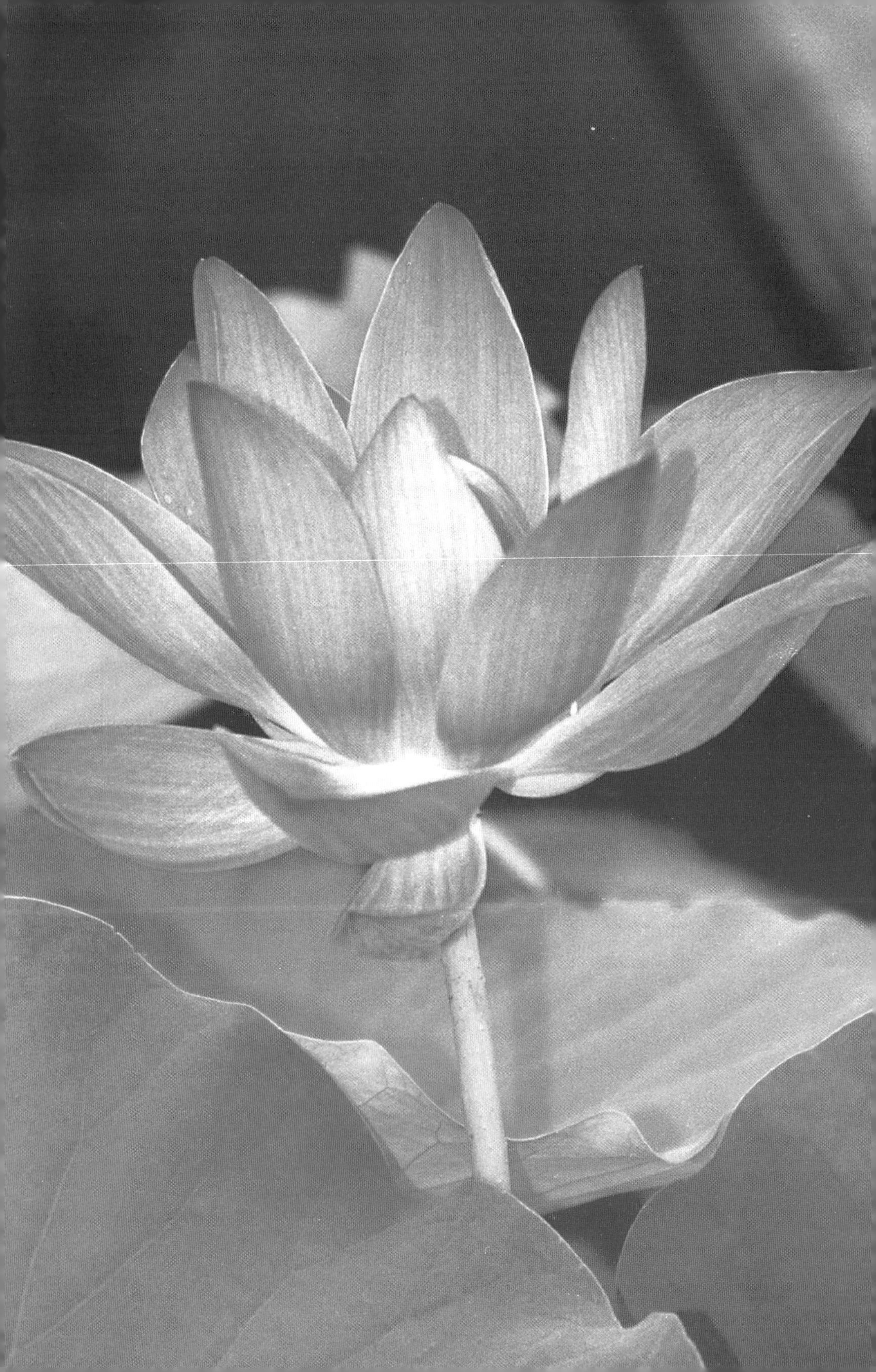

O Espírito da Yoga

"Para conhecer a verdade, temos de nos aprofundar em nós mesmos e não apenas ampliar a superfície."
– Sarvepall Radhakrishnan

CAPÍTULO I

Certo dia, um antigo e honorável professor estava trabalhando em seu jardim quando foi abordado por uma estudante que tinha viajado uma considerável distância para vê-lo. Aproximando-se, a jovem abaixou-se até o chão e sentou-se em silêncio por um momento. Então, sem hesitar, perguntou sobre o caminho para o esclarecimento. A resposta do professor foi representada no jardim. "Arranque-a daqui", ele disse, cavando por debaixo de uma cebola e desenraizando-a da terra. Então, depositando a cebola em um buraco que havia feito, ele acrescentou: "E plante-a aqui". Dizem que a estudante iluminou-se naquele mesmo instante.

Assim como diversas histórias enigmáticas sobre a iluminação, essa vale a pena ser contada, mas é complicada e difícil de digerir. O que é particularmente desafiador é fazer a conexão entre os motivos do mundo real que nos levaram à yoga e os questionamentos do outro mundo, relacionados à iluminação, encontrados nessa história. Como novos estudantes, geralmente nos voltamos à yoga por estarmos perdendo nossa agilidade, porque precisamos de mais calma em nossas vidas, porque nossa saúde está em desequilíbrio, porque perdemos o rumo ou porque buscamos nos aliviar da tensão e do estresse da vida moderna. Frequentemente, como novos estudantes, temos apenas uma vaga noção do que tratam as técnicas da yoga. Ouvimos apenas que ela treina o corpo e a mente de maneira holística, o que já soa interessante o suficiente.

Mas, curiosamente, há uma relação entre a metáfora do transplante das cebolas e os problemas gerais que nos levam a começar o estudo da yoga em primeiro lugar. Na prática, a yoga aborda o trabalho de restaurar a saúde e a harmonia de duas maneiras: pela remoção dos obstáculos que bloqueiam nosso caminho e pela revelação da presença inabalável da paz, consciência e alegria interiores. Desenterrar a cebola equivale a arrancar dores e tensões antigas – separando-a de obstáculos que dificultam o crescimento e o aprendizado. Replantar a cebola é uma questão de aprender a viver em um solo mais fértil e interior e se identificar com ele.

A maioria de nós gostaria de ser mais flexível, de se sentir mais relaxado ou de conseguir administrar melhor o murmúrio da mente. Mas para realizar essas mudanças, precisaremos de um mapa da jornada. Este é o propósito deste primeiro capítulo: proporcionar uma breve visão geral de alguns dos principais temas filosóficos da yoga.

CONHECIMENTO DIRETO

Sábios da tradição da yoga frequentemente nos lembram de que cada um de nós é um cidadão de dois mundos. De acordo com eles, cada um de nós vive simultaneamente em um mundo interior – um mundo de pensamentos, emoções e sensações –, e em um mundo exterior, um universo com o qual interagimos. Nosso sucesso como seres humanos depende da nossa habilidade para viver em ambos os mundos. Para alcançar essa conquista, precisamos de um método que nos ajude a desenvolver autoconsciência e, ao mesmo tempo, mostrar como podemos criar harmonia em nosso relacionamento com o mundo exterior.

É possível aprender muito a respeito da vida por meio de livros e do trabalho alheio, mas os iogues nos dizem que a experiência direta proporciona um conhecimento diferente e mais significativo. Para comprovar tal afirmação, conta-se uma história simples sobre um místico que vivia sua vida diária em uma cidade, mas cuja consciência estava absorta na autorrealização. Certo dia, ele foi ao banco descontar um cheque. Quando o bancário explicou que ele precisaria apresentar dois comprovantes de identidade, ele pegou em sua carteira um cartão de crédito e mostrou ao bancário. O bancário agradeceu-o e disse que precisava de apenas mais um comprovante de identidade. Pegando sua carteira novamente, o místico pegou um pequeno espelho, olhou-se cuidadosamente nele e declarou: "Sim, sou eu!".

A história ilustra, de uma forma esquisita, que o conhecimento adquirido a partir de uma experiência direta é completamente diferente de outros tipos de conhecimento. Quando dependemos de informações indiretas sobre nós mesmos, é como contar com o cartão de crédito do místico: a informação pode ser válida, mas não consegue mostrar-nos quem realmente somos. As práticas de yoga são como um espelho. Elas proporcionam um conhecimento experimental exclusivo que traz um grau apaziguador de satisfação e revelação.

No coração da yoga há a mensagem de que cada ser humano é, por natureza, equilibrado e completo, e que esse lado interior equilibrado não pode ser permanentemente destruído ou danificado. É nossa própria natureza. A yoga é um método para aumentar o conhecimento dessa interioridade. Durante o processo, cada nível da personalidade recebe atenção, pois a mente torna-se saudável quando os conflitos forem resolvidos; ela é libertada para ter uma concentração e reflexão mais profundas.

Quando seguido sistematicamente, tal método é extremamente importante em nossas vidas. Exteriormente, esse método nos permite agir de acordo com nossas necessidades, intenções e valores mais preciosos. Internamente, aprendemos a fortalecer o corpo, a relaxar e a equilibrar o sistema nervoso, a trazer paz e uma concentração focada na mente. Por fim, a yoga é conhecida por alcançar o principal objetivo da vida: a realização direta de nossa verdadeira natureza.

OS OITO MEMBROS DA YOGA

A yoga tem sido praticada na Índia por mais de 40 séculos. Mas foi só há 2 mil anos que o sábio Patanjali codificou muitas das práticas já existentes em um texto unificado conhecido como *Yoga Sutras*. Escrito em sânscrito, esse trabalho é uma série de frases concisas que abordam apenas as ideias mais essenciais da teoria e prática da yoga e, por isso, é papel dos professores explicar esses breves aforismos. Patanjali e seus comentadores criaram juntos um sistema que pode ser usado como guia para estudantes de qualquer nível.

O sábio Patanjali apresentou as práticas da yoga em oito divisões ou membros (*ashtanga* yoga). Essas oito divisões ficaram conhecidas como raja-yoga, "o caminho real", pois levam à completa realização da natureza interior do indivíduo. As cinco primeiras divisões da yoga são chamadas de "externas", ou seja, práticas associadas à relação do indivíduo com o mundo e com seu próprio corpo, energia e sentidos. A concentração, a meditação e o principal propósito da prática, o *samadhi*, formam a segunda divisão e são conhecidos como os membros internos ou membros mentais da prática. Embora os degraus externos da raja-yoga formem os passos preliminares que fortalecem o corpo e a mente e levam às práticas de meditação, não se exige que os estudantes tenham chegado à perfeição neles antes de seguir em frente. O aprendizado da yoga é orgânico e as diversas práticas esclarecem e apoiam umas às outras, mutuamente, até que uma concentração unidirecional possa ser atingida.

Surpreendentemente, a identificação da yoga com os muitos Asanas (os alongamentos e posturas geralmente ilustrados em manuais de yoga) é um acontecimento relativamente recente. Antigamente, a yoga estava diretamente associada a práticas contemplativas e de meditação; a incorporação dos Asanas à yoga em conjunção com outras práticas que foram desenvolvidas para proporcionar o despertar e a canalização de energia só aconteceu há aproximadamente mil anos. Essas técnicas altamente refinadas, reunidas sob o nome de "hata-yoga", não só melhoram a saúde física e mental como também levam diretamente à elevação espiritual da raja-yoga de Patanjali.

Os 8 Membros da Raja-Yoga (Ashtanga)

Iama	**1.**	Cinco Restrições
ahimsa		*Não violência*
satya		*Veracidade*
asteya		*Não roubar*
Brahmacharya		*Moderação dos sentidos*
aparigraha		*Abster-se do desejo de posse*
Niama	**2.**	Cinco Preceitos
shaucha		*Purificação*
santoska		*Contentamento*
tapas		*Autodisciplina*
svadhyaya		*Estudo de si mesmo*
ishvara pranidhana		*Devoção*
Asana	**3.**	Postura
Pranaiama	**4.**	Controle e expansão da energia
Pratyahara	**5.**	Recolhimento dos sentidos
Dharana	**6.**	Concentração
Dhyana	**7.**	Meditação
Samadhi	**8.**	Autorrealização

Há uma história curiosa sobre o surgimento da prática dos asanas. Conta-se que certa vez um peixe estava nadando próximo à praia quando ouviu um dos seres divinos, o senhor dos iogues, ensinando os princípios da yoga à sua esposa, que lhe perguntara como o sofrimento da humanidade poderia ser aliviado. Logo em seguida, aquele peixe deu à luz o sábio *Matsyendranath* ("O Senhor dos Peixes"), um adepto que era igualmente reverenciado entre os hata-iogues, entre os praticantes do tantra no Tibete e no Nepal, e entre os praticantes da *rasayana*, uma tradição dedicada à restauração da saúde e da longevidade. Como um perfeito mestre da hata-yoga, ele transmitiu seu conhecimento a um de seus famosos alunos, o guru Gorakhnath, e por meio dele foi transmitida uma tradição que continua até hoje.

O termo "yoga", em si, é derivado da abreviação da raiz verbal *yuj*, do sânscrito, uma palavra que pode ser traduzida como "juntar" ou "unir". Dizem que, por meio da yoga, é possível unir-se gradualmente a algo superior, mais sutil, mais universal e mais profundo do que aquilo que encontramos na consciência diária – a pura natureza do indivíduo. Por meio da yoga, descobrimos em nosso interior aquilo que está além de nossa capacidade; estamos atrelados à nossa natureza superior, cuja existência tem a capacidade de nos elevar e transformar.

CAMADAS DENTRO DE CAMADAS

A yoga às vezes é descrita como uma jornada interior, um movimento da personalidade humana em direção a seu centro. Aqui a palavra *personalidade* não é usada para significar o temperamento de alguém ou estilo de interação com os amigos, mas sim o conjunto de camadas que circundam a verdadeira natureza do indivíduo e que servem como uma identidade cotidiana (o significado original da palavra *persona* é "máscara").

Diz-se que as cinco dimensões da personalidade, chamadas de *Koshas* (coberturas ou revestimentos), circundam o interior do indivíduo. Elas funcionam, na prática, como sombras em torno de uma luz, encobrindo a intensidade e a vitalidade de nossa autoconsciência. À medida que a prática de yoga prossegue – dizem os sábios –, cada uma dessas camadas acabará por virar parte integrante da experiência. Cada uma vai se tornar mais transparente e, conforme isso acontece, sentiremos a nós mesmos com mais clareza e energia.

A jornada por meio dos *Koshas* é a jornada por meio da yoga. Trata-se de direcionar nossa consciência para dentro à medida que relaxamos gradualmente e nos concentramos em toda a personalidade. O processo leva a uma concentração unidirecional e esse é o veículo que nos leva para dentro.

O corpo, o *annamaya kosha*, é a camada mais visível de nossa personalidade e é aquela com a qual a maioria de nós se identifica. Ela é constituída do alimento que comemos (*anna* significa "comida" em sânscrito). Apesar de sua aparência substancial, ele está em constante fluxo – retirando seus nutrientes, eliminando resíduos, transformando o alimento em energia e substituindo tecidos em decomposição por outros novos. Contudo, no meio dessa atividade incessante, um sentido de continuidade interior persiste.

Há quatro impulsos instintivos – o impulso por comida, sexo (prazer sexual), sono e autopreservação – que acompanham o nascimento do corpo, e grande parte da vida é consumida ao satisfazê-los. Esses instintos primitivos, em coordenação com os sentidos, levam às nossas experiências de prazer e dor. E apesar de essas experiências não precisarem impedir nossa caminhada interior, muitas vezes elas acabam impedindo em razão de nossa tendência a nos concentrarmos primariamente na gratificação sensorial. Na verdade, há aqueles que dizem que a civilização moderna praticamente incentiva uma relação de dependência com o corpo. E os hábitos viciantes de vida levam ao desequilíbrio físico e a uma saúde fraca.

A prevenção contra doenças e um controle hábil de seu corpo são importantes aspectos da prática da yoga. Assim como não devemos abusar do corpo, também não podemos privá-lo.

Os Koshas

Kosha: "uma cobertura ou invólucro"

Maya: "consiste de..."

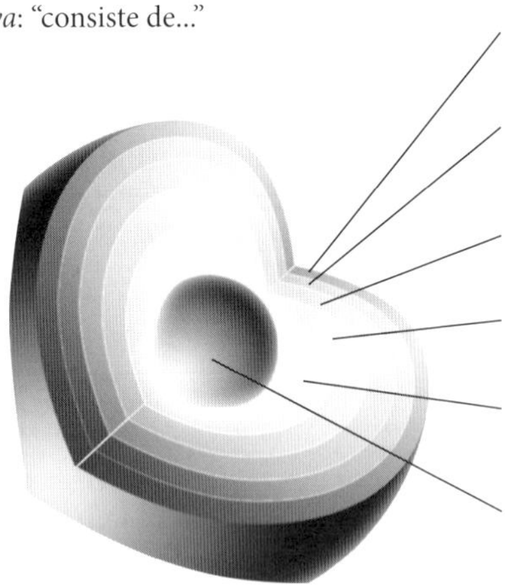

A ENERGIA DA VIDA

O corpo é formado por linhas de energia interna, chamadas *prana* em sânscrito. O invólucro constituído de *prana*, o *pranamaya kosha*, é interno ao corpo e mais sutil. Então, se você deseja conhecer a si mesmo completamente, vamos precisar adquirir experiência, não só do corpo, mas também desse *kosha*. O *pranamaya kosha* é acessado por meio da respiração e é pelo treinamento da respiração que nossas reações emocionais, alterações de consciência (vigília e sono), flutuações nos níveis de energia, a dor e o estresse podem ser moderados. O *pranamaya kosha* também está associado a experiências mais integradas e vibrantes de energia que, por vezes, resultam da prática de yoga.

O estudo da respiração é uma ciência profunda que poucos de nós apreciam. Concentramo-nos apenas nas características mais óbvias da respiração, sem suspeitar que ela também pode ser uma porta de entrada para o entendimento de si mesmo. A qualidade da respiração diária influencia a qualidade de vida – e a respiração pode nos levar a um estado de equilíbrio interior se estivermos dispostos a estudá-la.

O *pranamaya kosha* é muitas vezes descrito como a interface entre o corpo e a mente; *prana* é a força que mantém os dois juntos e, assim, sustenta e regula a vida. Mas a *prana* não é meramente uma força mecânica – é uma energia viva que anima o corpo e sustenta a mente. Cada movimento e pensamento são uma demonstração da sua atividade. E quando nos atentamos à qualidade da respiração e aos vários estados de energia que constituem o que sentimos, nossa consciência se move para dentro e transcende o corpo. As práticas de respiração da yoga ajudam a regular e equilibrar o *prana* para que ele possa ser conscientemente transformado e servir ao autoconhecimento.

ENCONTRANDO A MENTE

Ainda mais sutis do que o *pranamaya kosha* são as próximas três camadas da personalidade. A mais externa está associada à mente consciente, a tela mental sobre a qual a experiência interior é iluminada; é chamada de *manas* em sânscrito. Seu invólucro, o *manomaya kosha*, proporciona ao indivíduo a capacidade de receber impressões sensoriais, fazer associações mentais, trazer lembranças à consciência e ações coordenadas. Por exemplo, neste momento, se você escolher, pode tornar-se consciente de seu entorno, de suas sensações físicas e impressões dos sentidos, dos pensamentos que passam por sua mente, ou de seu relacionamento com o ambiente. Você pode criar uma corrente de pensamentos e refletir sobre ela. Você pode manipular seu corpo. Todos esses processos são coordenados no campo da mente consciente.

Nossa experiência é levada ao nível da sensação pelo *annamaya kosha*, e ao nível das emoções pelo *pranamaya kosha*. O estágio do *manomaya kosha* é simbolizado em palavras. Mas o funcionamento da mente consciente é limitado. Para a maior parte de nossas percepções e ações, são automáticos e habituais – são reações derivadas de instintos, impulsos e experiências anteriores. Por exemplo, podemos planejar umas férias e estimar quanto elas vão custar, mas a mente consciente não será capaz de determinar se é aconselhável seguir em frente com nosso plano de viagem. Para isso, teremos de mergulhar em um nível mais profundo da mente. Em outras palavras, no estágio do *manomaya kosha*, podemos categorizar os acontecimentos do mundo claramente, mas não seremos capazes de medir seu valor.

SABEDORIA INTERIOR E DISCERNIMENTO

Ao viajarem interiormente, os iogues descrevem duas camadas mais sutis da personalidade. A primeira, o *kosha* de sabedoria e de discernimento, denominado *vijiñanamaya kosha*, é a dimensão do indivíduo na qual o significado da experiência é pesado e reconhecido. A curta raiz verbal em sânscrito *vi-jña*, que é de onde o nome *kosha* é derivado, significa "discernir, saber corretamente, entender". E à medida que nossa consciência se aprofunda por meio da concentração, adquirimos uma visão mais clara e precisa de nós mesmos e de nossa relação com o mundo, agindo de acordo com ela.

Cada nível de nossa personalidade nos aproxima ainda mais de nossa verdadeira natureza, mas esse nível de luz individual brilha tanto que de tempos em tempos é bastante comum sentir um desligamento da mente consciente em direção a uma experiência interior mais profunda e pacífica. Esse nível do eu raramente é atingido em sua forma mais pura, mas a maioria dos estados meditativos viaja pelo território entre os *koshas manomaya* e *vijñanamaia*. Aqui, a intuição e o discernimento são plenamente desenvolvidos, e as alegrias interiores substituem as excitações dos prazeres sensuais e as emoções, que acabam por distrair-nos.

O INVÓLUCRO DA FELICIDADE

Mais profundo ainda é o *anandamaya kosha*, homenagem à palavra sânscrita que significa "pura alegria" e "felicidade": *ananda*. É provavelmente o estágio a que os místicos se referem quando suas experiências os levaram muito além das distrações da vida exterior, mas não ainda ao destino final do espírito. Essa é a camada mais interna da personalidade – não o eu puro, mas luminoso em sua luz. Em raros casos, tal estado foi atingido em instantes por alguma alma evoluída, contudo mais frequentemente é alcançado por meio da concentração pura e unidirecional, alimentada por um longo período de prática.

O NÚCLEO DA VIDA

A luz do eu mais puro está fora do alcance da mente e das palavras. Muitos sábios, quando solicitados a descreverem-na, escolheram o silêncio como resposta. "É melhor", dizem eles, "deixar que a experiência de autorrealização se desdobre sem preconcepções ou expectativas".

Outros sábios, entretanto, descrevem o eu mais interno como *sat*, *chit* e *ananda*. A palavra *sat* significa "verdadeiro, real ou existente". Ela traz consigo a ideia de que o eu está além de toda a impermanência e que nunca irá deixar de existir. *Chit* significa "percepção e consciência". O eu é o sujeito da experiência, nunca o objeto. É a consciência que permeia todas as coisas. Finalmente – e como já vimos antes –, *ananda* significa felicidade. O eu não está incompleto – não há falta para criar desarmonia ou dor. O eu é completo (*purna*), e mesmo quando os que sabem disso permanecem ativos no mundo, eles ainda assim residem na perfeição desse eu.

CRESCENDO ONDE SOMOS PLANTADOS

É inspirador compreendermos como os objetivos da yoga não estão aquém das metas mais elevadas da humanidade, mas devemos começar onde estamos plantados. Para a maioria de nós, é igualmente importante saber que é possível fazer progressos práticos para a felicidade no aqui e no agora, em meio a nossas próprias vidas diárias.

Todos nós sabemos que, agrupadas com as experiências positivas de vida, estão as negativas, que diminuem nosso otimismo e são um fardo para nossa paciência. Vemos evidências disso em nossos sentimentos cotidianos de cinismo, inveja, sarcasmo e desânimo. Para combater esses humores, Swami Rama, um adepto que tinha uma influência considerável no Ocidente, muitas vezes disse: "A alegria é o melhor remédio", e muitas vezes contou essa história para ilustrar uma abordagem construtiva para o "carma negativo".

Certo clérigo inglês, um homem com interesses científicos, queria muito entrevistar Charles Darwin e T. H. Huxley – os grandes gênios da teoria da evolução – que, infelizmente, tinham morrido havia décadas. Determinado, o clérigo recebeu permissão para visitar o céu, mas depois de uma minuciosa busca, São Pedro não conseguiu encontrar os nomes desses dois grandes homens na lista de inscritos do livro celestial. Relutantemente, disse ao clérigo que descesse a estrada que o levaria para "o outro lugar". Quando lá chegou, o clérigo ficou surpreso ao descobrir que o inferno tinha um portão ainda mais impressionante do que os portões cintilantes do paraíso: era recoberto por joias e pedras preciosas. Quando tocou a campainha e os portões foram abertos, revelaram uma extensa paisagem gramada com fontes, árvores e flores. Cervos vagavam pelo parque e os pássaros cantavam docemente. Intrigado, o clérigo perguntou se Darwin e Huxley estavam lá. O porteiro apontou para ambos. "São aqueles dois que estão plantando flores logo ali, próximo à fonte", disse. "Você é bem-vindo para fazer-lhes uma visita."

Mas antes de prosseguir, o clérigo fez um comentário ao porteiro, como observação: "Você sabia", ele disse, "que de onde eu vim lá da Terra, o inferno tem uma reputação de ser bastante terrível – aliás, insuportavelmente quente, feio e doloroso."

"Ah, sim", disse o porteiro. "Bem, você deveria ter visto isso aqui antes de Darwin e Huxley chegarem!"

Vale a pena ponderar sobre essa história. Ela contém em si a essência da alegria e da semente de uma mudança dinâmica de atitude sobre nossa vida aqui na Terra.

OS CAMINHOS DA YOGA

Existem muitos caminhos a ser seguidos rumo à sua jornada interior, um para cada tipo de personalidade.

Mas a tarefa de classificá-los pode ser confusa. Professores contemporâneos inventaram novos nomes e reinterpretaram antigos para distinguir seus estilos particulares de um para outro e, como resultado, parece que as escolas modernas de yoga são mutuamente excludentes. No entanto, se você estiver familiarizado com os principais caminhos da yoga clássica, será fácil determinar as metas das escolas contemporâneas. E o estilo de yoga que você escolher para se concentrar irá se estabilizar à medida que seus interesses e necessidades se solidificarem e você conhecer seus professores, que proporcionarão uma orientação confiável.

Um texto clássico da Índia antiga, o *Bhagavad Gita*, descreve os quatro caminho da yoga; entretanto, quando pensar sobre esses caminhos, lembre-se de que não existe na yoga um percurso inteiramente separado dos demais. As diferenças entre eles desenvolveram-se com base nas diferenças no temperamento individual. O objetivo final permanecerá o mesmo.

Os quatro caminhos descritos no *Gita* são relacionados ao corpo de um pássaro em voo.

1 ASHTANGA YOGA:

Os oito membros da haja-yoga às vezes são chamados "yoga de prática". Eles são comparados à cabeça do pássaro, proporcionando

Os quatro caminhos da yoga

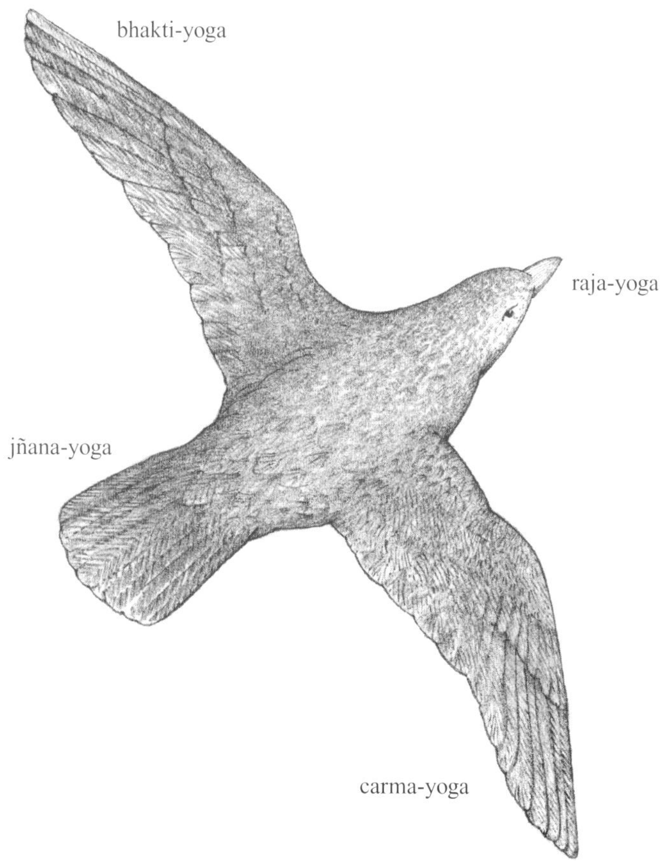

disciplina, orientação, organização e visão necessárias ao voo, características compartilhadas por todos os os caminhos da yoga. Os outros três caminhos, que são associados às asas e à cauda do pássaro, são às vezes chamados de "yogas da vida", pois utilizam a tendência natural de cada um como forma de autorrealização e ilustram como a yoga pode ser alcançada em meio às atividades diárias.

2 CARMA-YOGA

A carma-yoga consiste na realização de ações sem qualquer expectativa ou apego egoísta. A carma-yoga é especialmente apropriada àqueles que se orientam por meio da ação: essa prática traz uma sensação de equilíbrio interno em meio às atividades. Seja pintando o quarto das crianças, sendo voluntário em uma maratona beneficente ou simplesmente realizando atividades diárias comuns, são consideradas carma-yoga desde que sejam realizadas com habilidade e sem qualquer sentimento egoísta ligado ao resultado da ação. Tais ações impulsionam a vida de forma produtiva. E isso é verdade tanto para o benfeitor que faz uma doação anônima de milhões de dólares a uma instituição de caridade quanto para o auxiliar de palco que trabalha voluntariamente nos bastidores para fazer do teatro comunitário um verdadeiro sucesso, e também para o membro da família que lava a louça alegremente, mesmo quando não é sua vez. A chave para a carma-yoga é o altruísmo que motiva a ação. Sobre esse caminho, o *Bhagavad Gita* diz:

> *"Fixando-se na yoga, realize suas ações, livrando-se do apego e mantendo-se o mesmo, seja no sucesso ou na falha, já que a yoga é tranquilidade, diz-se (2:48)."*

3 BHAKTI-YOGA

A outra asa do pássaro é o caminho da devoção ou bhakti-yoga (do Sânscrito *bhaj*, "virar-se ou recorrer a; adorar ou amar"). Músicos, artistas, poetas e aqueles cuja alegria está no aperfeiçoamento do sentimento geralmente são atraídos para esse caminho. No entanto, é importante não definir a bhakti-yoga de uma forma tão restrita. Ela não se restringe aos artistas. A prática de cada aluno de yoga prospera se há alguma medida de amor e apreciação pelos ensinamentos. Sem um elemento de bhakti, qualquer prática torna-se seca.

O caminho para a bhakti não é caracterizado apenas pelo amor, mas também pela fé e pela entrega. Apesar de a yoga não ser uma religião, ela não ignora o fato de que os corações humanos precisam de um objeto de afeição assim como as mentes humanas precisam de um objeto de concentração. Os objetivos da yoga são dignos de reverência e devoção e tal devoção em si pode levar à autorrealização. Essa é a mensagem aqui expressada em muitos dos versos do *Gita*. Os versos a seguir são falados por um Krishna, uma incorporação do ideal iogue que habita todos nós:

> *"Por causa de sua fé, eu devo dizer o que é mais secreto – conhecimento aliado à experiência – e, ao saber disso, você se libertará de toda impureza."* (9:1)

4 JÑANA-YOGA

Por fim, há algumas pessoas cuja alegria e sensação de realização são encontradas na filosofia, na cuidadosa análise da vida e no desenvolvimento da imparcialidade com relação às questões mundanas. Tais pessoas têm uma inclinação pelo caminho da jñana-yoga, um caminho que enfatiza a consciência e a distinção. A jñana-yoga está ligada à cauda do pássaro, já que é a cauda(ou o leme) que dá direção ao voo.

Outras Partes da Yoga

Há outros caminhos importantes na yoga, cada um deles associado a um estilo e abordagem particulares. Eles são pensados para ser distintos, mas estão completamente integrados um ao outro, tanto na prática quanto na filosofia. Dentre eles incluem-se:

- **Mantra Yoga**
  Um caminho de autorrealização que usa vários sons vocais e palavras como uma forma de obter apoio e orientação transcendentais. Certos mantras são utilizados quase exclusivamente na meditação, enquanto outros funcionam como preces, acompanhamentos para rituais ou ferramentas para contemplação. A prática de mantras é geralmente uma parte da raja-yoga.

- **Kundalini Yoga**
  Um caminho associado ao despertar e gradual assimilação da energia dormente da consciência individual. Nesse caminho, os diversos centros da consciência situados ao longo do eixo da coluna – os chacras – são descritos. As práticas de hata-yoga estão diretamente relacionadas à prática e à teoria da kundalini yoga.

- **Tantra Yoga**
  Um caminho no qual a relação entre a consciência individual e o universo é sistematicamente explorada e o conhecimento é utilizado para autorrealização. A tantra yoga é caracterizada por disciplinas que combinam mantra, visualização, o ritual interno e externo e muitos aspectos da ashtanga yoga. Sua prática requer uma técnica precisa e abrangente de muitos dos aspectos da yoga.

No entanto, o caminho da jñana-yoga vai além do mero intelecto. Por meio desse caminho desenvolvemos a habilidade de ver nossa mente e personalidade sem qualquer apego, testemunhando paixões e distrações, mas permanecendo acima delas. A respeito daqueles que praticam a jñana-yoga, o *Gita* diz:

> *"Alguém que se senta sem qualquer desapego, impassível às condições de mudanças, pensando 'esse é apenas o jogo da natureza', mantendo-se firme e constante; tratando a dor e o prazer da mesma maneira, habitando em si mesmo (...) pode-se dizer que tal pessoa elevou-se (...)." (14:23-25)*

Dessa forma, o poder para mover-se ao longo da vida é impulsionado pelas asas das yogas bhakti e carma. A orientação de alguém na vida é ajustada pelas penas da cauda da jñana-yoga. E as práticas da raja-yoga proporcionam uma experiência que guia o voo da vida sabiamente.

O VOO EM DIREÇÃO AO SILÊNCIO

Como você já deve ter notado a essa altura, a yoga tem um alcance muito maior do que o que pôde ser abordado neste breve capítulo. E já que estamos apenas no começo, encher a descoberta com mais conceitos só iria adiar seu prazer, sem qualquer necessidade. Aliás, os conceitos sobre a yoga, não importa o quão concisamente sejam resumidos, logo começam a refletir a limitação das palavras e da linguagem, e se tornam um obstáculo ao aproveitamento daquilo que a yoga oferece.

Não há como descrever a profunda corrente de vida interior. Ao longo da história da tradição da yoga, esse fato tem levado tanto professores quanto alunos a um refúgio periódico, realizando um voo que parte das palavras faladas e conceitos trabalhados e aterrissa no silêncio. O silêncio possibilita a exploração de partes de nós mesmos que, de outra forma, passariam despercebidas e nunca seriam observadas. Com isso em mente, as aulas de yoga são geralmente ministradas sem qualquer música de fundo, as instruções são apresentadas cuidadosamente, mas mantidas em nível o mais básico possível, e a atenção é conduzida ao silêncio da atividade de auto-observação.

Experiências sistemáticas de silêncio, como as da meditação, estão entre os aspectos mais gratificantes do estudo da yoga. No silêncio, há espaço para emoção e para um pensamento evolutivo. Abrem-se as portas para o autoentendimento, e pode desabrochar a autoaceitação. O silêncio possibilita que acalmemos nossas expectativas sociais e escutemos as necessidades de nossa própria vida. E a confiança desenvolvida durante períodos de silêncio pode ser traduzida em uma confiança que fica de prontidão também em outros momentos.

Mas agora você deve estar ansioso para dar início à sua prática. O próximo capítulo proporciona as diretrizes necessárias a uma prática segura e efetiva. Reserve um tempo para estudá-las e não hesite em começar.

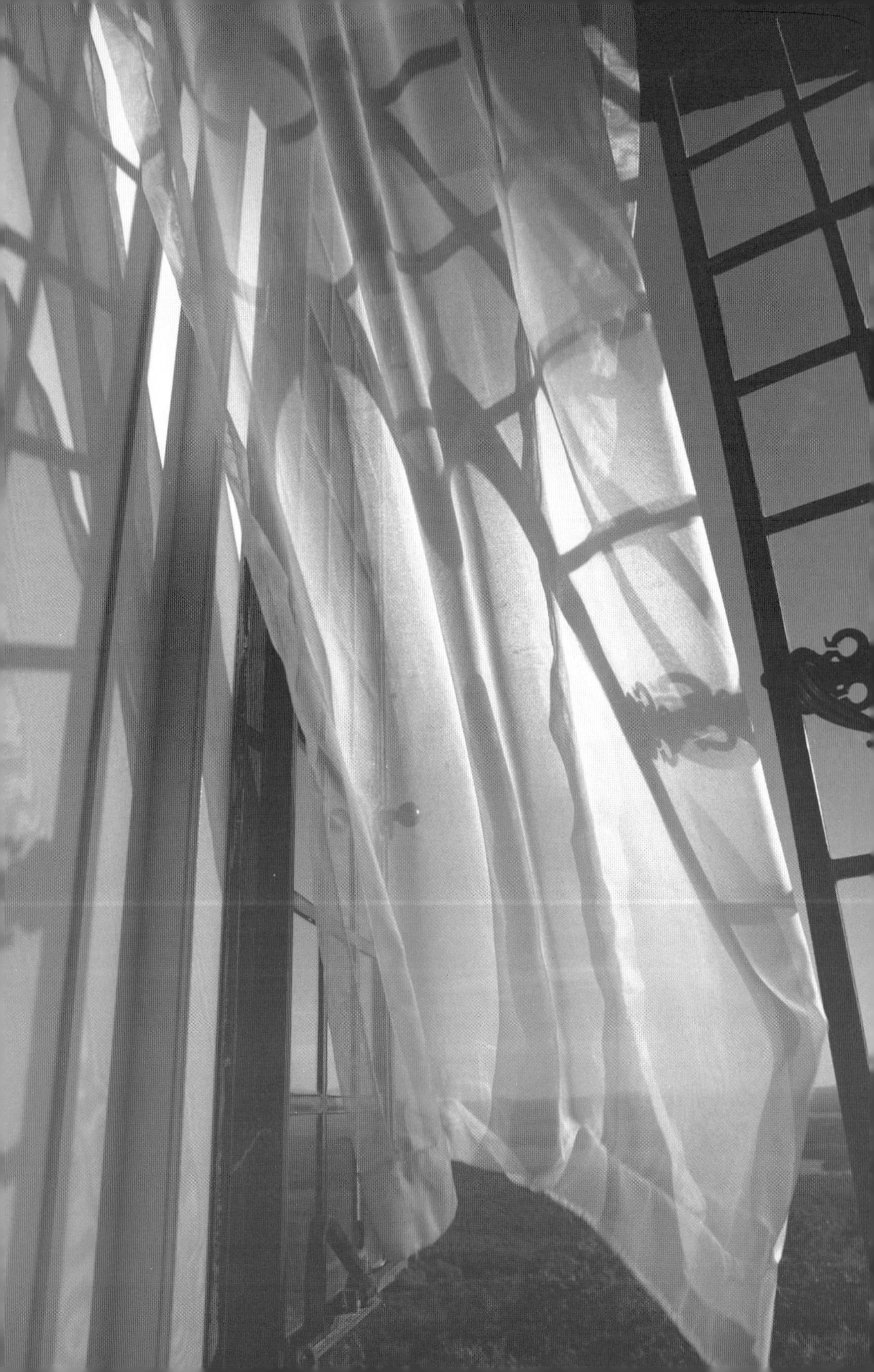

Começando

"Que nossas ações externas estejam de acordo com nossos pensamentos internos."
– Atharva Veda

CAPÍTULO II

Caso nunca tenha praticado yoga antes, você está prestes a encontrar a si mesmo de uma maneira nova e edificante. Todas as disciplinas da yoga têm apenas um objetivo: despertar-nos para um senso renovado de equilíbrio e harmonia que gradualmente nos reintroduzirá a nós mesmos. Algumas instruções vão ajudar a começar; de uma forma geral, elas são respostas a perguntas que você provavelmente já elaborou em sua mente ou, caso contrário, elaborará assim que tiver dado início às práticas.

Por exemplo, você vai querer saber qual tipo de espaço é mais adequado para sua prática; qual tipo de roupa vestir; quais momentos do dia são mais adequados e quanto tempo deixar reservado para praticar. Outras perguntas, de caráter mais nebuloso, devem ter passado por sua cabeça: "Como saber se estou fazendo os exercícios corretamente?", "O que acontece quando as sequências de alongamento e posturas progredirem?", "Quanto tempo leva até que eu perceba algum progresso?". O objetivo deste capítulo é preparar o palco para que você comece.

Naturalmente, no começo, nosso foco é no aprendizado de um repertório de alongamentos e posturas. Precisamos aprender os conceitos básicos de colocação e alinhamento do corpo e a superar fraquezas musculares e tensões que dificultam ou impossibilitam algumas posturas. Por esse motivo, aqui vão algumas palavras sobre alongamento muscular.

ALONGAMENTO

É gostoso se alongar. É fácil nos esquecermos disso quando a rotina diária nos mantém sentados por muito tempo, quando nossos ombros e pescoço imploram por uma massagem e vamos ficando cada vez mais sonolentos. O alongamento desperta o corpo. Com apenas alguns minutos, os músculos esquentam, a tensão passa e uma energia súbita dá a impressão de que exaustas células cerebrais voltaram à vida. O alongamento é revigorante – e esse é o começo da dança interior chamada yoga.

O alongamento também nos torna mais flexíveis – um tema que pode parecer familiar, mas difícil de definir. Tecnicamente, flexibilidade é aquela facilidade e amplitude de movimento em uma articulação. Mas todos nós temos certas limitações em nossos movimentos, assim como temos articulações que funcionam normalmente. A regra se baseia nas diferenças individuais. Por exemplo, inclinar-se para a frente pode ser o ponto forte de alguém, enquanto é difícil para outra pessoa. Essa mesma pessoa que se inclina para a frente com facilidade pode encontrar problemas ao girar o tronco ou inclinar-se para trás. Na yoga, partimos de onde estamos e não de onde nossas expectativas dizem que deveríamos estar. E sempre que encontramos tensão, seja ela sutil ou óbvia, encontramos também uma oportunidade de liberar energia bloqueada e rigidez.

O que cria resistência à flexibilidade? Essa é uma pergunta importante. A resistência de algumas articulações é estrutural e não pode ser alterada, mas a maioria das resistências varia dia após dia e ao longo da vida. As três principais áreas que concernem a nós, estudantes de yoga, são a tensão nos músculos e tecidos conjuntivos, hábitos de postura e movimentos que, inconscientemente, reforçam a restrição das articulações, bem como estados mentais que levam à tensão física. Se estivermos dispostos a mudar por meio da yoga, devemos trabalhar cada uma dessas áreas.

SUPERANDO A RESISTÊNCIA

Quando alongados, os músculos proporcionam um *feedback* interno porque receptores de alongamento, encontrados no centro dos músculos, automaticamente impedem que nos alonguemos demais ou muito rapidamente. Receptores de alongamento sobrecarregados induzem o músculo a resistir, e isso impede o sucesso do alongamento. É por isso que os alongamentos da yoga são executados vagarosamente e incluem amplos períodos de relaxamento. Dessa forma, os receptores de alongamento podem ser reeducados, proporcionando o alcance de um novo nível de flexibilidade.

Os revestimentos de tecido conjuntivo, chamados fáscia, permeiam o interior do músculo e seus arredores. A rigidez dessa fáscia também cria resistência ao alongamento – a teia de tecido envolvendo o músculo torna-se cada vez menos maleável. Os alongamentos da yoga proporcionam a ferramenta perfeita para a restauração da elasticidade natural dessas fibras conectivas, tornando-as mais flexíveis.

Uma outra fonte de tensão muscular é manter-se em uma mesma postura por muito tempo. Em um passado não muito distante, toda a raça humana passava bastante tempo caminhando; era raro haver uma vida puramente sedentária. Mas ao longo dos últimos cem anos isso mudou drasticamente. Agora é possível viver sentado por longos períodos e sem a execução de qualquer movimento mais vigoroso. O resultado disso é um aumento na tensão e rigidez muscular. A variedade de movimentos incorporados a uma sequência equilibrada de alongamentos e posturas da yoga reverte essa tendência – o corpo inteiro recebe os benefícios de movimentos regulares e a mobilidade se aperfeiçoa.

Uma terceira causa da tensão muscular é que, conforme a flexibilidade declina, é natural que nos acomodemos a restrições articulares mudando a maneira como usamos nosso corpo. Por exemplo, em vez de virar a cabeça para olhar para trás quando damos ré no carro, começamos a usar os espelhos. Esse e demais hábitos similares reforçam a tensão que já estamos sentindo, criando um ciclo vicioso. Precisamos de novas opções – e a gama de alongamentos disponíveis na yoga proporciona exatamente isso. As posturas nos permitem recuperar os movimentos que haviam sido sacrificados pela tensão e familiarizar-nos novamente com o prazer de movimentos irrestritos.

Por fim, estados mentais podem afetar a flexibilidade. A maior parte de nós tende a sentir tensão e desconforto físico quando sofremos estresse emocional. E quando essas condições se tornam crônicas, elas reduzem nossa flexibilidade de formas cada vez mais visíveis: postura ruim, fadiga e, obviamente, limitações de movimento. A tensão crônica também pode resultar em dores de cabeça ou em dores mais sérias e de ordem nervosa.

O alongamento físico por si só pode não bastar para aliviar o estresse, então precisamos aprender a trabalhar a nós mesmos em todos os níveis. Mas as sessões de prática de Asana realmente ajudam, pois atingem tensões enterradas nos músculos e proporcionam outras ferramentas poderosas (como uma respiração mais relaxada e uma abordagem de nós mesmos livre de julgamento) que podem ativamente reduzir a tensão do sistema nervoso. Isso nos permite, então, alongar de dentro para fora.

ESTRATÉGIAS PARA A PRÁTICA

Há várias formas de se alongar. Uma com a qual a maioria de nós está familiarizada em razão das aulas de educação física alonga os músculos rapidamente, contraindo-os para dentro e para fora de posturas fixas. Esse procedimento é chamado de alongamento balístico porque repentinamente lança uma determinada parte do corpo no alongamento. O movimento muitas vezes é inconsciente – nossa mente pode estar longe quando o corpo passa por sua rotina de se contrair e movimentar.

Muitos de nós já passamos pela rigidez que segue esse tipo de alongamento e, como essa rigidez é proveniente de um pequeno rompimento nas fibras dos músculos, uma contusão pode surgir facilmente. No entanto, a rigidez nem sempre é um sinal de dano severo e, a partir do segundo dia de alongamento, sua intensidade já terá diminuído. Mas essa rigidez torna o alongamento desconfortável e nos impede de progredir com suavidade.

Por outro lado, as posturas da yoga são executadas lentamente, com períodos de retenção no momento do alongamento. Ou seja, se o alongamento envolve movimentos repetitivos, a repetição em si permite um período de observação. Sejam eles vagarosos e deliberados, com períodos de manutenção do alongamento, ou repetitivos e com o envolvimento de movimentos naturalmente acelerados, os alongamentos da yoga são sempre acompanhados pelo conhecimento de todo o corpo do indivíduo.

O OBSERVADOR INTERNO

A essência da yoga é uma habilidosa auto-observação, e, ao executar os alongamentos ou posturas da yoga, seu observador interno precisa estar desperto. Talvez você ache que a postura que está executando desafia músculos que não esperava ser afetados, ou exige demais de suas habilidades de equilíbrio, mas não de sua flexibilidade. Talvez você perceba que uma certa postura prejudica a respiração, e que a vontade de sair dela está mais ligada à ansiedade do que à fadiga muscular. Pode até ser que você descubra que movimentar seu corpo envolve muito menos esforço do que imaginou e que o alongamento trouxe uma facilidade de movimento que você não esperava. Observar seu corpo, a respiração e a mente durante o alongamento é a única forma de aprender as lições que cada alongamento proporciona.

O alongamento também o levará a observações mais profundas – a respeito de sua saúde, sobre a maneira como você se relaciona com seu corpo, seu nível de estresse e habilidades de cooperação, seus hábitos mentais e padrões de reação e sua habilidade para relaxar e se concentrar. E como muitos de nós tendemos a ser extremamente severos com nós mesmos, é útil saber já de início que os processos a seguir não são competitivos nem foram feitos para apontar falhas. Sua tarefa na yoga é a de ver a si mesmo positivamente e de executar os alongamentos e posturas com cuidado.

CORPO, RESPIRAÇÃO E MENTE

A chave para trazer consciência para a postura da yoga é observar o que acontece dentro dela. Então, com a prática, você aprenderá a fazer ajustes, de forma que o fluxo de energia experimentado internamente coloque o corpo no alinhamento mais equilibrado possível. Seu objetivo é desenvolver facilidade e estabilidade. A imposição de uma noção idealizada de como uma postura deve ser pode criar tensão e até machucar, então fique atento às sensações físicas surgindo dentro de você. Conheça seus limites. Ao mesmo tempo, explore os limites de sua consciência, detectando o que está faltando quando sua atenção se dispersa ou, pelo contrário, quando há um foco intenso demais.

A consciência da respiração é uma maneira importante de manter esse foco suave; ter consciência da respiração permite que você preste atenção à impressão que a postura causa como um todo. É como ouvir uma orquestra sinfônica; de tempos em tempos, você passa a prestar atenção aos violinos, às trompas francesas ou ao timbale, mas faz isso dentro do contexto do som da orquestra como um todo. Da mesma forma, ter consciência da respiração permite que você observe sensações físicas delicadas, padrões de energia interna e até pensamentos que passam, mas que ainda assim mantenha-se consciente da unidade interna da postura.

Quando abordados dessa forma, cada alongamento ou postura da yoga se torna um veículo para o autoconhecimento e seus efeitos são ampliados por meio da colaboração ativa e não por meio da resistência aos desafios impostos por eles. Você aprenderá a executar a postura correta – os métodos de entrada, manutenção e finalização. Você será capaz de identificar a variedade de efeitos que cada postura traz ao corpo, à respiração e à mente e, dessa forma, colher os benefícios dessa prática. A postura requer força? Então, ao aumentar aos poucos o tempo em que você consegue prender a respiração, você acabará desenvolvendo um corpo mais forte. A postura requer equilíbrio? Então a prática regular desenvolverá sua concentração. Você fica ansioso durante a postura? Então uma consciência da respiração mais relaxada ajudará a encontrar a fonte de sua tensão e a transformar sua percepção da postura, bem como sua autoconfiança.

No processo, você descobrirá que aprender a responder a cada uma das posturas e alongamentos de dentro para fora é um desafio gratificante. O conhecimento sobre seu próprio corpo crescerá; você se sentirá mais coordenado ao realizar os movimentos; sua postura melhorará, bem como a circulação sanguínea e os resíduos serão eliminados de seu corpo de maneira mais eficiente; sua respiração se aprofundará; acima de tudo, seus esforços contribuirão para uma autoimagem positiva. As posturas, então, passarão a fluir naturalmente, cada uma surgindo a partir da consciência sobre o que é necessário para você alcançar a harmonia física, mental e espiritual.

INSTRUÇÕES PARA A PRÁTICA

Aqui estão algumas respostas às perguntas frequentes a respeito da yoga. Elas são instruções, não regras, e após lê-las você estará pronto para dar início à sequência de posturas e alongamentos do capítulo seguinte.

Qual é o melhor ambiente para a prática de yoga?

Pratique em um lugar limpo, silencioso, bem ventilado e tranquilo, com um carpete firme ou qualquer outro piso não escorregadio. Evite temperaturas extremas, sol direto e correntes de ar.

É necessário vestir roupas especiais?

Evite roupas apertadas, dê preferência para uma camiseta e uma calça de moletom, meia-calça ou shorts, tire seus sapatos e meias. Tecidos naturais permitem que a pele respire. Se puder, fique sem os óculos durante a prática.

É necessário algum equipamento especial?

A yoga exige muito pouco equipamento adicional, embora existam diversos acessórios que podem ser acrescentados à prática. Você precisará de um colchonete fino (para relaxamento e meditação) e de um cobertor ou xale para dias frios. Uma faixa elástica para alongamento também pode ajudar na execução de posturas que ficam fora de alcance; um tapete antiderrapante (para que você possa apoiar os pés com segurança) e uma máscara para dormir (para bloquear a luz do dia durante o relaxamento).

Como coordenar a prática de yoga com minha alimentação e digestão?

As posturas afetam os órgãos internos, então é melhor esperar até que eles já não estejam trabalhando na digestão. Pratique com o estômago e bexiga vazios. Conforme requerido em algumas práticas, você se sentirá melhor se o intestino também estiver vazio. Espere cerca de duas horas após uma refeição leve e quatro horas se ela for mais pesada.

Qual é o melhor horário para a prática de yoga? Quanto tempo leva?

As primeiras horas da manhã e o entardecer (antes do jantar) são os horários tradicionalmente recomendados para a prática de yoga. Algumas pessoas acham que uma série de alongamentos leves antes de dormir pode ser relaxante. Pode ser que você tenha um tempo vago em seu horário que funcione muito bem e, se for o caso, será o melhor horário para você.

São necessários ao menos 15 minutos para completar uma sequência curta de alongamentos e relaxamento; e 30 minutos proporcionarão mais tempo de alongamento e um relaxamento completo. As duas sequências contidas neste livro levam de 45 minutos a uma hora, dependendo do ritmo da prática e do número de vezes que cada postura é repetida.

A prática sistemática e regular é a mais efetiva. Tente praticar ao menos três vezes por semana. A prática diária é ideal. O tempo gasto depende de seu horário (veja o capítulo X). É melhor praticar 15 minutos regularmente do que fazer sessões mais longas e esporádicas. Ao determinar um horário, seja gentil e realista consigo mesmo.

E se eu ficar doente ou tiver um ferimento recente?

A yoga pode ser uma ferramenta valiosa na recuperação de uma doença ou ferimento, mas sua prática deve estar de acordo com o estágio de sua recuperação. Não pratique certas posturas antes de estar preparado para elas e evite exceder sua capacidade. Utilize primeiro as técnicas de respiração e de relaxamento, acrescentando os alongamentos à medida que seu corpo conseguir tolerá-los. Ferimentos e cirurgias exigem descanso antes de começar o trabalho de recuperação. Distúrbios mentais relacionados ao estresse respondem bem à yoga. Ao contrário de doenças físicas ou ferimentos, os distúrbios mentais podem enfatizar o trabalho das posturas (além da respiração e do relaxamento) no processo de ajudar a enraizar e estabilizar a mente. No entanto, a yoga não substitui o tratamento médico. Se um problema de saúde persistir, é necessário procurar um médico.

Como a menstruação afeta a prática?

Durante a menstruação, evite posturas invertidas, esforços físicos pesados e pressão ou calor no abdômen. Para muitas mulheres, essa é uma boa hora para descansar, concentrar-se mais em posturas de relaxamento e em exercícios de meditação e respiração. Já outras mulheres encontram alívio do desconforto da menstruação ao executarem alongamentos leves. Pratique com moderação.

Quando começarei a ver progresso?

A yoga é tão eficaz que você se sentirá melhor já na primeira sessão, mas o progresso é uma das coisas mais difíceis de se avaliar em nós mesmos. No entanto, inesperadamente, um colega notará que você parece mais calmo ou mais ativo. Até lá, você pode avaliar seu progresso baseando-se em como você se sente quando deixa de praticar. Aquele sentimento de que está faltando alguma coisa significa que você alcançou um nível de calma em sua mente e corpo e deseja recuperá-lo.

E quanto às aulas de yoga?

Faça aulas. Não há substituto para um professor. Encontre uma aula que dê certo para você e compareça. Uma boa aula proporcionará um retorno valioso, reforçará seu nível de comprometimento, revigorará sua prática, acrescentará técnicas e posturas ao seu repertório e talvez proporcione *satsanga* – a companhia de pessoas que pensam de forma semelhante para animá-lo e inspirá-lo ao longo de seu caminho na yoga.

UM ÚLTIMO PENSAMENTO

Aprecie sua prática! Pratique pelo contentamento e satisfação do processo. Um dos pilares fundamentais da yoga é o desapego do resultado de suas ações. Então pratique pelo prazer de praticar. Em dias em que o prazer não é imediatamente aparente (e haverá dias assim), encontre prazer na disciplina.

Sugestões Básicas

Inicie cada sessão com um breve relaxamento (de um a três minutos) e a finalize com um relaxamento completo.

Respire uniformemente pelo nariz durante toda a sessão. Não prenda a respiração.

Mantenha seus **olhos levemente abertos.**

Não se esforce para atingir ou manter uma postura. Deixe que os movimentos fluam de um para o outro.

Nutra sentimentos de leveza, alongamento e força. Em cada postura, pergunte a si mesmo como aprofundar sua experiência; como alongar a coluna dorsal; como se sentir mais forte, firme e mais amplo em determinada postura. Mesmo quando curvado como uma bola, você gostará de ter noção do espaço nas articulações dos ombros e dos quadris e o comprimento da nuca e da coluna dorsal.

Preste atenção! Mantenha o foco nas sensações de todo o corpo conforme você trabalha. Seja sensível e esteja ciente ao executar as posturas. A energia segue o pensamento – isto é, a energia vai aonde você direciona sua atenção. Preste atenção não somente ao local onde você sente o alongamento, mas também à maneira como o corpo todo está respondendo à prática.

Mantenha-se no presente. Quando os pensamentos levarem você para outros tempos e espaços, use as sensações de seu corpo e a respiração para retornar ao local onde está e ao trabalho que está realizando consigo mesmo.

Em geral, **você deve se sentir bem** após uma postura; melhor do que antes. Qualquer desconforto ao manter a postura deve ser completamente dissipado quando você sair dela, deixando uma sensação de bem-estar. Exceto quando há alguma doença, a dor nas articulações durante ou após a execução da postura indica que a prática está sendo realizada de forma incorreta. Da mesma forma, pressão nos olhos, ouvidos ou cabeça é um sinal de que a prática deve ser modificada. Caso não se sinta relaxado e energizado após sua sessão, pode ser que você esteja praticando demais.

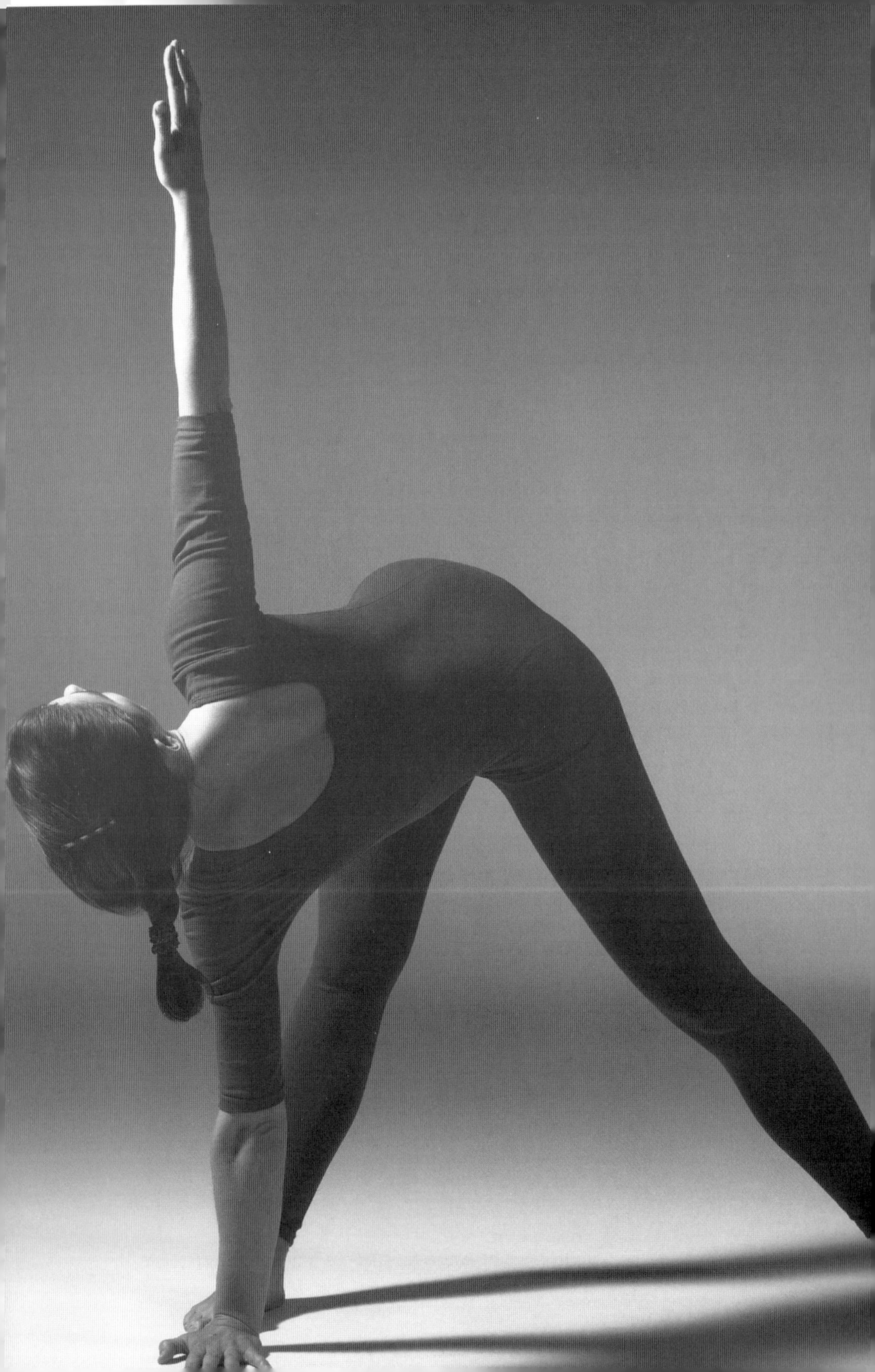

Sequência de Asanas Um

"A hata-yoga é um refúgio para abrigar todos aqueles abrasados por todos os tipos de dor. Para aqueles engajados na prática de todo tipo de yoga, a hata-yoga é como tartaruga que suporta o mundo."
– Hata-Yoga Pradipika

Flexibilidade, Força e Equilibrio

Dadas as condições agitadas da vida moderna, poucos de nós encontram tempo para conceder ao nosso corpo e mente o cuidado necessário para que funcionem corretamente. No entanto, uma simples sequência de Asanas, ou posturas, e poucos minutos de prática regular podem levar ao caminho para a manutenção da saúde. A progressão seguinte é projetada para tonificar todo o corpo e proporcionar maior flexibilidade, força, equilíbrio e coordenação, bem como uma mente mais esclarecida e focada. Ela fornece uma ampla gama de alongamentos que, em conjunto, vão mover praticamente todas as articulações de seu corpo; além disso, ao longo de seu caminho pela sequência, você aprenderá a usar esses alongamentos de modo cada vez mais eficaz. Reveja as descrições e ilustrações cuidadosamente, a fim de compreender como executar cada alongamento precisamente. Dessa forma, a prática em si se tornará seu professor.

Para aqueles que estão apenas começando a hata-yoga, ou para quem quer uma prática suave de rejuvenescimento, esta é uma sequência ideal. É uma prática abrangente, mas que não exige a flexibilidade, a força, ou a resistência de práticas mais difíceis e é uma preparação excelente para todas as asanas. Alguns dos exer cícios serão bons treinos para posturas específicas, outros alongam e fortalecem, preparando-nos para trabalhos posteriores. A sequência completa é retratada no final do capítulo. Quando familiarizado com essa sequência, você poderá avançar às posturas mais difíceis, no capítulo V.

A sequência também pode servir como um programa de manutenção se você não está interessado em avançar nas posturas, mas quer manter um corpo saudável e a capacidade de praticar outros aspectos da yoga. Os textos antigos, de fato, dizem-nos que a hata-yoga é a fundação e o suporte para todas as outras práticas. A seguinte sequência ou aquecimento é o estágio inicial de posturas que irão lhe fornecer uma base.

SEQUÊNCIA UM

1 POSTURA DO CROCODILO (MAKARASANA)

Deite-se de bruços. Cruze os braços, mantendo cada mão no cotovelo oposto, e puxe os braços de modo que o peito fique um pouco fora do chão e o restante da testa repouse sobre os antebraços cruzados. Mantenha as pernas juntas ou separe-as a uma distância confortável, com os dedos dos pés virados para fora ou para dentro. Feche os olhos, relaxe as pernas, o abdômen, os ombros e o rosto. Mantenha sua atenção voltada para a respiração. Sinta o fluxo de limpeza da expiração e o fluxo de rejuvenescimento da inspiração. Permaneça na postura por cerca de 15 respirações.

▶ Benefícios: Estabelece a respiração profunda, o relaxamento; centraliza a concentração e atrai a atenção para o presente.

POSTURA DO CROCODILO (MAKARASANA)

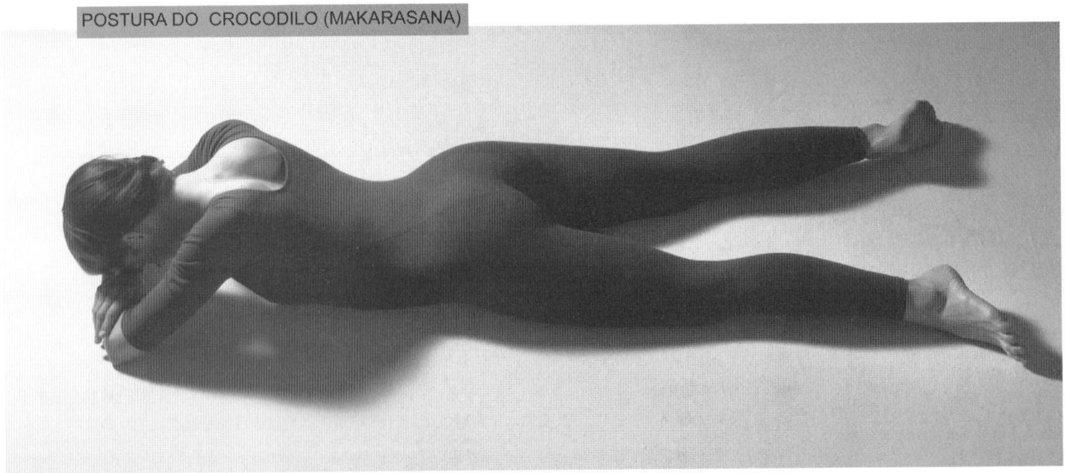

2 ALONGAMENTO SIMÉTRICO

Role sobre suas costas. Junte os pés e estique os braços no chão, acima da cabeça, com as palmas das mãos voltadas uma para a outra. Mantendo o lado esquerdo relaxado, alongue todo o lado direito do corpo, estendendo tanto o braço direito quanto a perna direita. Em seguida, mude cada um dos lados alternadamente, alongando cinco vezes de cada lado. Finalmente, traga as pernas juntas e alongue-se com ambos os braços, alargando a parte superior das costas e ambas as pernas. Mantenha essa postura por cinco respirações. Sinta o abdômen subir e descer à medida que respira. Em seguida, solte o corpo ao expirar.

▶ Benefícios: Alonga os músculos e os tecidos conjuntivos de todo o corpo. Prepara o corpo para outras posturas da yoga.

3 ALONGAMENTO LATERAL DEITADO

Deitado de costas com as pernas juntas, entrelace os dedos por detrás da cabeça. Deslize o tronco para a direita, mantendo a parte superior das costas, pelve e a parte traseira das pernas retas no chão. Mova os calcanhares para a direita, alongando todo o lado esquerdo do corpo. Mantenha os tornozelos e as pernas juntos e não permita que o quadril esquerdo ou o ombro saiam do chão. Mantenha o alongamento de três a cinco respirações e, quando relaxar, você será capaz de dobrar o tronco um pouco mais para a direita. Alongue-se e volte para o centro. Em seguida, repita o exercício do outro lado.

▶ Benefícios: Alonga o lado do tronco do quadril até o ombro; facilita e completa a respiração.

ALONGAMENTO SIMÉTRICO

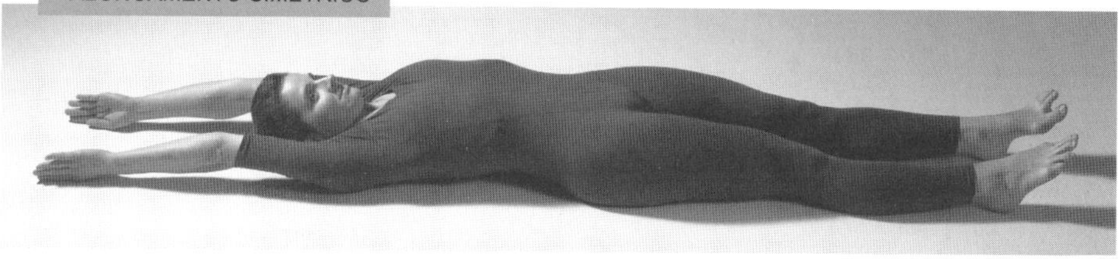

ALONGAMENTO LATERAL DEITADO

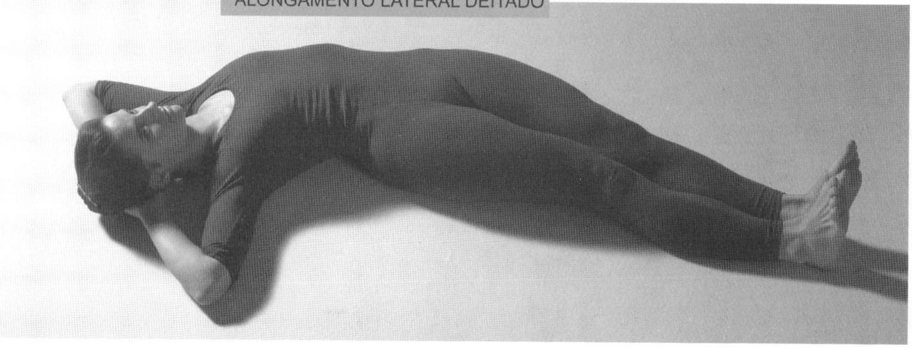

TORÇÃO DEITADA

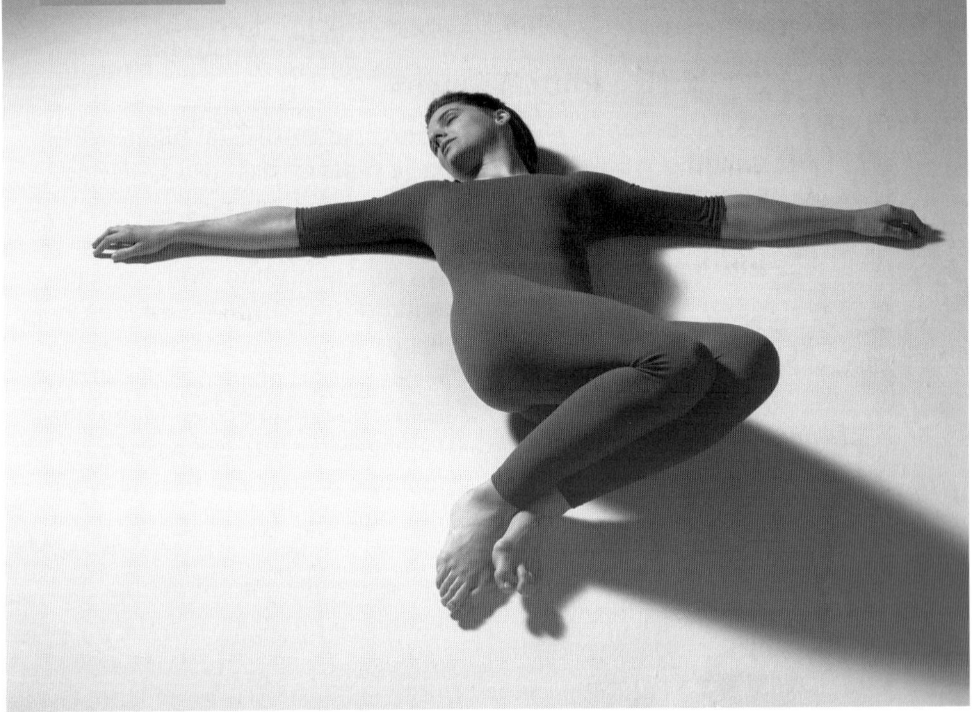

4 TORÇÃO DEITADA

Deite-se de costas com os braços para os lados e as palmas das mãos para baixo. Dobre os joelhos e coloque os pés no chão, perto do quadril, a um quadril de distância. Mantendo seus pés no chão, expire e torça a parte inferior de seu corpo para a esquerda, baixando os joelhos suavemente em direção ao chão. Inspire e retorne ao centro, então expire e repita o movimento, dessa vez no lado direito. Você também pode virar a cabeça na direção oposta aos joelhos. Repita de três a cinco vezes de cada lado. Para aprofundar a torção e fortalecer o abdômen, eleve os joelhos em direção ao peito. Mantenha as pernas firmes e juntas durante a torção de um lado para outro como antes. Em seguida, role para o lado esquerdo e sente-se.

▶ Benefícios: alivia a tensão das costas e da lombar; torce delicadamente a coluna e o abdômen.

POSTURA DA MONTANHA

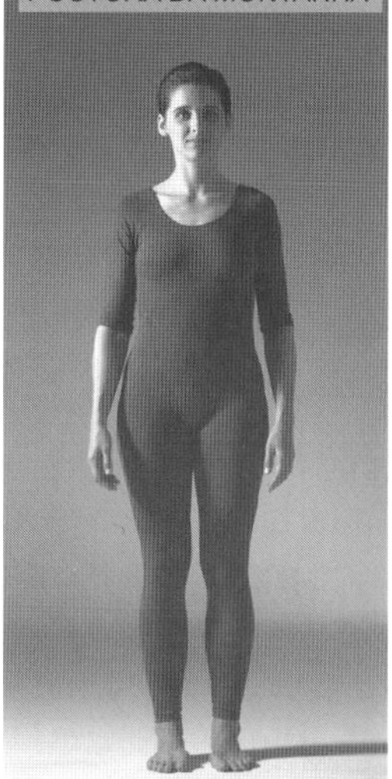

CONTRAÇÃO E GIRO DOS OMBROS

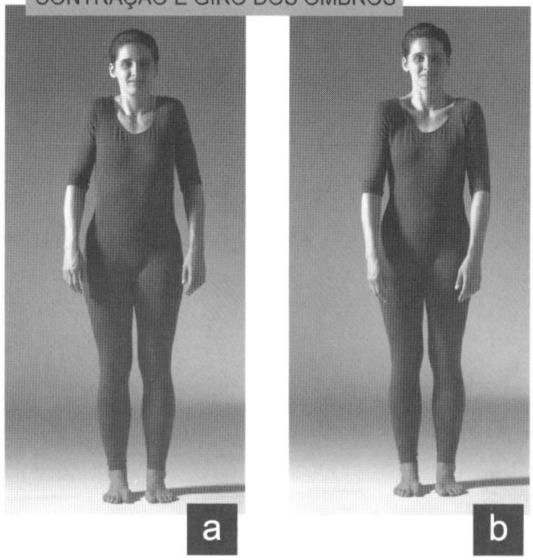

5 POSTURA DA MONTANHA (TADASANA)

Você deverá ficar com os pés paralelos e a um quadril de distância, com os dedos apontados para a frente. Mova os ombros para cima e para trás e solte-os, de forma que eles descansem ao lado do corpo. Mantenha sua coluna ereta e seu peso equilibrado sobre os arcos dos pés. Espalhe os dedos e pressione uniformemente as solas dos pés, levantando-se pelo topo da cabeça. Mantenha a postura por três a cinco respirações.

▶ Benefícios: Estabelece um alinhamento neutro e equilibrado do corpo, fornecendo uma referência interna para ficar de pé e para a execução de outras posturas. Proporciona consciência da postura na vida diária.

6 CONTRAÇÃO E GIRO DOS OMBROS

a) Inspire e levante ambos os ombros em direção às orelhas. Expire e solte os ombros. Repita três vezes.

b) Em seguida, gire os ombros para a frente, para cima, para trás e para baixo. Inspire com os ombros erguidos e gire para trás; expire à medida que eles se abaixam e voltam-se para a frente. Após três a cinco rotações, mude a direção. Esforce-se para a extensão completa em todas as direções, mantendo os braços e as mãos relaxados.

▶ Benefícios: Este e os próximos quatro exercícios ajudam a abrir, fortalecer e realinhar os ombros, restaurando assim toda a sua gama de movimentos. Eles vão melhorar sensivelmente a circulação de todo o tronco superior.

7 GIRO DOS BRAÇOS

Fique de pé com os braços apoiados nas laterais. Levante os braços para o lado e deixe-os paralelos ao chão, com as palmas viradas para baixo. Mantenha os ombros relaxados. Faça círculos com os braços, começando com pequenos movimentos e aumentando gradual mente o tamanho dos círculos. Mantendo o movimento completo, mude de direção e gradualmente diminua o tamanho dos círculos, voltando para a postura inicial. Em seguida, abaixe os braços.

8 BALANÇO VERTICAL DOS BRAÇOS

Fique de pé, com as palmas das mãos viradas para dentro. Feche os punhos levemente e balance os braços para a frente e para trás, sentindo seu peito e ombros se abrindo conforme os braços balançam para trás. Para reforçar a dinâmica do movimento, em movimentos alternados dobre e empurre os cotovelos para a frente e para trás. Continue por 20 a 30 segundos.

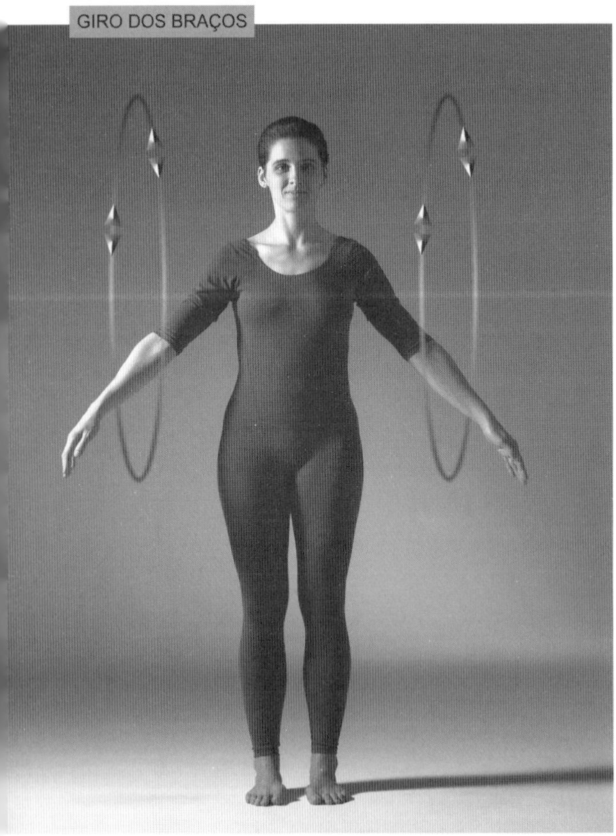

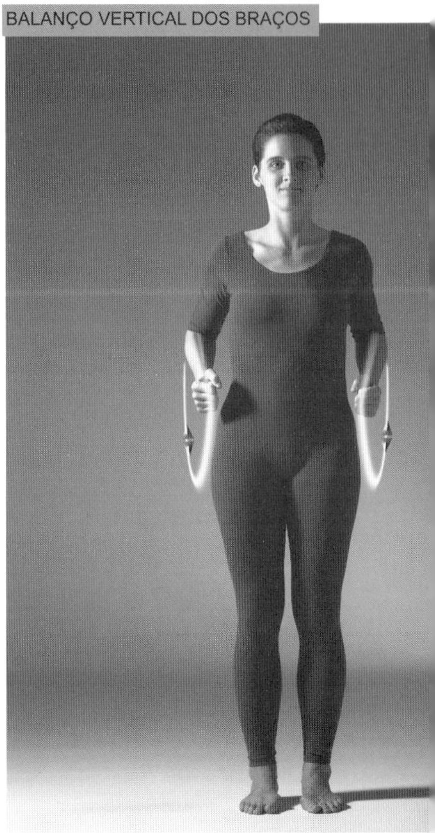

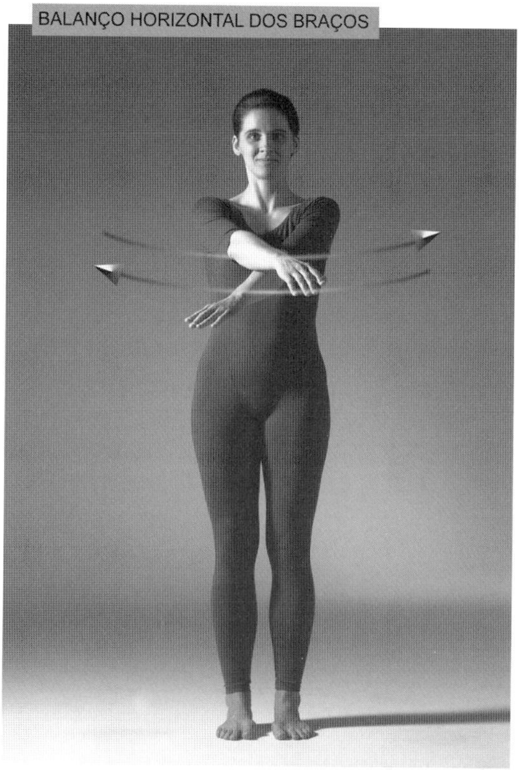

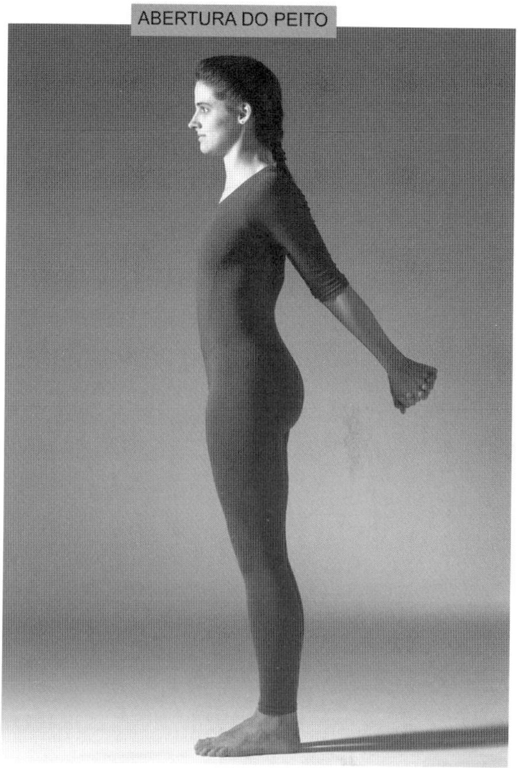

9 BALANÇO HORIZONTAL DOS BRAÇOS

De pé, levante seus braços para os lados e deixe-os paralelos ao chão. Então, movimente os braços para a frente e para trás, alternando o braço de cima quando cruzá-los à frente do corpo. Para uma extensão completa, libere qualquer resistência na parte superior do tórax ao balançar para trás, aproximando as escápulas uma em direção à outra. Continue por 20 a 30 segundos.

10 ABERTURA DO PEITO

De pé, entrelace suas mãos atrás do corpo. Jogue os ombros para trás e pressione as escápulas em direção uma à outra. Se possível, junte as palmas das mãos e estique os cotovelos, alongando os braços em direção ao chão. Mantenha o alongamento e a respiração, abrindo o peito. Para aprofundar o alongamento, mantenha os braços longe das costas ao elevá-los, expandindo o peito. Mantenha a coluna ereta, alongue o pescoço e a lombar. Respire profundamente de três a cinco vezes em cada postura.

11 TORÇÃO EM PÉ PARA AQUECER

Fique de pé com os pés separados na mesma distância dos ombros. Feche as mãos, formando um punho, e flexione os cotovelos de modo que os braços fiquem próximos à cintura. Com a cabeça virada para a frente, torça o tronco de lado a lado com o ritmo moderado, respirando naturalmente. Para aprofundar o exercício, aumente gradualmente o movimento dos ombros e dos quadris, mas mantenha o controle dos movimentos e não exagere. Respire uniformemente. Continue por 30 a 40 segundos.

▶ Benefícios: Melhora a flexibilidade da coluna e circulação do torso.

TORÇÃO EM PÉ PARA AQUECER

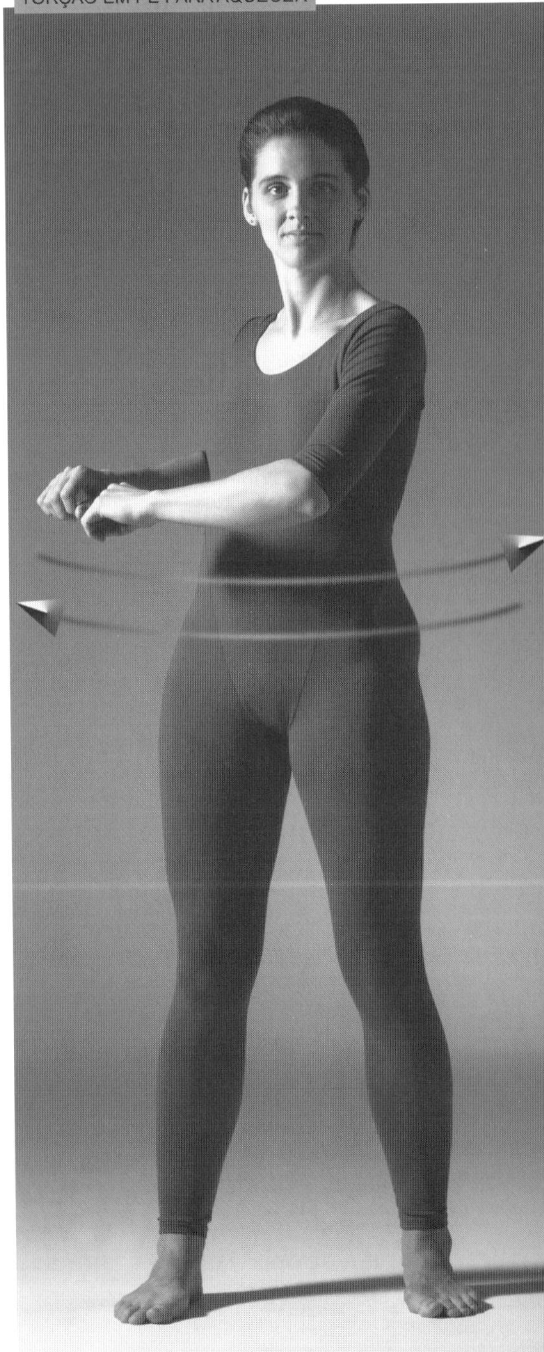

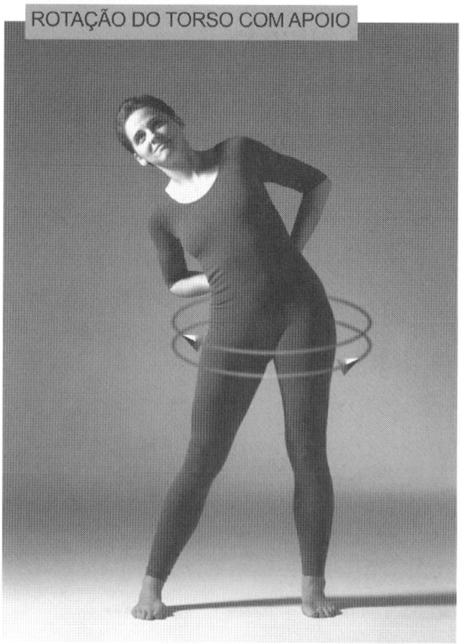

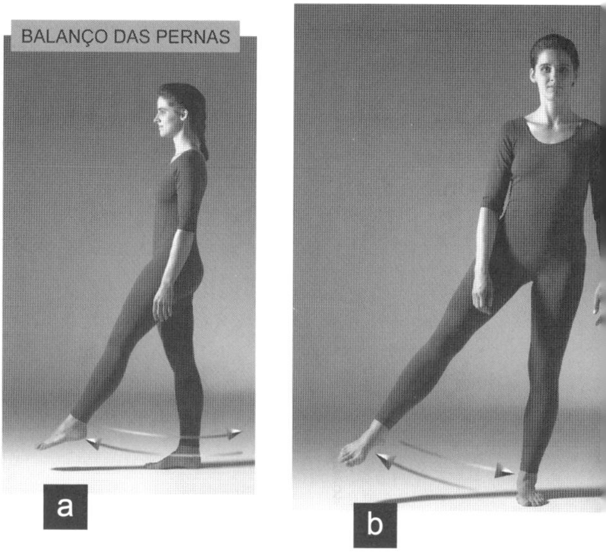

12 ROTAÇÃO DO TORSO COM APOIO

De pé, mantenha os pés a cerca de 60 centímetros de distância um do outro. Apoie a lombar com as palmas de suas mãos e mantenha os dedos apontados para baixo. Comece inclinando-se ligeiramente para a frente, então gire os quadris para a direita, depois para a frente, depois para a esquerda e depois retorne aos movimentos circulares. Você pode imaginar que está dentro de um barril e esfregando suas bordas com a pelve, permitindo que a cabeça e os ombros se movimentem para equilibrá-la, conforme necessário. Gire cinco vezes em cada direção.

▶ Benefícios: Melhora a coordenação, flexibiliza os quadris, a pelve e a região lombar.

13 BALANÇO DAS PERNAS

a) Fique na Postura da Montanha, com os pés juntos. Mantendo os joelhos retos, balance uma perna para a frente e para trás. Repita dez vezes. Mantenha o tronco e a pelve em posição vertical e estável.

b) Em seguida, balance a perna para o lado de cinco a dez vezes. Mantenha os dedos dos pés virados para a frente e a pelve estável, como antes. Repita ambos os movimentos do outro lado.

▶ Benefícios: Desenvolve a flexibilidade e a força nos quadris e nas pernas; melhora o equilíbrio.

14 ELEVAÇÃO DOS JOELHOS

Repetindo o exercício da Postura da Montanha, mantenha os pés a um quadril de distância. Levante primeiro um joelho o mais alto possível e, depois de abaixá-lo, erga o outro, mantendo a coluna ereta. Mantenha os braços e mãos relaxados nas laterais. Mova-se em um ritmo moderado e vigoroso por 15 a 20 segundos.

▶ Benefícios: Fortalece os músculos flexores do quadril na pelve, desenvolve a flexibilidade nas articulações dos quadris e dos joelhos.

15 ALONGAMENTO ACIMA DA CABEÇA

Partindo da Postura da Montanha, inspire e, ao ficar na ponta dos pés, levante os braços para a frente e para cima da cabeça. Expire ao abaixar os calcanhares e os braços. Em seguida, inspire ao levantar os braços para cima e fique novamente na ponta dos pés. Expire e abaixe os braços para o lado ao abaixar os calcanhares. Repita essa sequência por 12 respirações.

▶ Benefícios: Melhora a circulação, o equilíbrio e a coordenação; desenvolve flexibilidade nos ombros e força nas pernas.

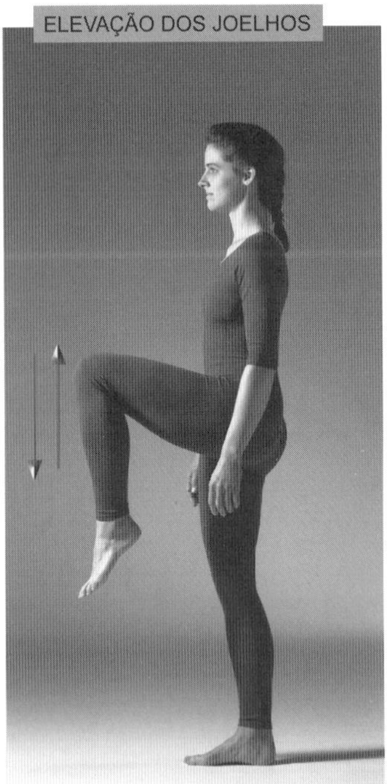
ELEVAÇÃO DOS JOELHOS

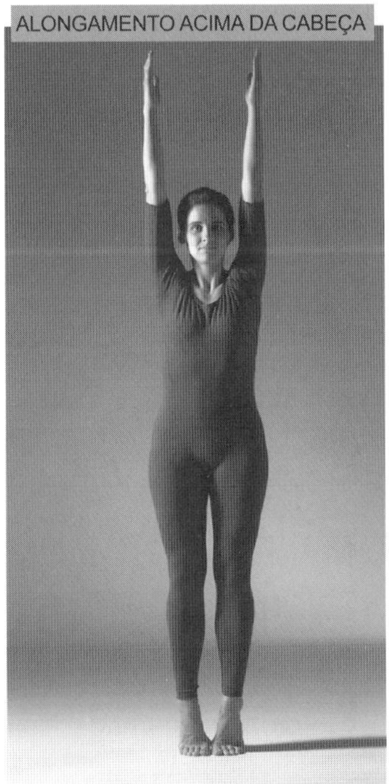
ALONGAMENTO ACIMA DA CABEÇA

16 POSTURA DA MONTANHA COM OS BRAÇOS CRUZADOS (TADASANA):

Posicione os pés paralelos a um quadril de distância. Deixe a coluna reta e equilibre o peso do corpo sobre os arcos dos pés. Cruze os braços sobre o peito e feche os olhos. Descanse por 30 a 45 segundos, permitindo que a respiração torne-se suave.

▶ Benefícios: Estabelece um alinhamento neutro e equilibrado do corpo, que fornece uma referência interna para ficar de pé e executar demais posturas. Promove a consciência da postura no dia a dia.

POSTURA DA MONTANHA COM OS BRAÇOS CRUZADOS

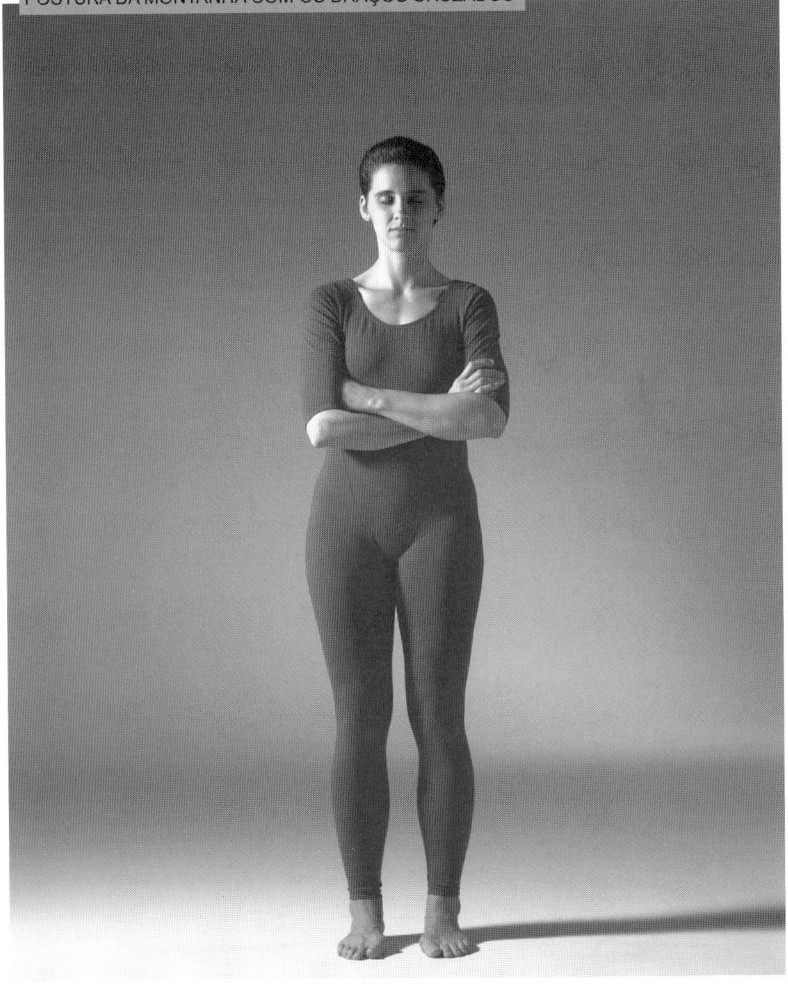

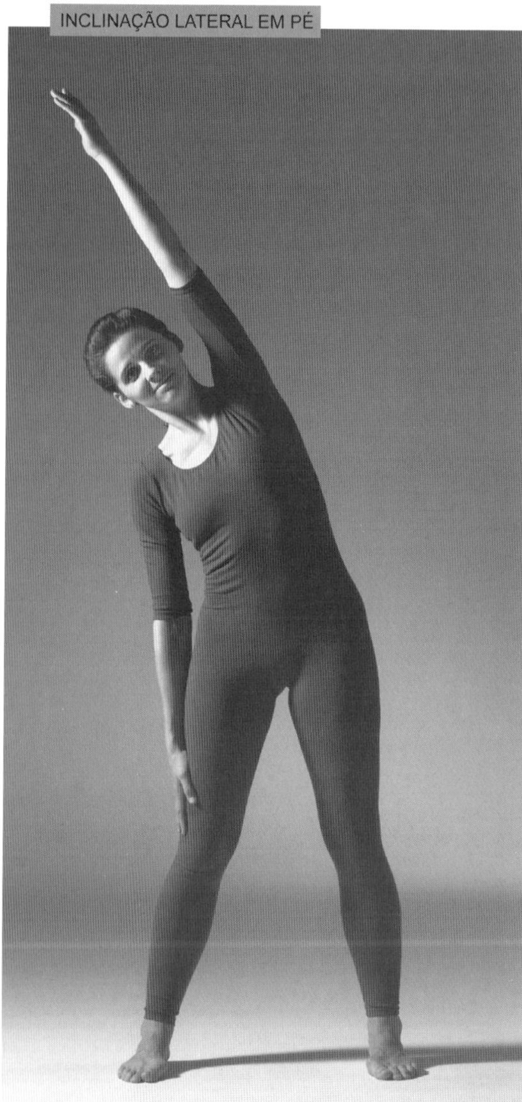

17 INCLINAÇÃO LATERAL EM PÉ

Comece com os pés paralelos, a 90 centímetros de distância um do outro. Inspirando, levante o braço esquerdo à altura do ombro, em seguida vire a palma para cima e continue levantando o braço acima da cabeça. Com ele esticado, alongando o lado esquerdo do corpo, comece a inclinar-se para o lado direito. Não incline para a frente nem para trás; mantenha o cotovelo esquerdo em linha reta. Deixe a mão direita escorregar ao longo da perna direita, proporcionando apoio à medida que você aprofunda a inclinação. Mantenha o alongamento por três respirações profundas e relaxadas. Em seguida, inspire e volte ao centro; expire e solte o braço. Alterne os lados, repetindo duas vezes com cada um deles.

▶ Benefícios: Promove um alongamento profundo dos músculos laterais do torso.

18 ALONGAMENTO FRONTAL

a) Fique de pé e entrelace as mãos atrás do corpo. Se possível, junte as palmas das mãos próximas aos cotovelos, alongando os braços em direção ao chão. Puxe os ombros para trás e pressione as escápulas uma em direção à outra. Levante os braços levemente a partir das costas e abra bem o tórax. Agora, sem curvar as costas, incline-se, partindo das articulações do quadril até que os músculos isquiotibiais (na parte de trás das pernas) se alonguem.

b) Em seguida, dobre os joelhos e volte à posição de origem. Mantenha as costas retas ao inclinar-se para a frente e ao levantar-se. Mantenha os pés retos no chão. Como este é um movimento suave, repita-o dez ou mais vezes, procurando aprofundar o alongamento dos isquiotibiais.

▶ Benefícios: Desenvolve o uso consciente da inclinação frontal partindo das articulações do quadril e não da lombar; fortalece e protege a lombar durante o alongamento dos músculos isquiotibiais.

19 CONTRAÇÃO ABDOMINAL (AKUNCHANA PRASARANA)

Fique em pé com os pés ligeiramente afastados a pouco mais de um quadril de distância um do outro. Flexione os joelhos e incline seu corpo para a frente, colocando as mãos sobre as coxas. Equilibre o peso do torso sobre os braços, relaxando o abdômen. Expire e contraia firmemente os músculos abdominais, pressionando o umbigo em direção à coluna. Em seguida, ao inspirar, relaxe e deixe o abdômen voltar à sua posição normal. Repita dez vezes.

▶ Benefícios: Este exercício é importante para tonificar o abdômen, massageando e melhorando a circulação nos órgãos abdominais e reforçando a parede abdominal. Coordena a respiração diafragmática com o movimento abdominal.

ALONGAMENTO FRONTAL

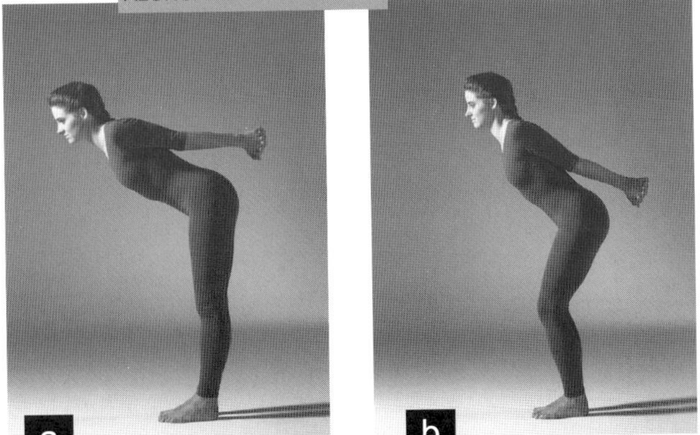

a b

CONTRAÇÃO ABDOMINAL

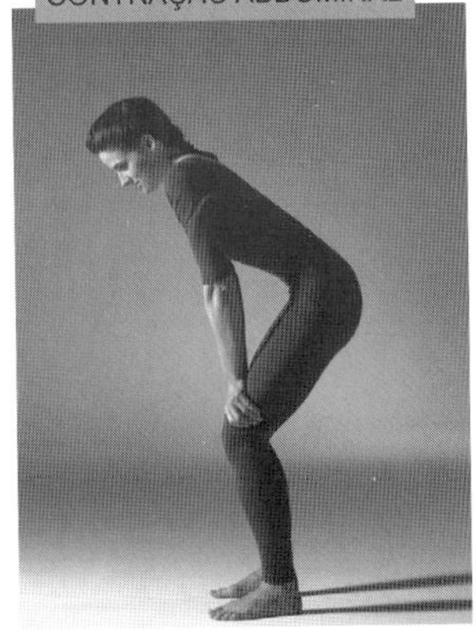

20 INCLINAÇÃO FRONTAL COM TORÇÃO

Fique em pé e com os pés bem separados. Levante os braços para os lados e dobre o corpo para a frente, partindo das articulações do quadril. Mantenha a região lombar reta. Então, incline-se para a direita e coloque a mão esquerda sobre a perna direita ou no chão, em frente do pé direito (dobre os joelhos, se necessário). Levante o braço direito acima de você, virando o peito e cabeça para cima, a fim de enxergar a mão. Então, permanecendo curvado para a frente, inverta a torção, virando o lado direito para o lado esquerdo. Alterne lentamente os lados, de três a cinco vezes. Respire de forma constante durante os movimentos, expirando ao se aprofundar no movimento da torção e inspirando ao soltar o corpo.

▶ Benefícios: alonga os isquiotibiais e a parte interna das coxas; desenvolve a flexibilidade nos quadris e na coluna vertebral; tonifica o abdômen; melhora o equilíbrio.

INCLINAÇÃO FRONTAL COM TORÇÃO

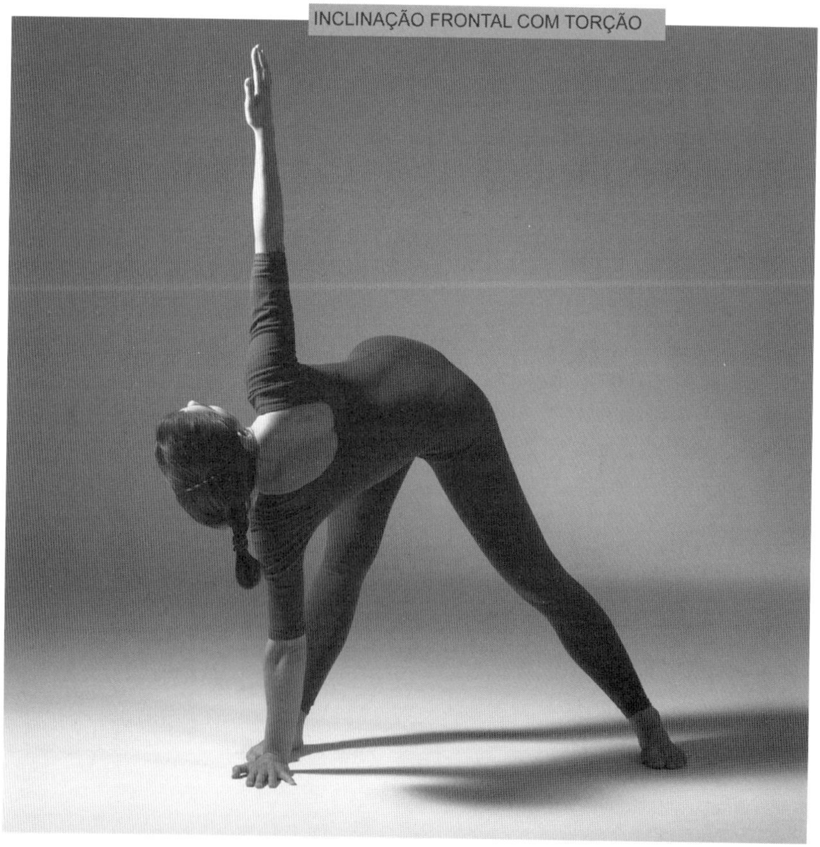

21 POSTURA DO GATO (BIDALASANA)

a) Apoie-se em suas mãos e joelhos, com a palma das mãos abaixo dos ombros e os joelhos diretamente abaixo dos quadris (a postura da mesa). Expire, contraia os músculos abdominais, dobre a pelve e curve a coluna, arqueando as costas para cima.

b) Inspirando, solte os músculos abdominais ao levantar os ísquios, estenda as nádegas, levante a cabeça e arqueie a coluna para baixo. Mantenha os braços em linha reta e o peso do corpo distribuído entre as mãos e os joelhos. Repita esses dois movimentos cinco vezes.

c) Para intensificar o fortalecimento das costas, a cada inspiração estenda e levante a perna esticada atrás de você. Mantenha os dois lados da pelve paralelos ao chão.

POSTURA DO GATO

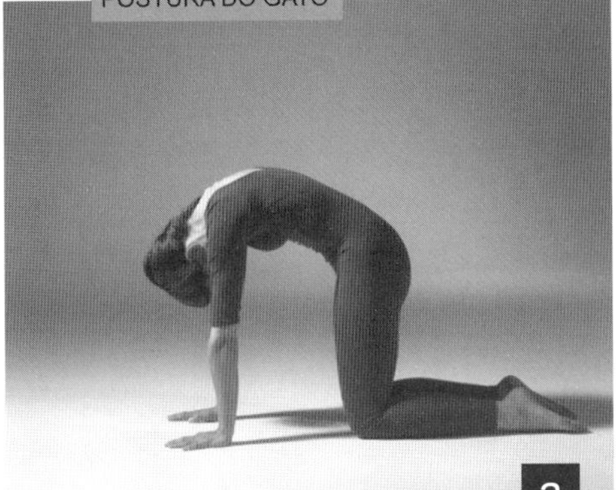

a

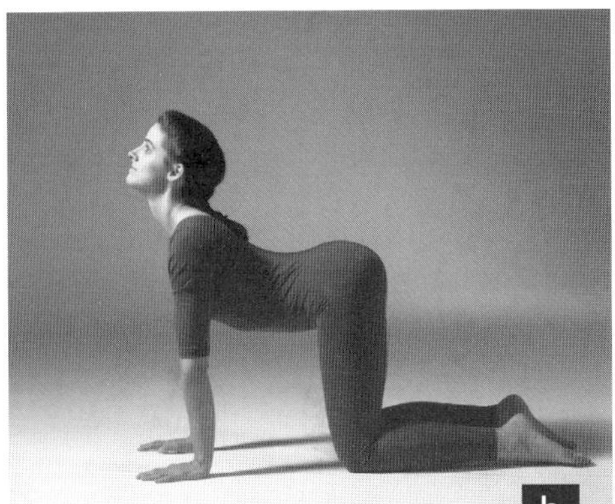

b

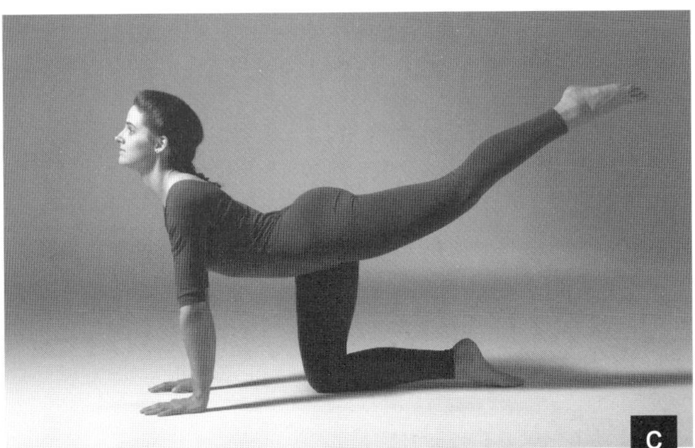

c

d) Expire, dobre o joelho em direção à testa, arqueando a coluna para cima. Repita esses dois movimentos cinco vezes de cada lado.

▶ Benefícios: Aumenta a flexibilidade da coluna vertebral; fortalece o abdômen; tonifica os músculos das costas.

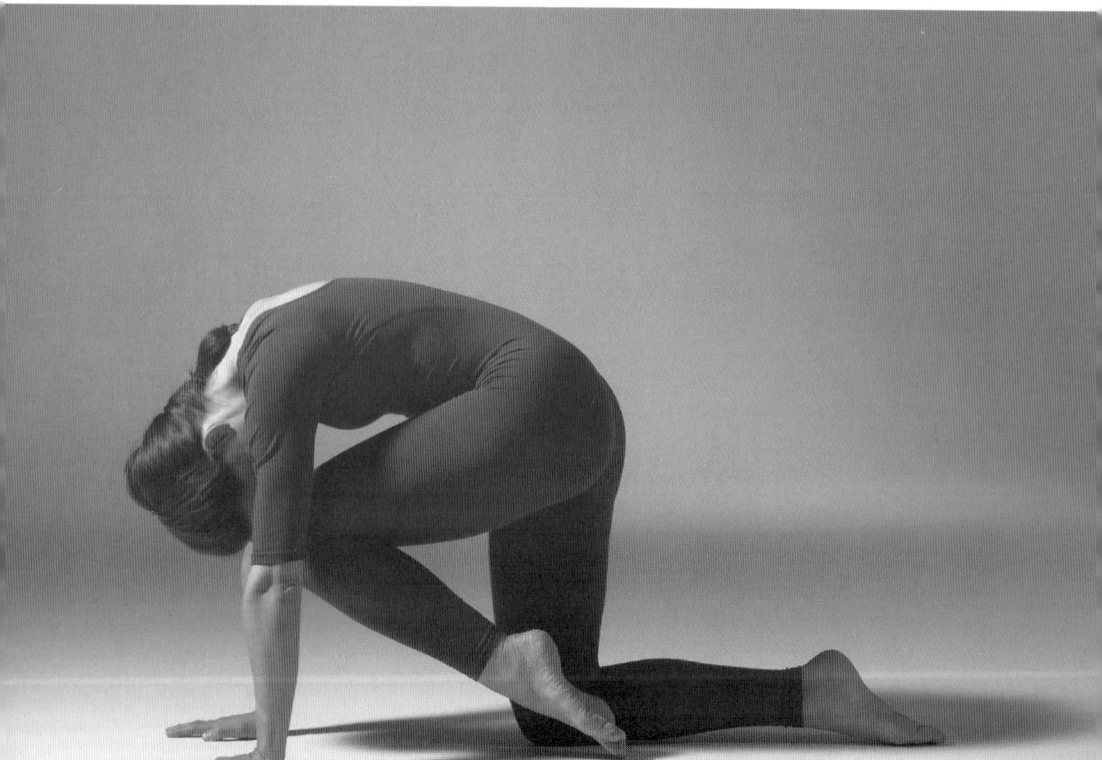

d

22 POSTURA ESTENDIDA DA CRIANÇA (BALASANA)

Sente-se sobre os calcanhares, com os dedos dos pés tocando o chão. Coloque uma almofada sob os quadris e tornozelos caso sinta desconforto. Incline-se para a frente, a partir dos quadris, estendendo os braços no chão, acima da cabeça. Ao levar todo o peso para trás em direção aos quadris, mantenha os braços esticados, alongando-os para a frente. Mova os dedos para longe do corpo, a fim de alongar os braços. Mantenha a postura e alongue por cinco respirações.

▶ Benefícios: Alonga os ombros e costas.

23 EQUILÍBRIO NA POSTURA DO GATO

Volte a apoiar-se no chão sobre as mãos e os joelhos. Estenda e levante a perna esquerda para trás, com os dedos dos pés estendidos, e os quadris e pernas paralelos ao chão. Então levante o braço direito paralelamente ao chão. Equilibre-se sobre a mão esquerda e o joelho direito ao alongar o braço e a perna que estão estendidos. Solte o corpo e repita do outro lado do corpo. Mantenha a postura por três a cinco respirações em cada lado.

▶ Benefícios: Fortalece as costas; melhora o equilíbrio e a coordenação.

POSTURA ESTENDIDA DA CRIANÇA

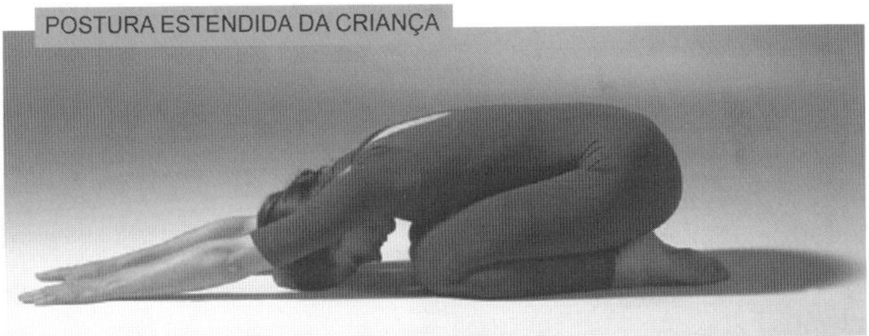

EQUILÍBRIO NA POSTURA DO GATO

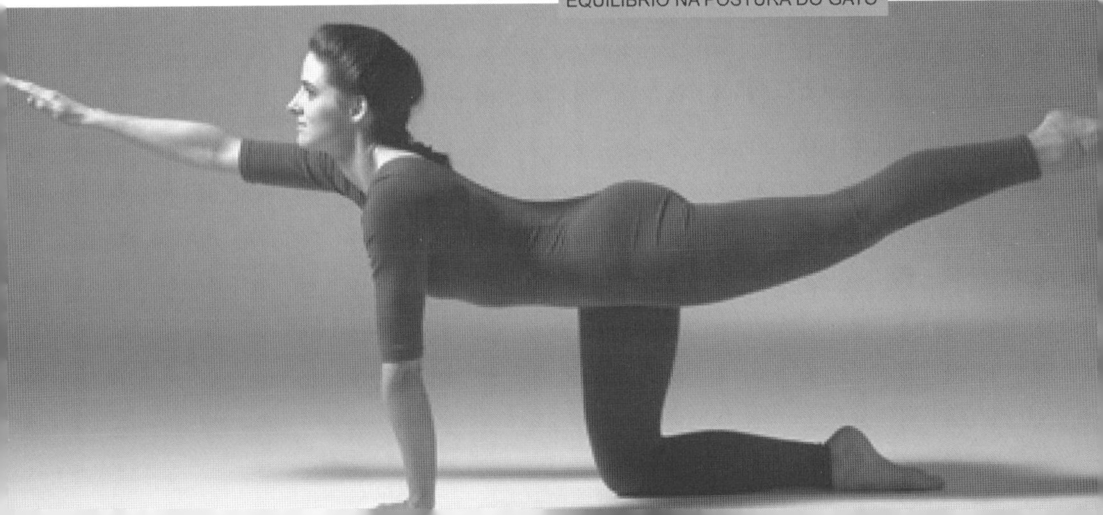

24 POSTURA DO GATO COM TORÇÃO

Para torcer o corpo enquanto estiver na postura do gato, mova a palma da mão direita para a esquerda, de modo que ela passe diretamente sob seu rosto. Você pode querer deixar os joelhos afastados. Expire, torça para o lado esquerdo e levante o braço esquerdo, girando a cabeça para olhar para a mão. Inspire quando estiver abaixando o braço. Repita do outro lado, segurando a torção por cinco respirações de cada lado.

▶ Benefícios: Fortalece as costas; melhora o equilíbrio e a coordenação; desenvolve a flexibilidade na coluna e nos ombros.

25 POSTURA DO ARREMESSO (BANARASANA)

Comece apoiando-se em suas mãos e joelhos, então passe o pé esquerdo à frente entre as mãos, com os dedos dos pés alinhados aos da mão. Estenda a perna direita diretamente para trás, descansando no chão o joelho e a parte superior do pé. Mantenha o joelho esquerdo diretamente sobre o tornozelo esquerdo, com a tíbia perpendicular ao chão. Agora abaixe a pelve em direção ao chão, alongando as duas coxas em direções opostas e pressionando a frente do torso para a frente e levemente para cima. Relaxe e alongue o pescoço. Mantenha a postura por cinco respirações. Em seguida, volte a ficar sobre mãos e joelhos e repita do outro lado.

▶ Benefícios: Um alongamento importante para o alinhamento apropriado da pelve. Alonga os músculos flexores do quadril profundos na pelve, bem como a parte frontal das coxas.

POSTURA DO GATO COM TORÇÃO

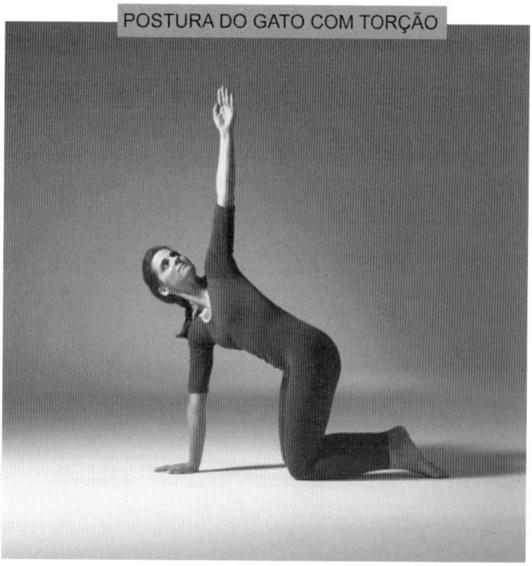

POSTURA DO ARREMESSO

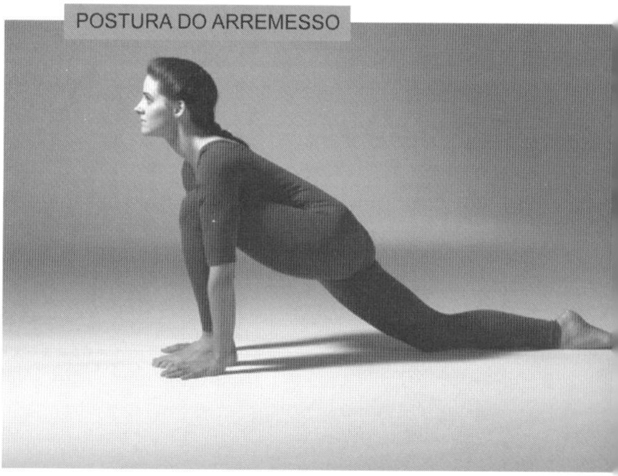

26 POSTURA DA COBRA (BHUJANGASANA)

a) Deite de bruços no chão, com as pernas juntas. Coloque as palmas das mãos no chão um pouco acima da cabeça, tocando polegar com polegar e dedo indicador com dedo indicador. Os cotovelos devem estar confortavelmente dobrados. Firme as nádegas, os quadris e as pernas.

b) Deslize o nariz para a frente e, em seguida, comece a levantar a cabeça e o peito. Pressione os antebraços no chão e puxe a parte superior do torso para a frente e para cima. Pressione os braços para baixo, alongando e levantando a caixa torácica para longe da pelve e pressionando o peito para a frente. Concentre-se no alongamento de toda a coluna, sem forçar a região lombar. Abra a garganta ao mover os ombros para baixo e para longe das orelhas, alongando a parte de trás do pescoço. Suavize os olhos, o rosto e o queixo. Sinta a respiração na parte de trás da cintura e nas laterais da caixa torácica ao manter a postura por cinco respirações.

Em seguida, expire e estique-se para baixo, levantando e abaixando no chão primeiramente o peito e o queixo, depois o nariz e finalmente a cabeça, colocando a testa no chão. Vire a cabeça para um lado, relaxe os braços ao longo do corpo e respire tranquilamente algumas vezes antes de começar. Você pode repetir a postura, virando a cabeça para o lado quando finalizar o exercício.

POSTURA DA COBRA

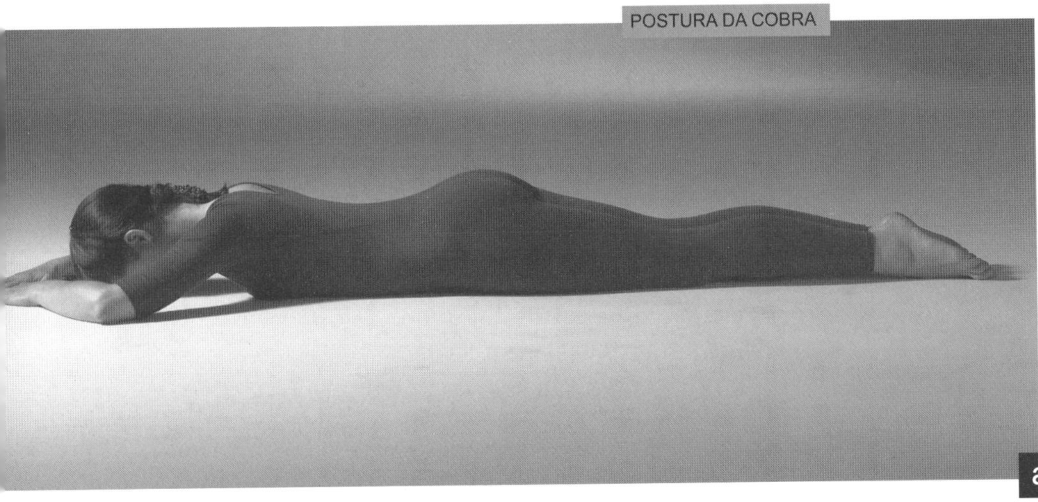

a

▶ Benefícios: Esse Asana básico e importante abre o peito, fortalece a parte superior das costas, aumenta a flexibilidade e a circulação na parte superior da coluna, tonifica os glúteos e a lombar. Como outras inclinações traseiras, a Postura da Cobra dissipa a lentidão, desperta a energia vital e refresca a mente. Também aumenta a respiração ao aliviar a tensão no peito e no abdômen, que impede o diafragma de se mover livremente e os pulmões de se expandirem uniformemente e de forma completa.

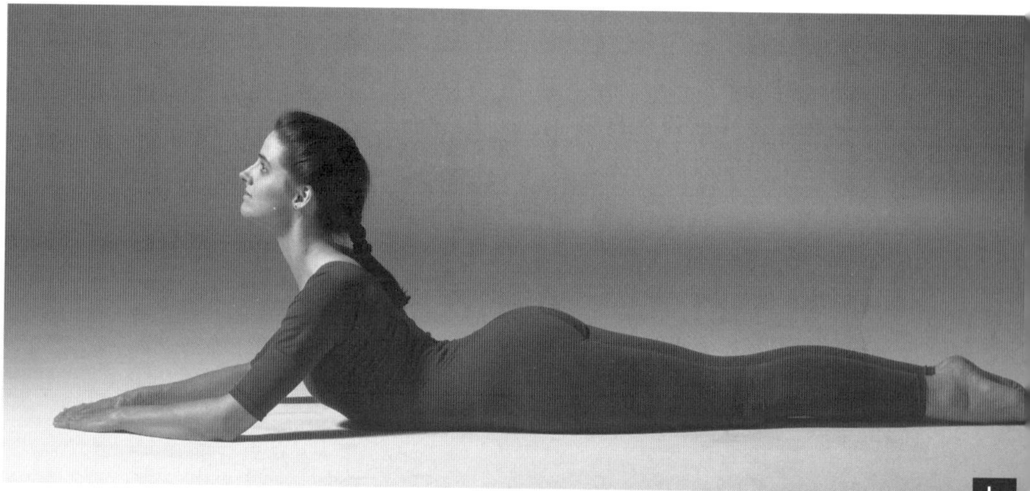

b

27 A POSTURA DO BARCO (NAVASANA)

a) Deite-se com o rosto para baixo, com o queixo no chão, pernas juntas e braços ao lado do corpo, com as palmas das mãos na direção dos quadris. Alongue os braços e puxe as escápulas em direção às costas. Você sentirá seu abdômen se expandindo contra o chão durante a inspiração e se contraindo na expiração. Aproxime as pernas firmemente e enrijeça as nádegas. Agora, inspirando, pressione o baixo abdômen no chão à medida que levanta as duas pernas e o corpo superior. Mantenha as pernas eretas e os braços ao lado do corpo.

Alongue o corpo todo, expanda o peito e permita que os ombros se movimentem para baixo e longe das orelhas. Mantenha a postura durante cinco respirações e deixe que o poder da inspiração e expiração apoie seu corpo, utilizando as ondas da respiração. Por fim, expire e solte o corpo no chão, com a cabeça virada para um lado. Aproveite algumas respirações de repouso, consciente do peso do corpo todo no chão.

b) Repita as instruções anteriores com os braços esticados para os lados, na altura dos ombros, com as palmas das mãos viradas para baixo. Mantenha os ombros para baixo e longe das orelhas, em seguida levante o peito como na postura anterior.

c) A Postura do Barco também pode ser executada com os braços acima da cabeça. Comece com os braços estendidos para os lados, na altura dos ombros. Inspirando, coloque os braços paralelos um ao outro, ao lado das orelhas e com as palmas das mãos viradas para dentro. Alongue o pescoço, de forma que ele se torne uma extensão da coluna. Após duas ou três respirações, saia da postura ao exalar, abrindo os braços para os lados e deitando o corpo no chão. É mais difícil levar os braços para a frente e talvez você ache que não vai conseguir se levantar tão alto quanto nas duas versões anteriores.

▶ Benefícios: fortalece a parte de trás do corpo; estimula o abdômen e o sistema nervoso; melhora a circulação e, acima de tudo, a consciência da respiração e do corpo.

A POSTURA DO BARCO

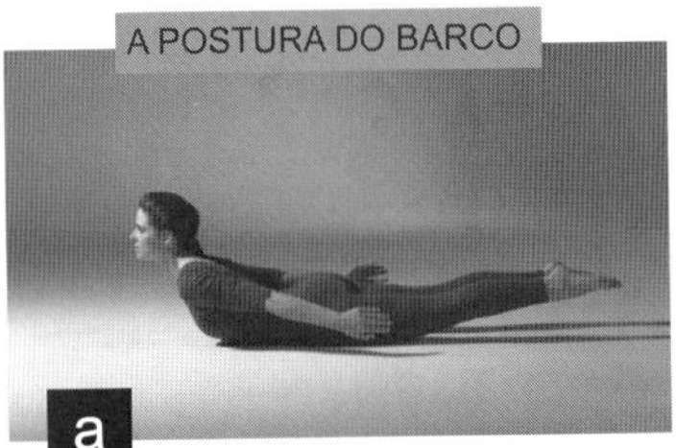

a

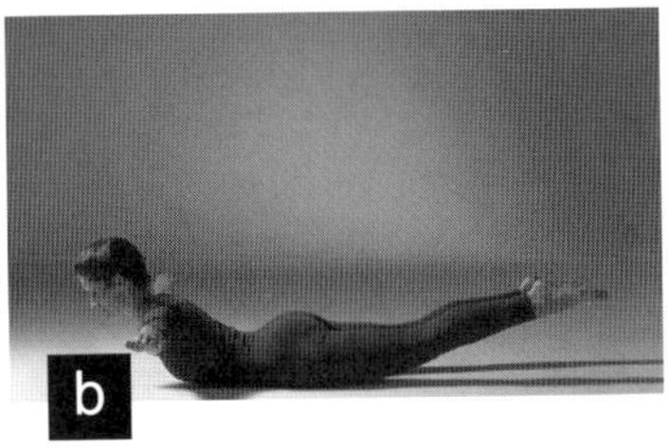

b

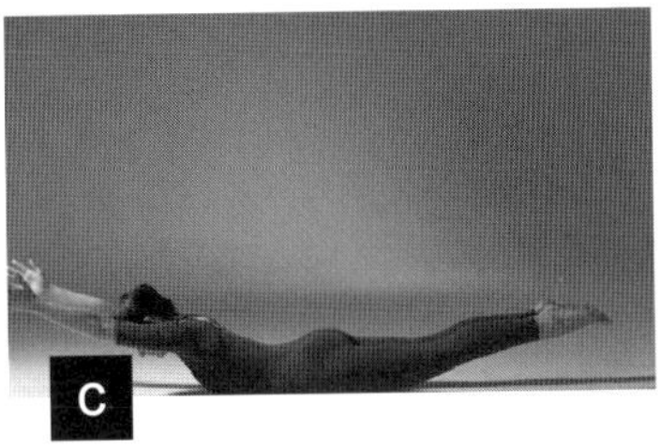

c

28 GIRAR COMO UM RELÓGIO

Deite-se de costas com os braços para os lados e as palmas para baixo. Mova os joelhos em direção ao peito, pressionando a lombar no chão. Imagine um relógio na parte de trás da pelve marcando 12h no cóccix e 6h na parte de trás da cintura. Agora gire a pelve no sentido horário ao redor do aro do relógio, tendo tempo para pressionar cada "hora" no chão. Mantenha os joelhos juntos e a parte superior das costas reta no chão. Comece com cinco rotações em cada direção.

▶ Benefícios: alivia a tensão na lombar; massageia a parte de trás da pelve; melhora a circulação no abdômen e na pelve; fortalece os músculos abdominais.

29 ENROLAR

a) Deitado de costas, dobre os joelhos de maneira que os pés fiquem retos no chão, perto da pelve. Segure a parte de trás da cabeça com a mão direita. Em uma expiração suave, torcendo o torso, movimente a cabeça e o joelho em direção um ao outro. Utilize a força do abdômen para se levantar, segurando o joelho com a mão esquerda, dando suporte ao movimento. Evite puxar a cabeça com a mão. Inspire e abaixe suavemente o pé e a cabeça no chão. Após repetir o movimento cinco vezes, troque de lado e repita mais cinco vezes.

GIRAR COMO UM RELÓGIO

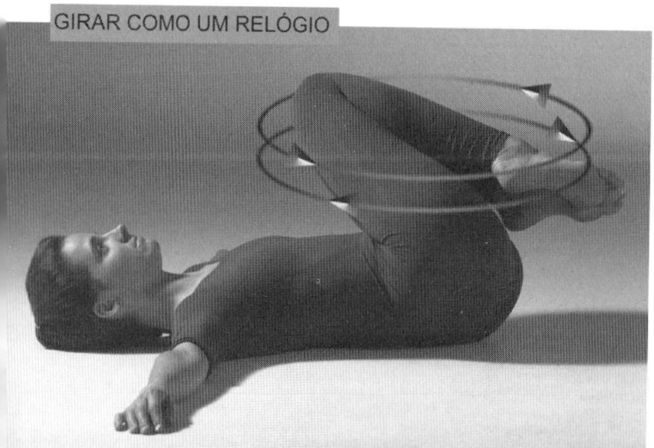

ENROLAR

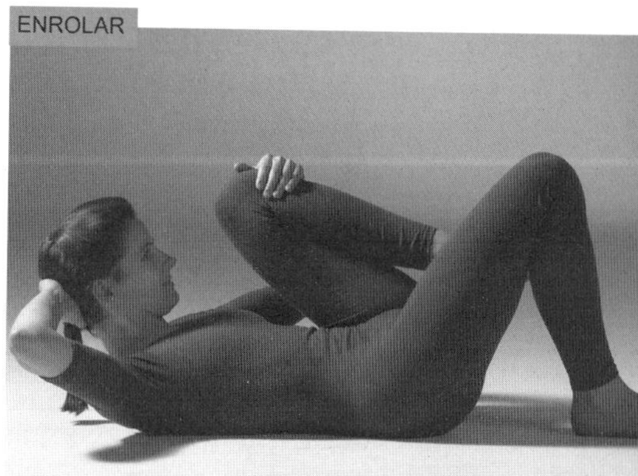

b) Dobre os joelhos, coloque os dois pés no chão e as mãos nas coxas. Expire e torça o torço, aproximando a cabeça e os joelhos. Novamente, utilize a força do abdômen para levantar, segurando os dois joelhos com as mãos para dar sustentação ao movimento. Inspire e retorne lentamente à postura inicial. Repita cinco vezes.

c) Dobre os joelhos e coloque os dois pés no chão. Segure as mãos atrás da cabeça, para conseguir apoio. Expire e torça o torço, aproximando a cabeça e o joelho. Mantenha os cotovelos abertos, para expandir o peito. Evite puxar a cabeça e o pescoço com as mãos. Inspire à medida que lentamente for soltando o corpo no chão. Repita cinco vezes.

▶ Benefícios: Fortalece a musculatura abdominal.

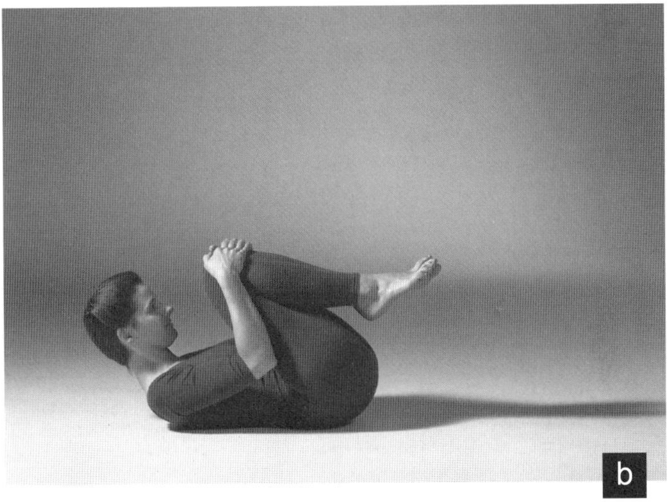

b

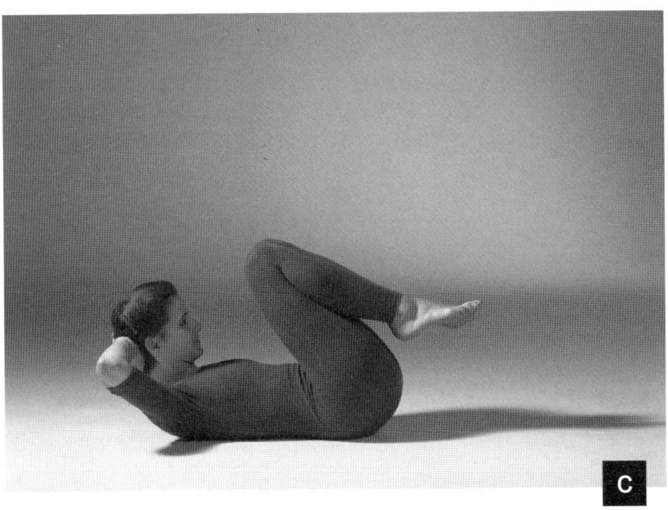

c

30 FLEXÃO INTERNA

Deitado de costas com os joelhos dobrados, estenda os pés e coloque-os no chão com mais de um quadril de distância um do outro e próximos à pelve. Alongue os braços no chão, na altura dos ombros, com as palmas para baixo. Leve um joelho em direção ao chão, próximo ao lado interno do tornozelo oposto, e depois faça o mesmo com o outro. Conforme um joelho se move, o outro se mantém elevado. Os ombros e braços descansam no chão. Mexa-se contínua e ritmicamente por 30 segundos.

▶ Benefícios: Alivia a tensão da lombar.

31 MOVIMENTO DEITADO DO BERÇO

Deitado de costas, dobre os joelhos e aproxime os pés da pelve. Cruze o tornozelo direito sobre o joelho esquerdo, empurrando o joelho direito para fora. Levante a coxa esquerda em direção ao abdômen. Deslize o braço direito por entre as coxas e entrelace as mãos na parte de trás da coxa esquerda ou ao redor da tíbia. Continue a pressionar o joelho direito na direção oposta do corpo conforme puxa a coxa esquerda em direção ao abdômen. Descanse a cabeça no chão (se ela se levantar do chão, utilize um travesseiro), suavize o rosto e o maxilar, liberando a resistência no abdômen e nos músculos profundos do quadril e das nádegas. A parte superior das costas e a coluna permanecem retas contra o chão. Balance o joelho esquerdo lentamente, de um lado para o outro, ou em círculos para trabalhar mais profundamente o alongamento. Em seguida, respire suavemente e relaxe, mantendo a postura por cinco a dez respirações. Repita a postura do outro lado.

▶Benefícios: aumenta a flexibilidade do quadril; alivia a tensão dos rotadores do quadril; prepara os quadris para posturas em que é preciso ficar sentado.

FLEXÃO INTERNA

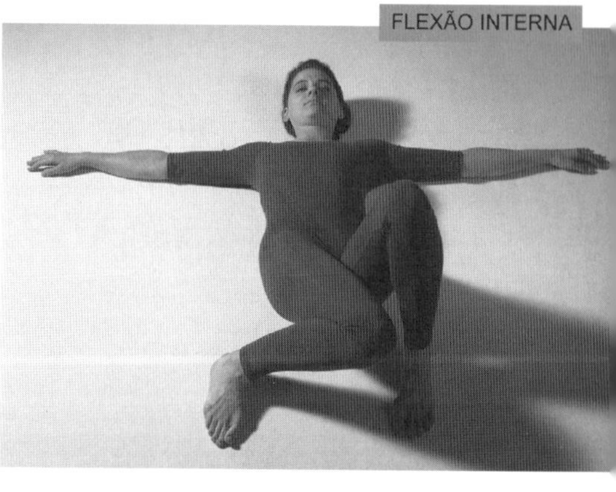

MOVIMENTO DEITADO DO BERÇO

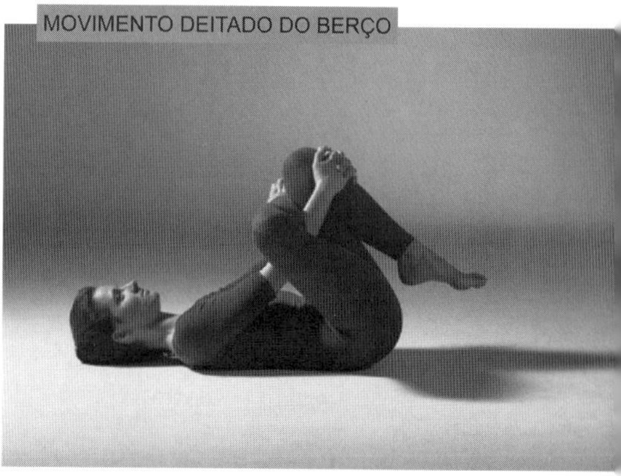

32 POSTURA DO SOFÁ OU ALONGAMENTO RECLINADO DA PERNA (ANANTASANA)

Deite-se do lado direito com a perna direita levemente dobrada, para garantir equilíbrio. Coloque o pé esquerdo no chão, em frente à pelve, e sustente a cabeça com a mão direita. Com a mão esquerda, segure o hálux (dedão) do pé esquerdo em direção à cabeça. Caso não consiga esticar a perna, segure o tornozelo ou a tíbia no lugar do hálux e estenda a perna o máximo possível. Mantenha os dois lados do torso alongados e os quadris alinhados com ele. Dobre o joelho e traga o pé de volta ao chão. Repita diversas vezes, mantendo a postura durante cinco respirações na última repetição. Em seguida, repita do outro lado.

▶ Benefícios: alonga os tendões e melhora o equilíbrio.

POSTURA DO SOFÁ OU ALONGAMENTO RECLINADO DA PERNA

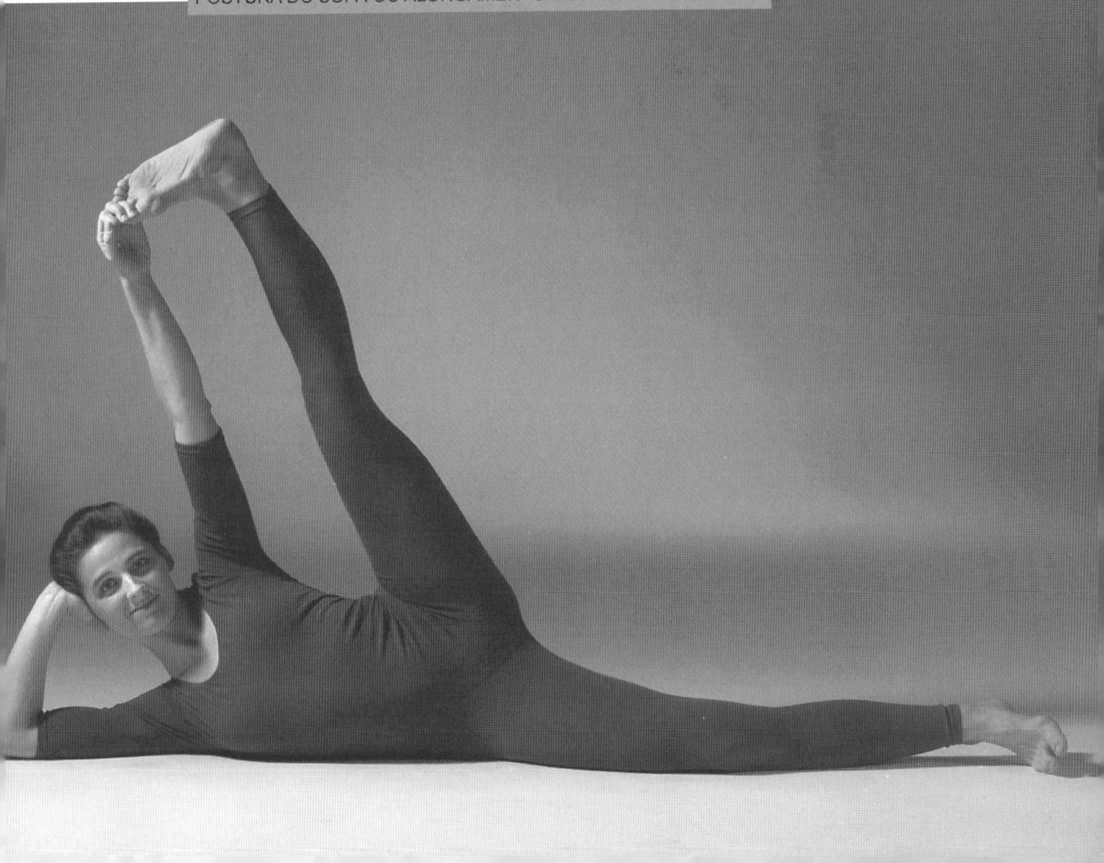

33 ALONGAMENTO FRONTAL SENTADO (PREPARANDO A MANTEIGA)

a) Sente-se no chão com as pernas bem abertas e os joelhos retos. Estenda os calcanhares e mantenha os dedos apontando para cima.

b) Gire o torso em direção à perna direta e coloque a mão direita no chão atrás e próxima à pelve. Levante a lombar e a articulação do quadril, incline-se em direção à perna direita, deslizando a mão esquerda pelo chão, na parte de dentro da perna direita. Mantenha a lombar o mais alongada e reta possível. Estenda a perna; em seguida, sem parar, saia da postura lentamente e com a lombar firme. Mude de lado, trazendo a mão esquerda para o chão atrás da pelve, levando o braço direito e o torso para o lado esquerdo. Repita a postura por cinco vezes, alternando o lado suavemente.

▶ Benefícios: desenvolve a flexibilidade nos quadris, nas partes inferior e central das costas e a parte de trás das coxas; aprofunda a respiração; prepara o indivíduo para alongamentos dianteiros.

ALONGAMENTO FRONTAL SENTADO

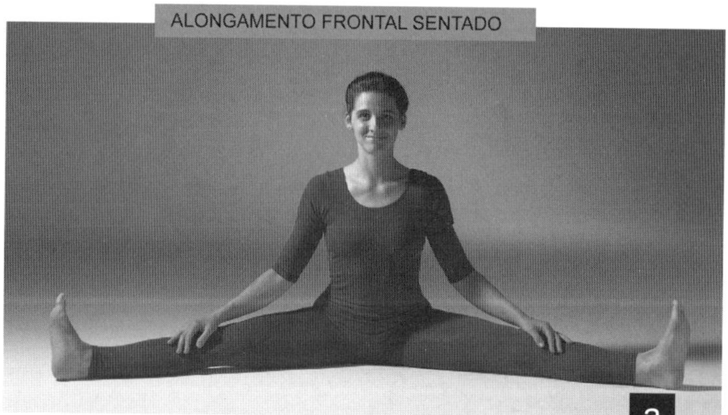

a

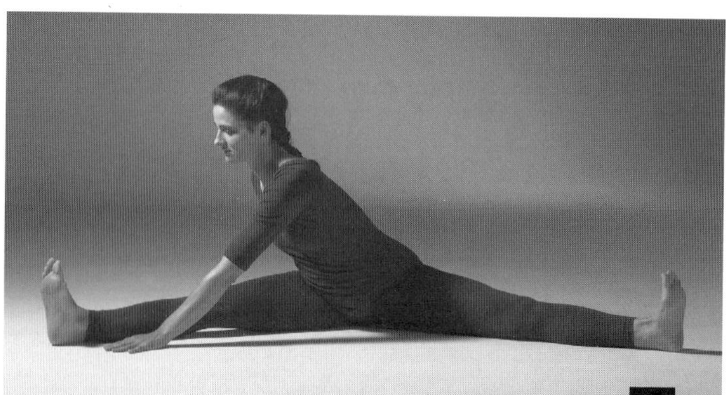

b

34 TORÇÃO SENTADA SIMPLES

Sente-se com as pernas cruzadas, cada perna descansando ou acima do peito do pé oposto. Mantenha a coluna ereta quando virar para a direita, posicionando a ponta dos dedos da mão direita no chão perto das costas ou da pelve, e a mão esquerda sobre o joelho direito. Respire profundamente, sentindo a expansão e a contração do abdômen e da caixa torácica inferior a cada respiração. Inspire e alongue a coluna, expire e aprofunde o giro. Mantenha os ombros abaixados e nivelados. Mantenha a postura por cinco a dez respirações. Em seguida, relaxe e repita do outro lado.

▶ Benefícios: desenvolve a flexibilidade da coluna; fortalece o diafragma; massageia o abdômen; alonga os músculos dos ombros e da parte superior do peito.

TORÇÃO SENTADA SIMPLES

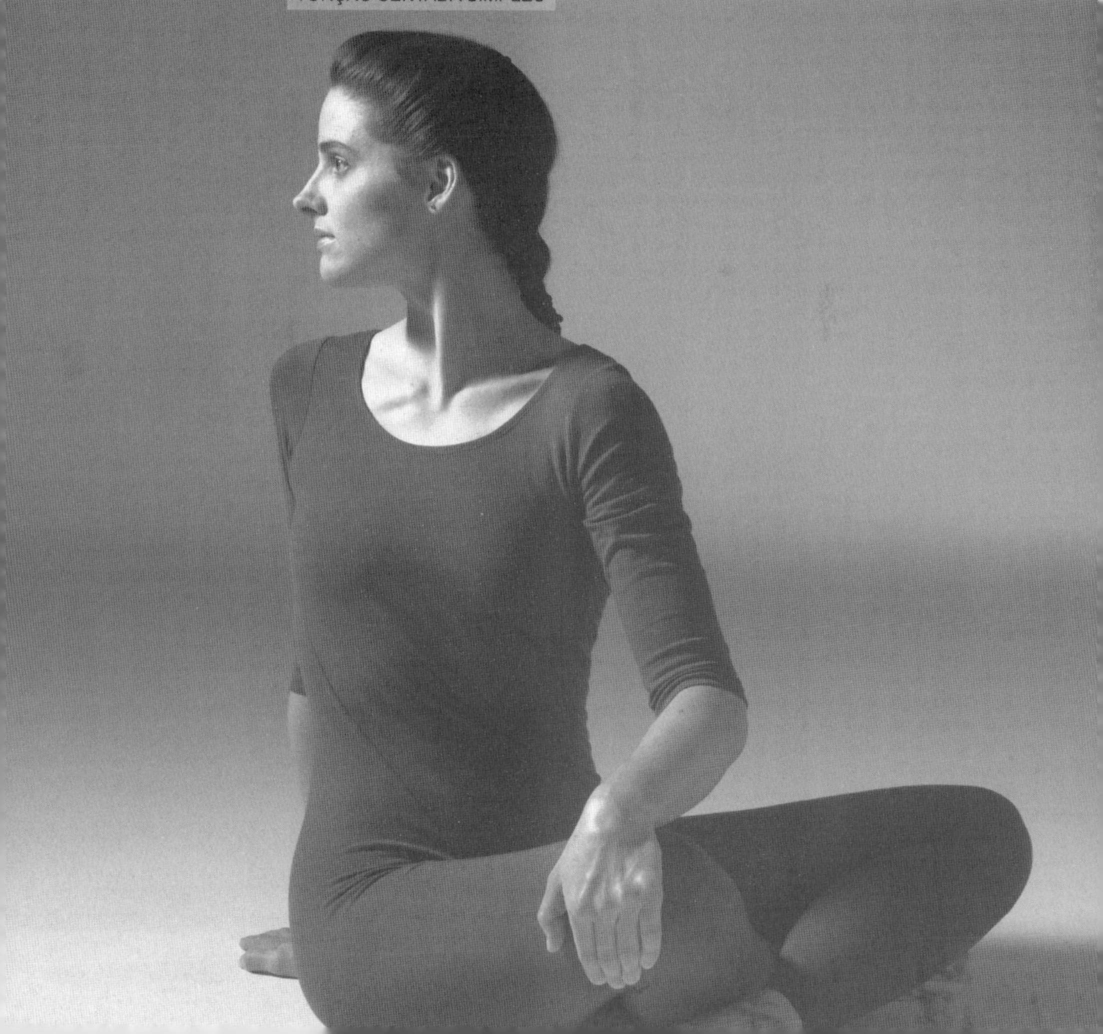

35 CADEIRA DE BALANÇO

a) Sente-se em um carpete ou em um tapete, com os joelhos levantados e os pés retos. Verifique se há espaço tanto na frente quanto atrás de você. Segure cada coxa bem atrás do joelho e arredonde toda a coluna (incluindo a lombar), como os pés de uma cadeira de balanço.

b) Com a coluna arredondada, role suavemente para trás, em direção aos ombros conforme se levanta e estica as pernas. Em seguida, role para a frente, voltando à postura inicial, e acrescente impulso dobrando os joelhos. Mantenha a lombar arredondada quando se mover para a frente, a fim de facilitar o retorno para a postura vertical. Comece com oito a dez repetições.

▶ Benefícios: Massageia as costas e a coluna; melhora a coordenação e o equilíbrio; prepara o corpo para posturas invertidas.

CADEIRA DE BALANÇO

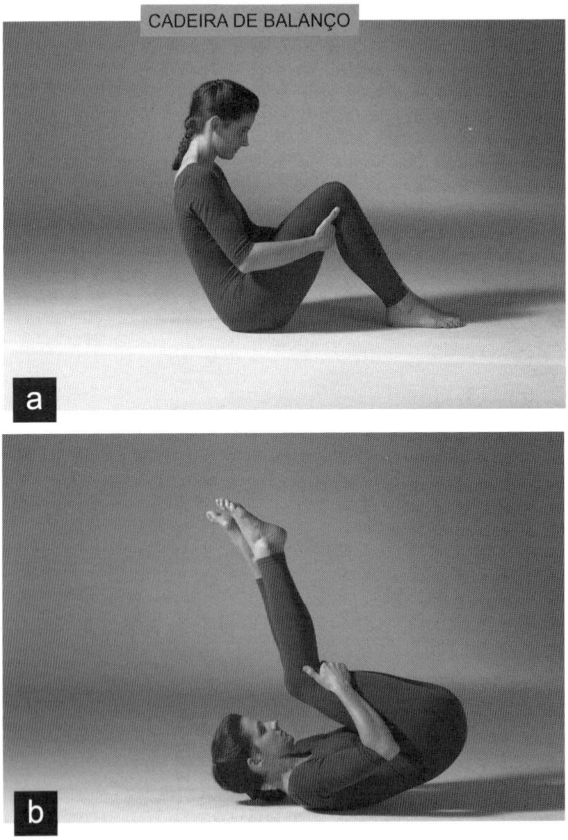

36 DOBRA INVERTIDA

Partindo da postura "Cadeira de Balanço", role o corpo para trás, mantendo os joelhos dobrados. Ao alcançar os ombros, deslize suas mãos das coxas para a lombar, mantendo os cotovelos no chão. As mãos servem de apoio para a pelve e para as costas. Dobre os joelhos e solte as coxas sobre o abdômen. Para aprofundar o alongamento, desloque os joelhos, tocando levemente a testa com eles enquanto ajusta os cotovelos para garantir apoio. Mantenha a postura por cinco respirações.

Atenção: gestantes e mulheres menstruadas devem evitar esta e todas as outras posturas inversas. O mesmo vale para indivíduos que sofram de pressão alta, glaucoma, descolamento de retina, tenham machucado o pescoço ou tenham sido aconselhados por médicos a evitar posturas invertidas.

► Benefícios: alonga os músculos da parte superior das costas e da coluna; aumenta a circulação no pescoço e na cabeça; alivia a fadiga; melhora a concentração.

DOBRA INVERTIDA

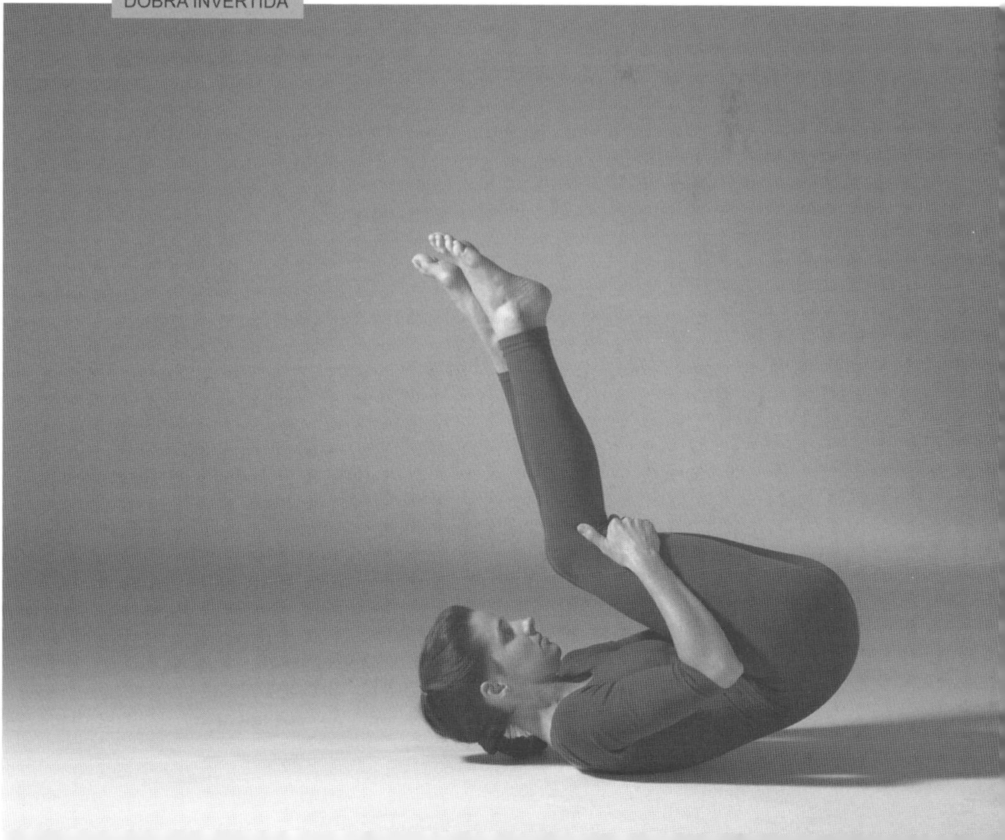

37 VARIAÇÃO DA TORÇÃO DEITADA

Deite-se de costas, com os braços estendidos para o lado, na altura dos ombros, e com as palmas das mãos para baixo. Mantenha a perna direita no chão, levante o joelho esquerdo e coloque o pé esquerdo sobre a perna direita. Curve a pelve para a direita. Após ter virado metade do corpo, levante o quadril direito e deslize-o ainda mais para baixo, a fim de realinhar o torso e promover uma torção mais profunda. Coloque a mão direita no joelho esquerdo para proporcionar uma força adicional. Vire a cabeça para a esquerda, esticando o braço esquerdo e pressionando o ombro esquerdo em direção ao chão para aprofundar a torção. Respire profundamente durante o alongamento. Mantenha a postura durante cinco a dez respirações. Repita o exercício do outro lado.

▶ Benefícios: aumenta a flexibilidade de toda a coluna; massageia e tonifica o abdômen; fortalece o diafragma. Este e os dois alongamentos a seguir aliviam desconfortos nas costas.

VARIAÇÃO DA TORÇÃO DEITADA

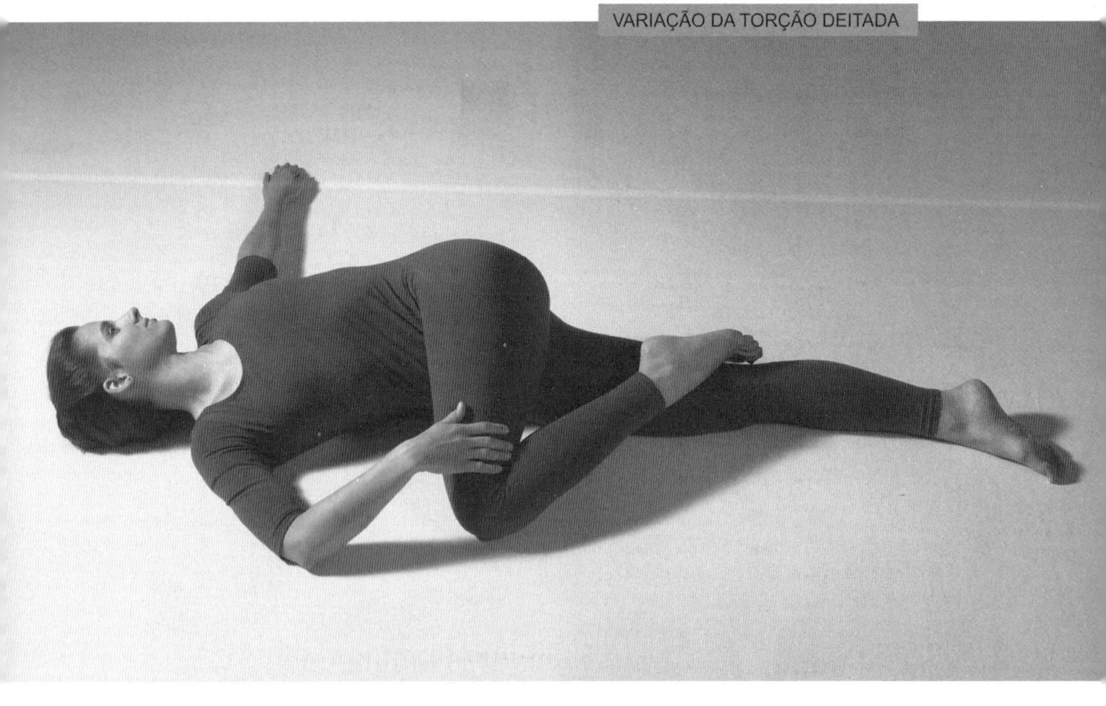

38 JOELHOS NO PEITO (PAVANAMUKTASANA)

a) Deite-se de costas e com as pernas estendidas. Dobre o joelho direito e o segure com as mãos, puxando a coxa gentilmente em direção ao abdômen. Mantenha a pelve e a perna esquerda no chão. Segure o joelho direito com segurança, mas sem forçá-lo, respirando profundamente e de maneira suave. Repouse a lombar firmemente contra o chão. Mantenha a postura por cinco a dez respirações, então repita o exercício do outro lado.

b) Em seguida, levante os dois joelhos e prenda as mãos em volta das pernas, puxando as coxas em direção ao abdômen. Repouse a lombar no chão, relaxando os músculos dessa região. Mantenha a postura, respirando uniformemente de cinco a dez vezes.

▶ Benefícios: alivia a tensão da lombar; massageia o abdômen; flexiona as articulações do joelho e dos quadris.

JOELHOS NO PEITO

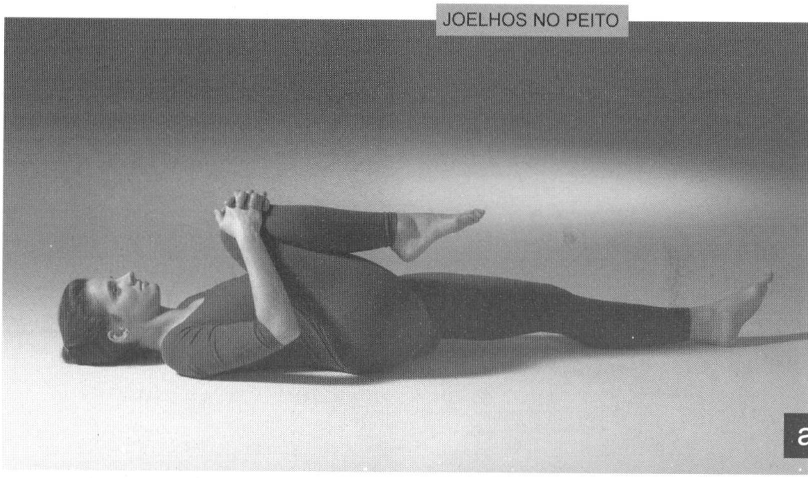

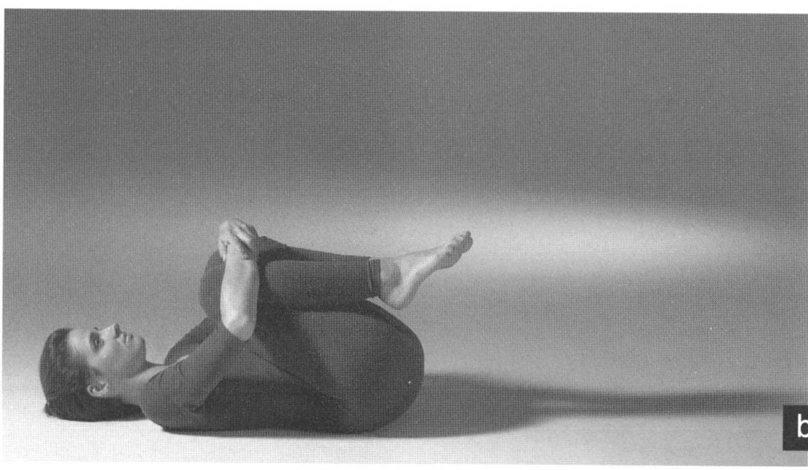

39 PROJEÇÃO PÉLVICA

Deite-se de costas com os joelhos dobrados e com os pés no chão a um quadril de distância um do outro. Repouse os braços ao longo do torso e mantenha as palmas das mãos para baixo. Expire e pressione a lombar no chão contraindo os músculos do abdômen. Em seguida, levante o osso do sacro. Inspirando, solte a contração abdominal e abaixe a pelve de volta ao chão. Repita cinco vezes.

Em seguida, arqueie ainda mais a coluna. Contraia o abdômen, pressione a lombar no chão e curve a pelve, como antes, mas agora continue levantando, arredondando a coluna uma vértebra por vez. Comece com a parte inferior da coluna e, finalmente, levante o peito, pressionando o osso do peito em direção ao queixo. Retorne ao chão soltando o corpo lentamente, uma vértebra por vez, alongando a lombar e relaxando as nádegas. Durante todo o movimento, mantenha os pés apontados para a frente e pressionados no chão uniformemente e com firmeza. Repita o movimento cinco vezes ou mais, até que a tensão seja aliviada.

▶ Benefícios: aumenta a flexibilidade da coluna e da pelve; alivia a tensão da lombar; desenvolve um controle mais sutil dos músculos da lombar, do abdômen, das coxas e da pelve.

PROJEÇÃO PÉLVICA

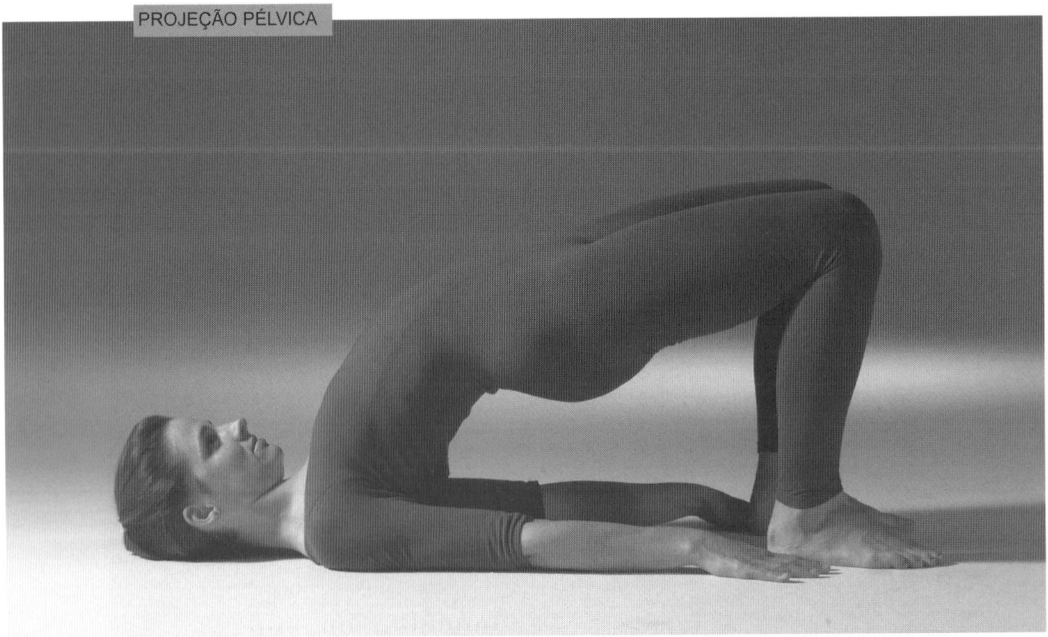

40 POSTURA DO CADÁVER (SHAVASANA)

a) Deite-se de costas em uma superfície firme com um travesseiro fino para apoiar a cabeça e o pescoço. Fechando os olhos, levante e alongue a parte de trás do pescoço até que ele esteja confortável. Relaxe e alongue a coluna sem se inclinar para nenhum dos lados. Repouse as pernas e mantenha-as a cerca de 30 a 35 centímetros de distância uma da outra. Mantenha os braços repousados a cerca de 15 a 20 centímetros de distância dos lados do corpo, com as palmas das mãos viradas para cima (no entanto, elas podem virar para dentro). Aproxime as escápulas uma da outra e movimente-as para baixo, em direção à cintura, abrindo o peito.

b) Em caso de desconforto na lombar, apoie a parte de trás dos joelhos em um cobertor dobrado ou em uma almofada. Cubra o corpo com um cobertor fino para relaxamentos mais longos ou caso esteja sentindo frio. Enquanto deitado, descanse e observe o fluxo da sua respiração de cinco a dez minutos; você também pode utilizar um dos métodos respiratórios descritos no capítulo VIII).

Para finalizar o relaxamento, mova gentilmente os dedos das mãos e dos pés. Em seguida, alongue os braços acima da cabeça no chão à medida que você alonga em direção às pernas. Quando estiver pronto, dobre os joelhos, vire-se para a esquerda e sente-se. Fique quieto por um momento, antes de dar continuidade ao dia.

▶ Benefícios: integra e consolida os benefícios das outras posturas. Acalma a mente; restaura a energia; equilibra o sistema nervoso. Alivia a tensão do coração ao deixar o corpo todo no mesmo nível. Permite uma respiração profunda e relaxada.

POSTURA DO CADÁVER

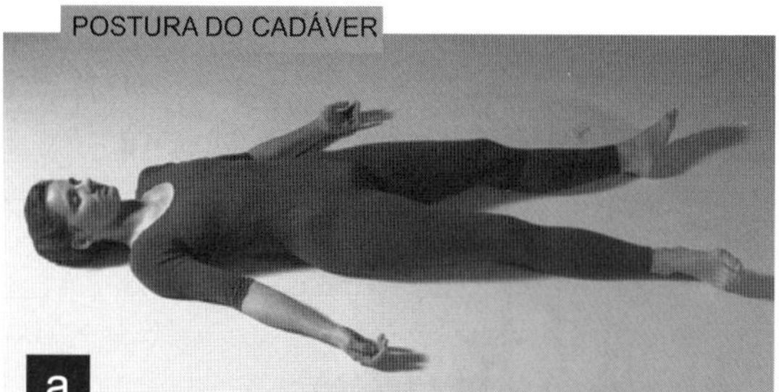

a

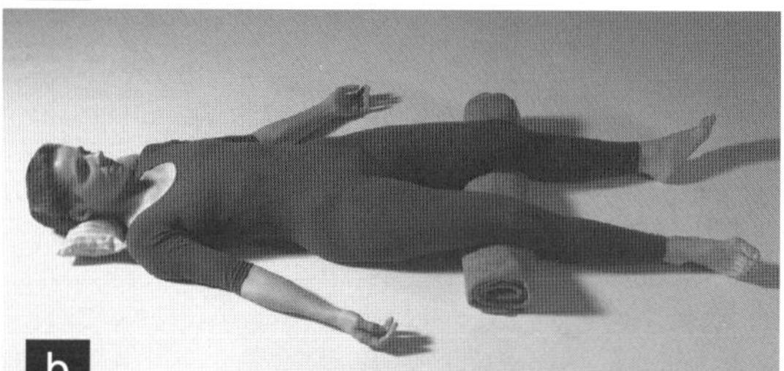

b

Visão Geral de Uma Sequência

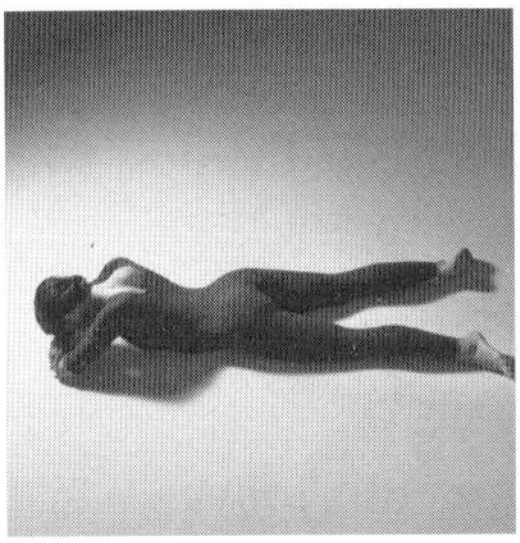
1

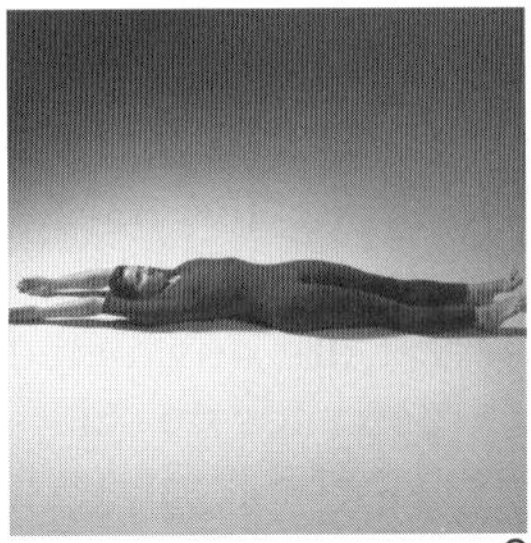
2

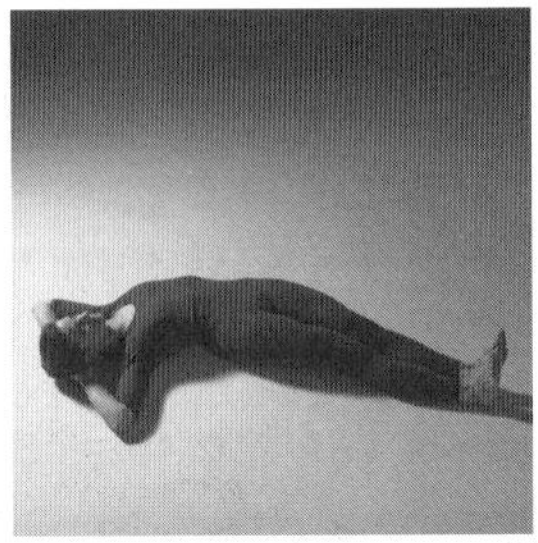
3

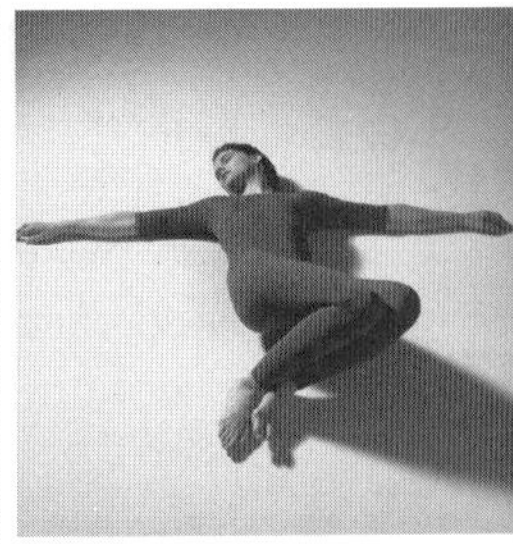

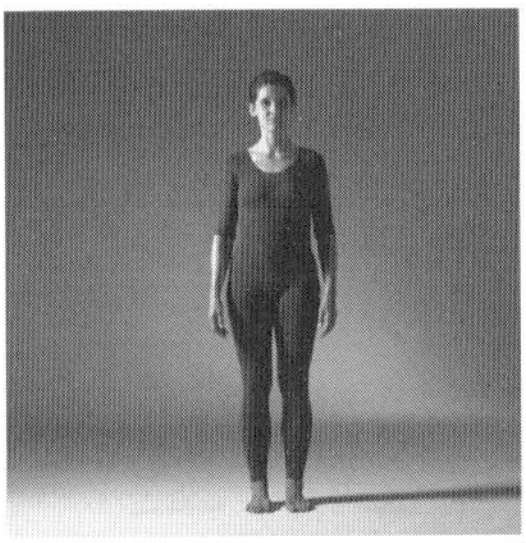
5

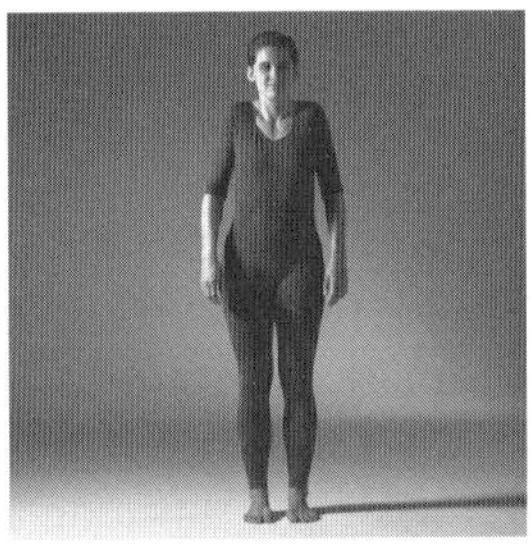
6

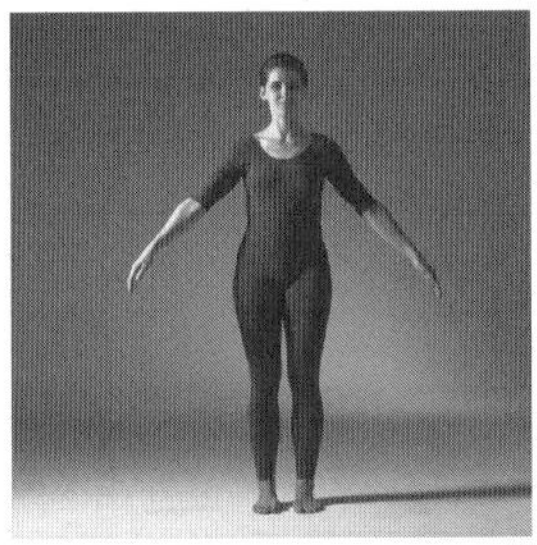
7

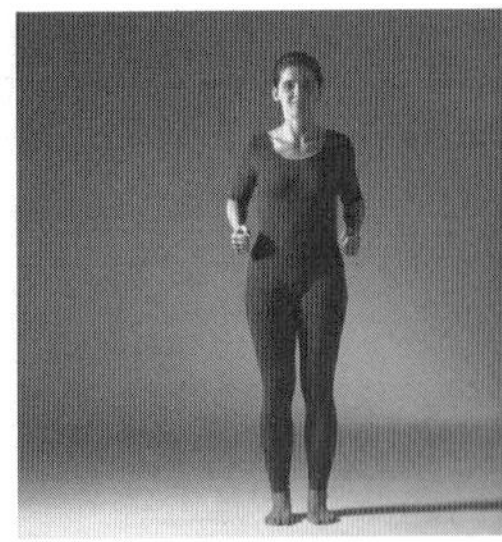

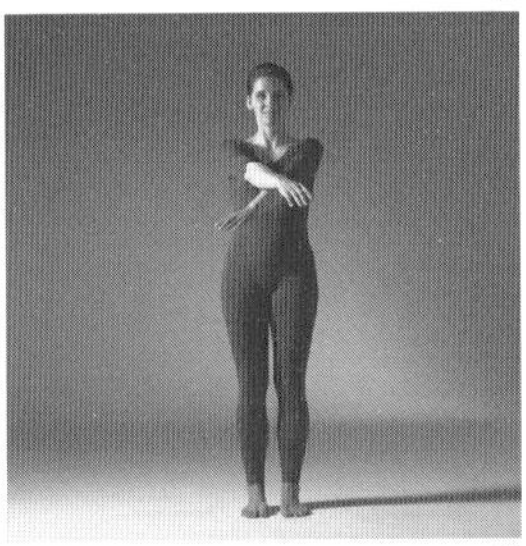
9

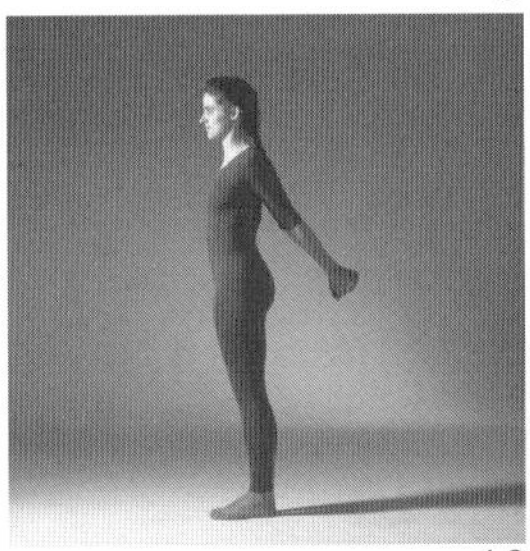
10

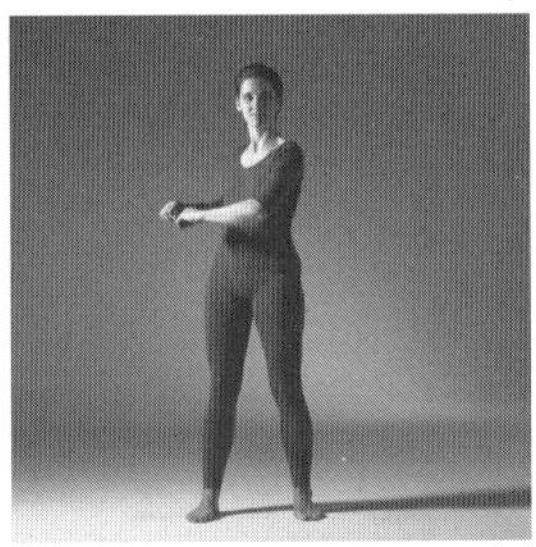
11

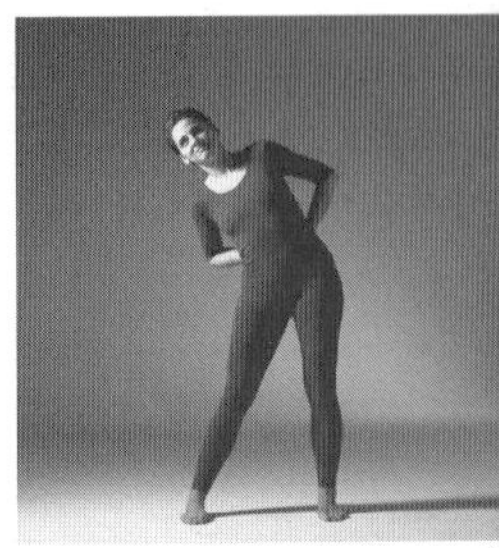
1

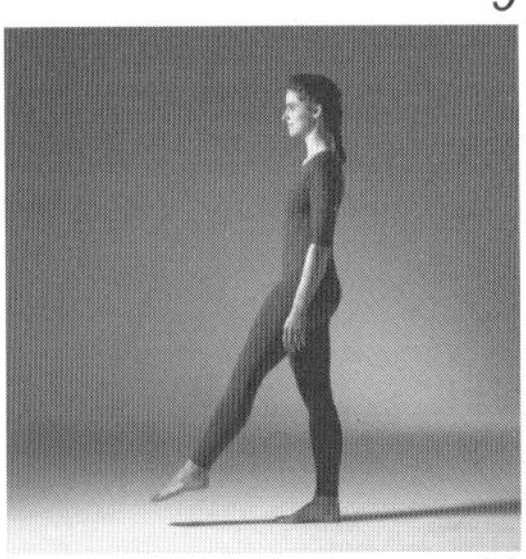
13

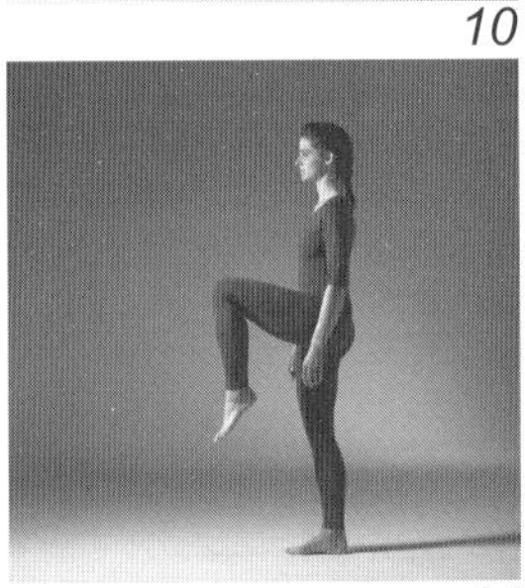
14

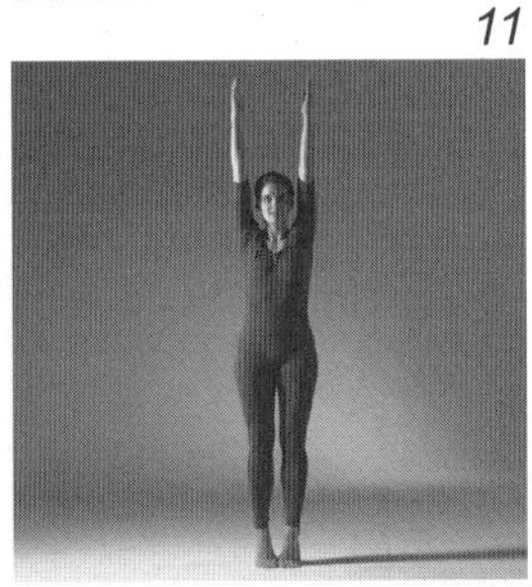
15

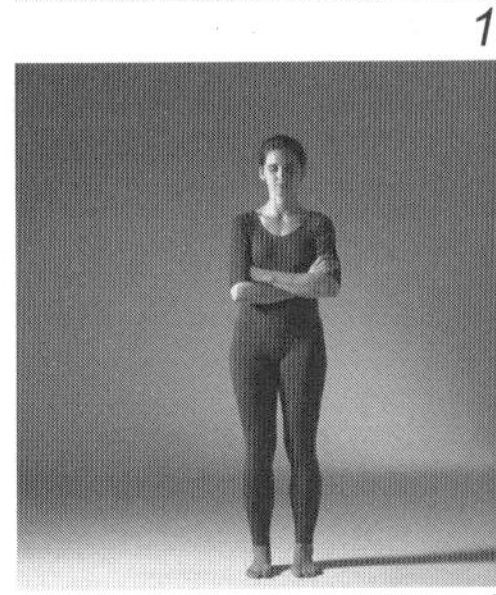
1

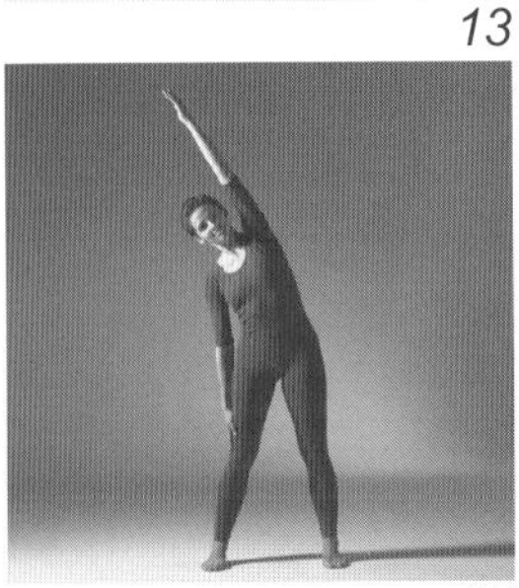
17

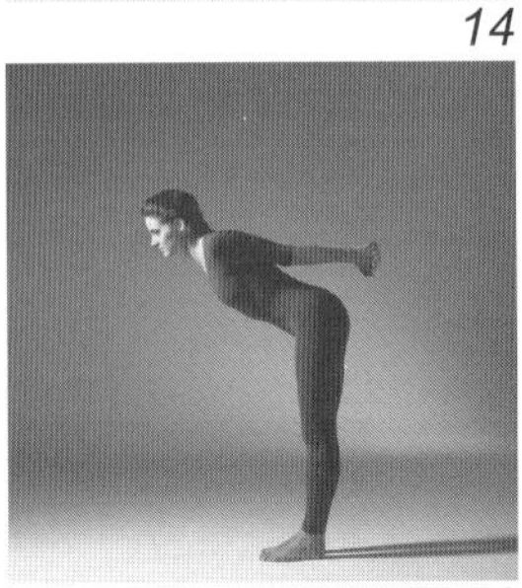
18

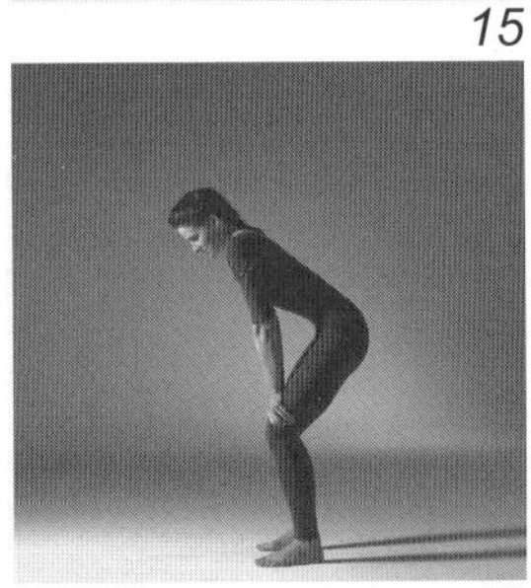
19

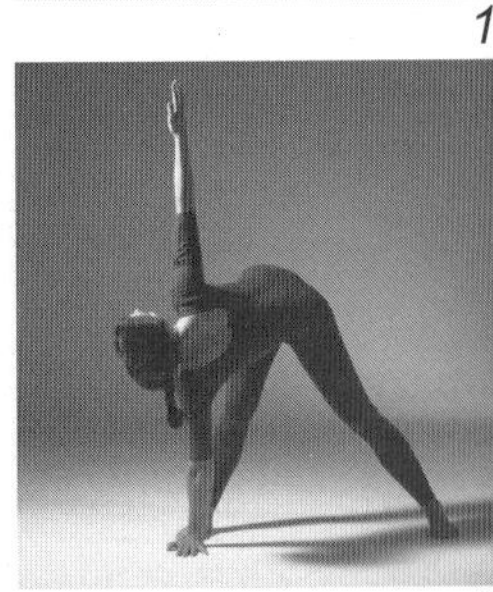
2

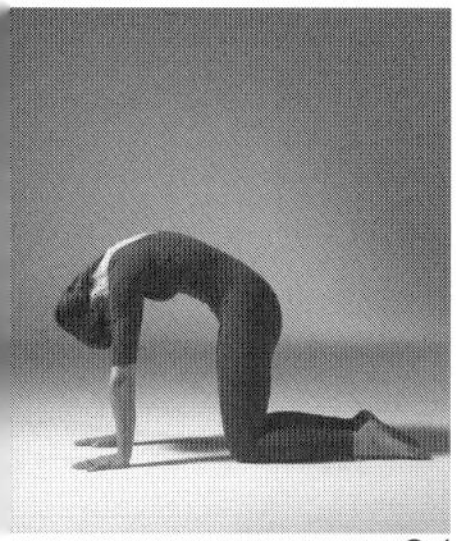
21

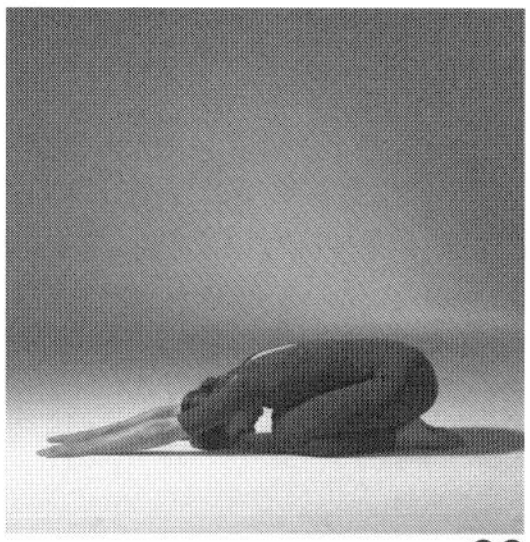
22

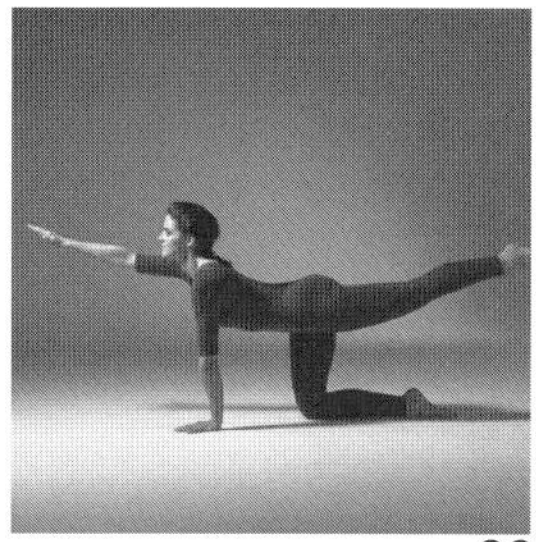
23

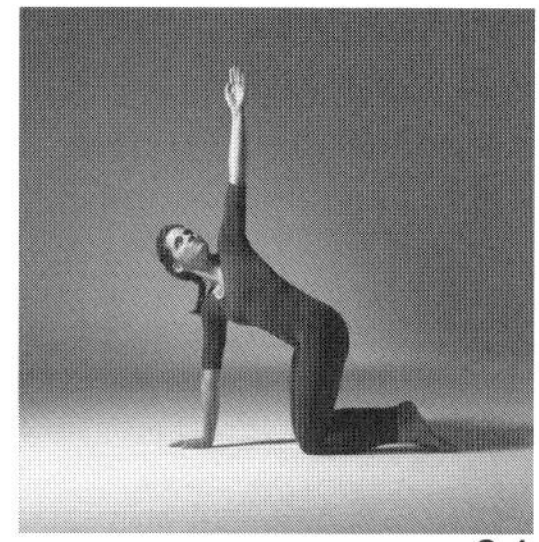
24

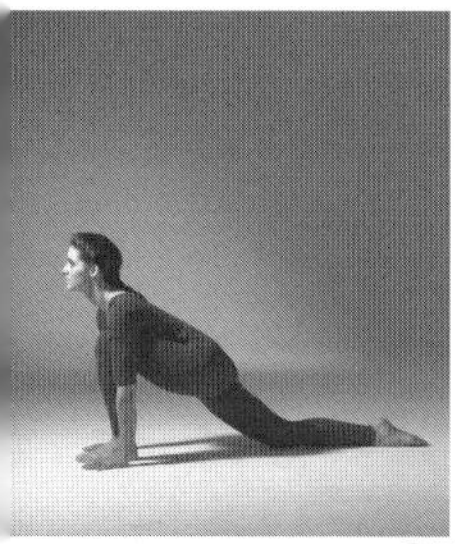
25

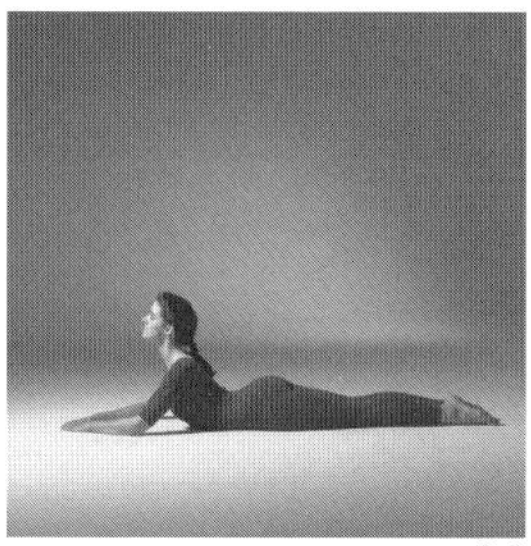
26

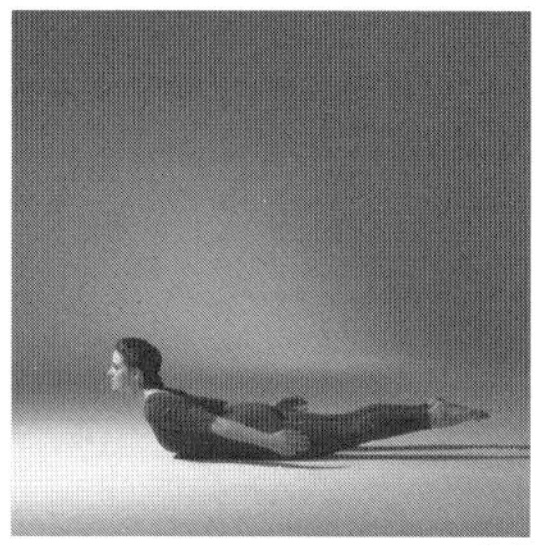
27

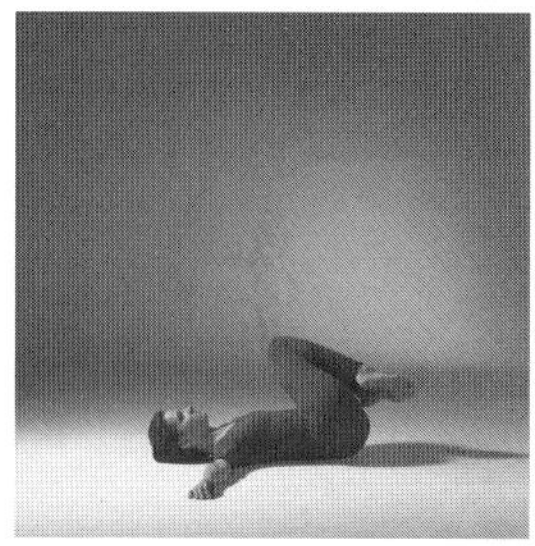
28

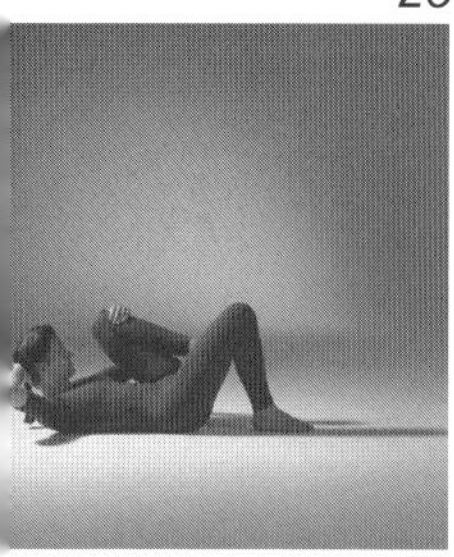
29

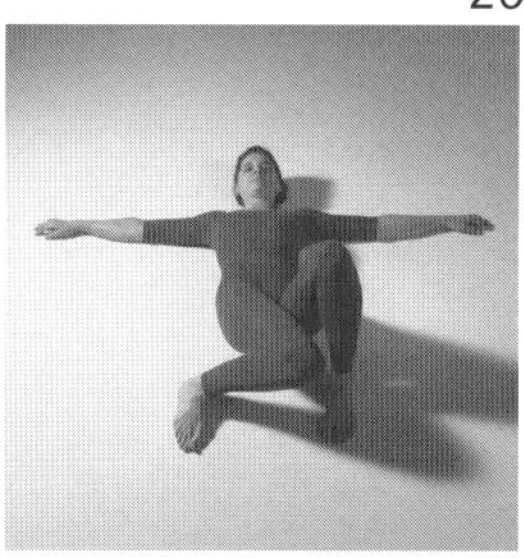
30

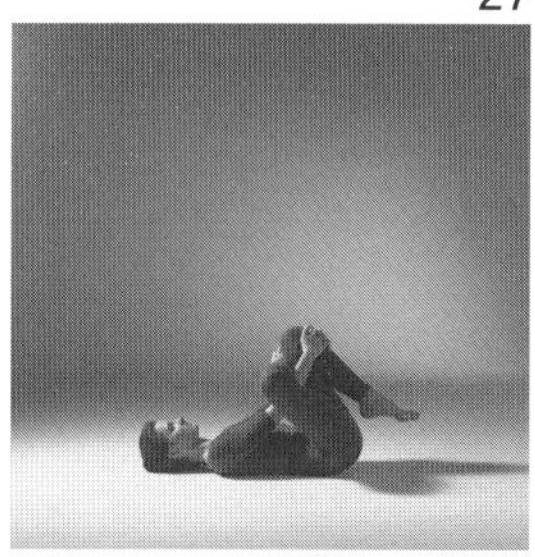
31

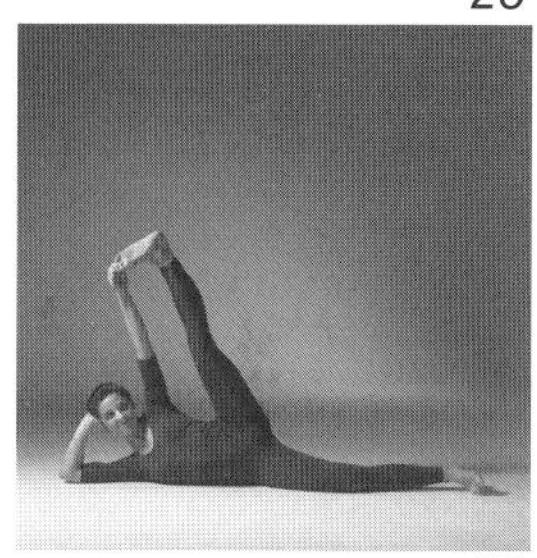
32

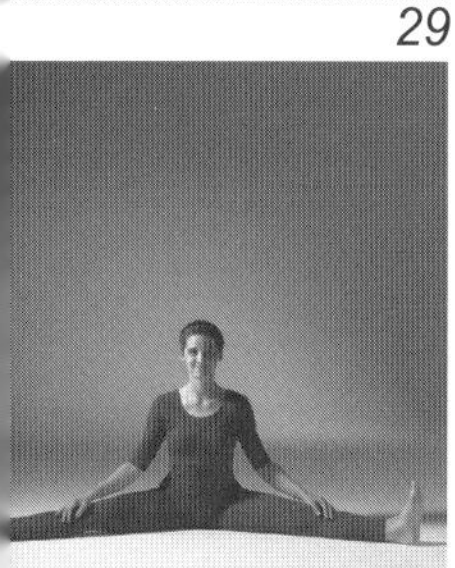
33

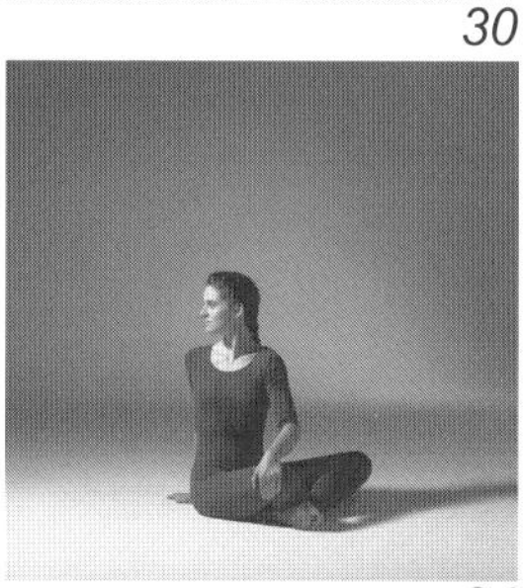
34

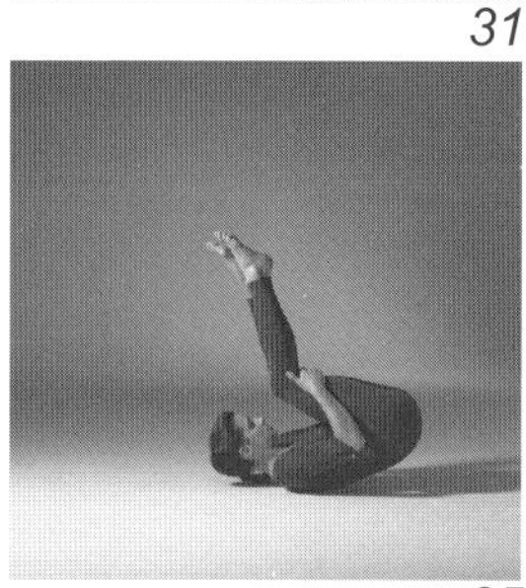
35

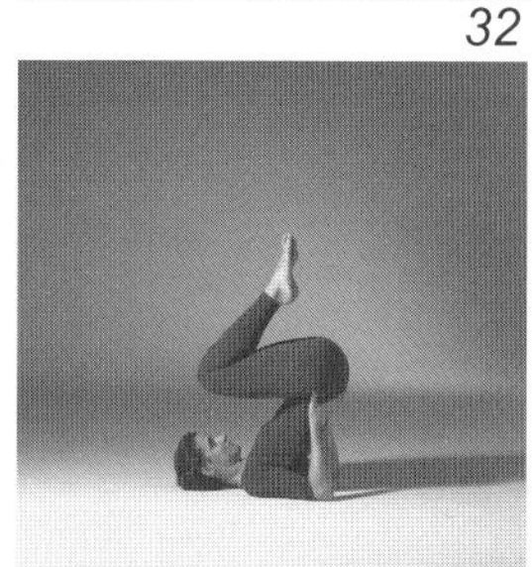
36

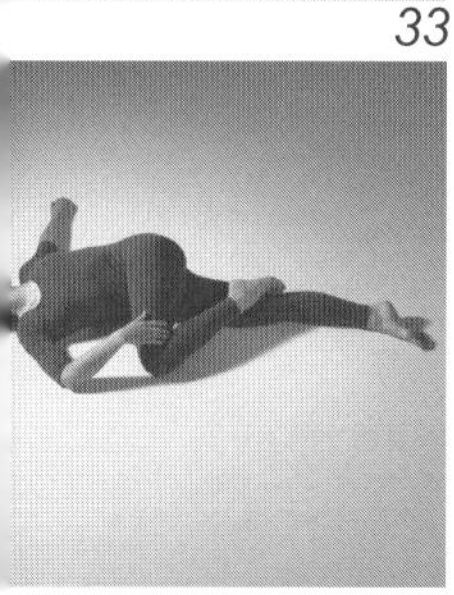
37

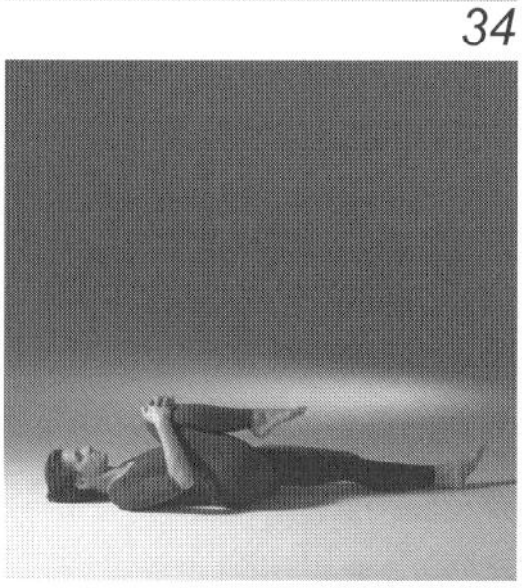
38

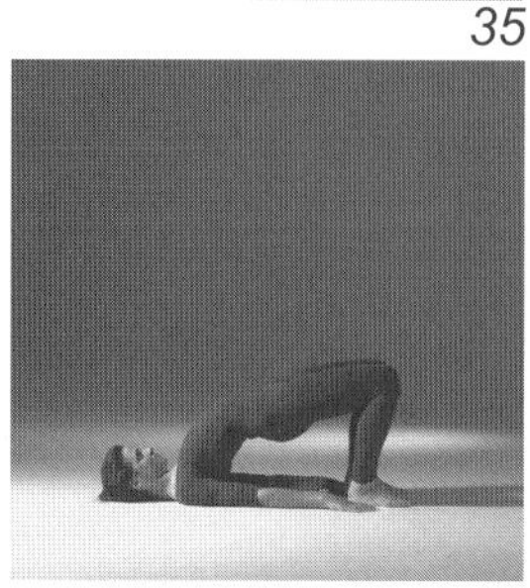
39

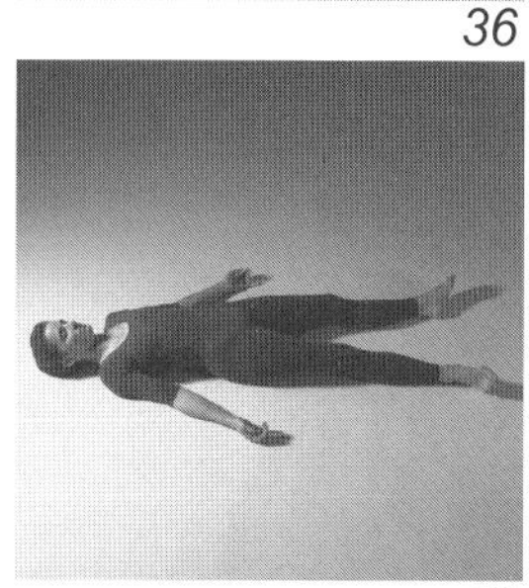
40

Treinando a Respiração

"Ao observar que sua respiração é serena,
profunda e sem qualquer pausa desnecessária,
você sentirá um imenso conforto e alegria."
– *Swami Rama*

CAPÍTULO IV

Uma história antiga, contada no *Chandogya Upanishad,* começa com uma acalorada disputa entre os olhos, as orelhas, a mente e a respiração vital a respeito de qual deles seria o mais indispensável à vida humana. Para resolver a situação, cada função concorda em abandonar o corpo por um ano, deixando as outras funcionando sem ela. Quando todas estivessem de volta, a função de maior importância teria sido determinada.

Um a um os olhos, as orelhas e a mente partiram – e mesmo com a cegueira, a perda auditiva e uma existência semelhante à do estado de coma, a vida consegue continuar. Então a respiração vital começa a partir e, de repente, todas as demais funções se veem desenraizadas, como se um forte cavalo estivesse puxando os pedaços de madeira que o prendia ao chão. Aterrados, os outros sentidos imploram pelo retorno da respiração, aceitando com humildade o papel primordial que ela tem na sustentação da vida.

Apesar de sua profunda importância, para a maioria a respiração é apenas um pano de fundo para outras atividades; seu fluxo incessante permanece na periferia de nossa consciência. Um odor tóxico, alguma coisa entrando por engano pela traqueia ou uma densa nuvem de poeira nos força a prestar atenção à respiração; quando os problemas se resolvem, no entanto, a respiração retorna à sua postura de pano de fundo. Não temos consciência de que ela está ligada a cada um de nossos pensamentos e movimentos.

É conveniente que não tenhamos de constantemente monitorar nossa respiração, mas isso pode trazer consequências indesejáveis. Frequentemente – e em geral quando ainda somos crianças – hábitos respiratórios negativos, desalinhamentos na postura corporal e desequilíbrios musculares enfraquecem a eficácia da respiração. Baixo nível de energia, falta de ar, ansiedade, estresse e dificuldades para se concentrar são apenas alguns dos sintomas resultantes.

Tais condições podem ser revertidas e você aprenderá como revertê-las nas páginas seguintes, que explicarão a mecânica da respiração e incluirão ilustrações dos principais músculos da respiração. Eles descreverão cinco técnicas para melhorar seu modo de respirar, para que, com o treinamento adequado, sua respiração torne-se forte, saudável e relaxada – e você desfrutará um nível mais elevado de bem-estar.

Controle Natural da Respiração

A velocidade normal da respiração é devagar. Em média, o coração bate 70 vezes por minuto, enquanto respiramos apenas 16 vezes. Essas 16 respirações significam que os pulmões se expandem e se contraem mais de 20 mil vezes por dia, consumindo, em média, 15 quilos de ar – seis vezes mais do que nossa ingestão diária de alimentos e líquidos.

O ritmo da respiração varia ao longo do dia. Após a realização de exercícios vigorosos, o ritmo pode exceder 30 respirações por minuto e, durante a meditação, pode baixar significativamente, chegando a cinco ou menos por minuto. Ao longo dessa flutuação, a pulsação rítmica mantém a integridade do corpo e da mente.

O sistema nervoso autônomo é responsável por regular a respiração, além de outras funções essenciais, como os batimentos cardíacos e a temperatura corporal. Todas essas funções são controladas automaticamente por esse sistema e, normalmente, tais processos internos acontecem de forma inconsciente.

No entanto, a respiração é única no sentido de ser realizada com músculos esqueléticos que podem ser trazidos à percepção. Por exemplo, se você deseja respirar rapidamente, inspirar profundamente ou segurar sua respiração por alguns instantes, pode fazê-lo propositalmente.

E como a respiração é a única função automática que pode ser acessada dessa forma, seu papel é fundamental no desenvolvimento das técnicas de autorregularão da yoga, já que é por meio do aparentemente frágil (mas extremamente forte) fio de respiração que adentramos as dimensões internas de nossa psique onde o equilíbrio, paz e estabilidade podem vencer a tensão e o estresse.

A Respiração e o Sistema Nervoso Autônomo

O estresse cria um sistema nervoso desequilibrado e sobrecarregado. Durante períodos tensos, nossos pensamentos refletem o medo e a incerteza que encontramos em nossas vidas diárias, e, de uma forma ou de outra, eles concluem: "Não consigo lidar com isso". A mente e o sistema nervoso reagem com um estímulo intensificado, seguido de fadiga e, por fim, de doença conforme o estresse toma conta. Se as tentativas de eliminar a tensão não forem bem-sucedidas, a suave integração do sistema nervoso começa a se desfazer. Estímulos corporais como fome não são reconhecidos e são substituídos por hábitos alimentares esporádicos ou ansiosos; os movimentos tornam-se irregulares; há mudanças em nossa temperatura corporal; nossa atenção oscila. Essas e outras várias mudanças têm como origem "os nervos".

A respiração funciona como um barômetro do sistema nervoso; conforme ele se desequilibra, a respiração também sofre alterações, tornando-se superficial, tensa, irregular, marcada por notáveis expirações e pausas. Isso, por sua vez, é registrado pela mente, formando um ciclo interior de rea ções. Mudanças na respiração provocam uma agonia interna, que sustenta a respiração ruim, que, por sua vez, sustenta a agonia... Dessa forma, o estresse adquire vida própria: existe de forma independente do fator estressante que deu origem à reação.

A respiração diafragmática relaxada – respiração da yoga – é um poderoso auxílio na restauração da coordenação do sistema nervoso e da harmonia. Tensões internas suavizam conforme a respiração retorna ao seu ritmo normal e a perda de controle que geralmente acompanha o estresse diminui. O mais importante é que cada respiração relaxada acalma a mente e permite-nos recuperar a força e a vontade de seguir em frente.

A Respiração em Nossa Vida Diária

As condições do sistema nervoso, o estado da vida emocional e a quantidade de vezes que respiramos estão diretamente ligados entre si. Eventos que ocorrem tanto no ambiente externo quanto na mente são todos registrados na respiração. Por exemplo, se um carro diretamente à frente do seu parasse de repente, você provavelmente ofegaria com a mesma força com que pisa no freio; e, durante uma semana de trabalho intensa, só o pensamento do fim de semana provocaria um suspiro aliviado. Nós respiramos acentuadamente quando somos surpreendidos, suspiramos quando estamos tristes (ou amando), e, quando rimos, iniciamos e interrompemos a expiração várias vezes, de modo bem perceptível. Quando uma emoção é dolorosa, podemos desligar nossos sentimentos, restringindo a respiração; quando uma emoção é agradável, respiramos de forma lenta e suave. Todas essas mudanças no padrão de respiração momentaneamente amplificam nossas reações.

Quando a respiração agitada é prolongada, ela cria uma perspectiva incerta e defensiva na vida. A respiração relaxada, por outro lado, acalma o sistema nervoso. Quando a respiração é habitualmente profunda e suave, reações a eventos da vida não criam perturbações marcantes em sua vida emocional. É por isso que a respiração relaxada tem sido utilizada com bons resultados no tratamento de doenças cardiovasculares, pânico/ansiedade, enxaquecas, hipertensão e asma. E o mais importante do ponto de vista da saúde mental da relação entre respiração e emoção é uma via de mão dupla: a respiração relaxada pode acalmar até mesmo as emoções mais agitadas durante os períodos de angústia, que ajudam a manter um contentamento alegre quando a vida está indo bem.

A Respiração na Prática da Yoga

Os iogues aprenderam a trabalhar com sua respiração de várias formas. Posturas desgastantes ou aquelas que exigem manter o corpo em posições inadequadas revelam claramente o efeito calmante da respiração relaxada. Quando nos deparamos com posturas mais desafiadoras, adaptamo-nos e elas se a respiração está relaxada, ou lutamos contra elas alterando a respiração. Em outras palavras, a respiração relaxada tem uma influência durante todo o período da prática dos Asanas e desempenha um papel essencial em sua eficácia.

Em exercícios de yoga de respiração ou práticas *pranamaya*, a respiração é usada para purificar, acalmar e fortalecer o sistema nervoso e, portanto, a vitalidade. Cada vez mais adeptos da yoga têm demonstrado capacidades que vão muito além da capacidade normal para o controle da respiração, ainda que não clamem para si uma capacidade sobre-humana. Eles afirmam simplesmente que o potencial poderoso de controle da respiração é muito mais vasto do que normalmente se vivencia, e não pode ser entendido sem uma prática paciente.

Uma Visão Geral do Treinamento da Respiração

O treinamento da respiração é um processo sistemático. As habilidades ensinadas neste capítulo levam a uma respiração forte, saudável e constituem uma base sólida da yoga. A lista a seguir as resume. É recomendável que retorne a essa lista de tempos em tempos para revisar seu progresso.

Primeiro Passo: Aprenda a praticar a respiração consciente constante, observando o fluxo de entrada e saída da respiração.

Segundo Passo: Adquira o hábito de respirar pelo nariz.

Terceiro Passo: Aprenda a reconhecer as sensações associadas à respiração diafragmática e respire diafragmaticamente na "Postura do Cadáver", na "Postura do Crocodilo" e na "Postura Sentada".

Quarto Passo: Fortalecimento do Diafragma.

Quinto Passo: Pratique as cinco qualidades da boa respiração, deixando que a respiração seja (1) profunda, (2) tranquila, (3) uniforme, (4) silenciosa e (5) sem pausa.

A respiração também é um ponto focal em exercícios de relaxamento, bem como a meditação. No entanto, pelo fato de o relaxamento ser normalmente praticado em posição deitada (de costas ou de bruços), enquanto a meditação é praticada em posição sentada, o padrão de respiração é diferente em cada postura. Portanto, temos de entender completamente os princípios da respiração relaxada, a fim de dominar essas práticas essenciais.

A respiração também pode fortalecer os poderes da mente e da concentração. Inicialmente, as técnicas de relaxamento e meditação utilizam a respiração como técnica para centrar a atenção. Mais tarde, quando a respiração se torna mais suave, relaxante e suave, a mente está liberta de todas as distrações e pode se voltar para dentro em direção a níveis mais profundos de consciência.

PRIMEIRO PASSO: CONSCIÊNCIA DA RESPIRAÇÃO

O primeiro passo para o treinamento da respiração é o de cultivar uma consciência constante dela à medida que flui para dentro e para fora. Os alongamentos e as posturas da yoga poderão ajudá-lo a alcançar essa consciência, conforme a série de movimentos a seguir irá esclarecer:

Fique de pé com os braços ao lado do corpo, os pés paralelos e a um quadril de distância um do outro. Ao inspirar, levante os braços para os lados. Expirando, deixe os braços descerem. Faça isso algumas vezes até sentir a coordenação da respiração e do movimento.

Em seguida, inspire e continue o movimento até que os braços fiquem paralelos um ao outro e acima de sua cabeça. Expire, abaixe os braços novamente para os lados. Mais uma vez, repita o movimento algumas vezes para que a coordenação da respiração e do movimento ocorra de forma natural.

Finalmente, levante os braços acima da cabeça e os mantenha ali, apertando as palmas das mãos. Embora você esteja segurando o alongamento, não prenda a respiração; continuar a respirar sem interrupções, mantendo a consciência da respiração. Se você relaxar seu abdômen, sentirá uma notável expansão e contração ao lado da caixa torácica. Esses movimentos são o resultado da respiração profunda. Quando estiver pronto, expire e coloque seus braços para baixo.

A coordenação da respiração com o movimento do corpo aumenta a consciência da respiração e produz um alongamento mais relaxado. E isso irá melhorar sua compreensão acerca da musculatura da respiração, aprofundando-a, identificando e relaxando a resistência muscular inconsciente e acalmando sua mente.

Limpando e Nutrindo

Ao observar sua respiração, você irá perceber que a inspiração e a expiração servem para diferentes propósitos. Quando a respiração flui para dentro, ela carrega energia consigo, revitalizando o corpo e a mente. Quando a respiração flui para fora, ela reúne os resíduos do sangue trazidos pelos pulmões e os descarrega no exterior. A inspiração é revigorante; a expiração geralmente requer menos esforço e é relaxante.

A consciência tranquila e estável desse processo desempenha um papel importante em cada aspecto da prática da yoga, então se habitue a praticar o exercício a seguir toda manhã e toda noite. Esse exercício logo se tornará um fundamento para outros exercícios respiratórios, bem como para o relaxamento e para a meditação. Ele também proporcionará uma experiência à qual você pode retornar em momentos de estresse e tensão.

EXERCÍCIO: Respiração Consciente e Relaxada

Você pode tentar gravar este e os outros quatro exercícios a seguir. Leia em voz alta em um dispositivo de gravação, em ritmo lento, e então reproduza enquanto pratica o exercício:

- Na "Postura do Cadáver", deite-se em uma superfície firme e plana. Feche os olhos e deixe seu corpo descansar. Dedique alguns minutos para ajustar-se à quietude de sua posição. O chão vai apoiá-lo e você pode relaxar sobre ele.

- Quando estiver preparado, traga sua consciência para o fluxo da respiração. Sinta sua respiração fluindo para fora e para dentro. Quando a respiração flui para fora, ela limpa as impurezas e a fadiga. Quando a respiração flui para dentro, carrega consigo uma energia renovada e uma sensação de bem-estar.
- Descontraia o abdômen, soltando a tensão dessa região, permitindo que ele suba e desça a cada respiração. Relaxe os músculos da caixa torácica. Deixe a respiração fluir sem interrupção após a expiração ou após a inspiração. Observe repetidamente o fluxo das duas correntes respiratórias. Reconheça as diferenças associadas às sensações de inspiração e expiração. Familiarize-se com sua respiração sem julgar se está respirando "corretamente". Apenas sinta as duas correntes respiratórias.
- Permaneça em repouso e consciente da respiração por cerca de cinco minutos. Você poderá perceber que sua mente está relaxada e o sistema nervoso, mais calmo, e, se houver essa percepção, deixe acontecer, sem nenhum apego. Simplesmente continue observando o fluxo da respiração. Então, quando estiver descansado, lentamente cubra seus olhos com as palmas das mãos, abra os olhos dentro delas, estique seu corpo, role para o lado e volte à posição sentada.

Você vai descobrir que o processo de observar a respiração afeta a mente – ela gradualmente alivia o ritmo frenético do pensamento e um foco mais calmo se desenvolve. Cada expiração proporciona a sensação de relaxamento e cada inspiração proporciona a sensação de nutrição. Com a prática, logo será possível trazer sua consciência para a respiração em outros momentos do dia, quando não estiver fazendo o exercício formal na Postura do Cadáver.

POSTURA DO CADÁVER

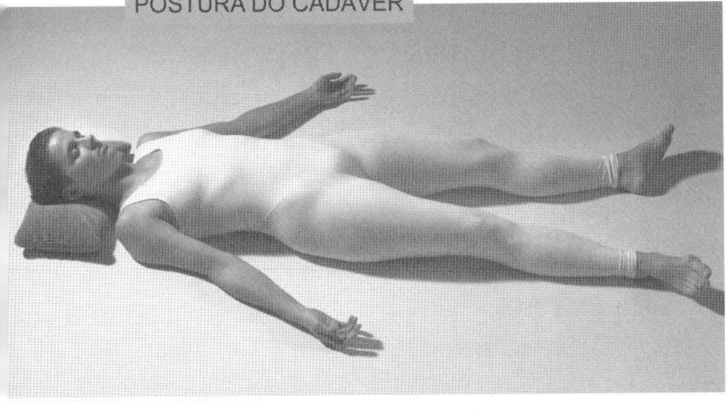

Em Caso de Ansiedade

Este exercício de respiração, assim como todos os outros neste capítulo, relaxa o fluxo da respiração e geralmente é repousante. Porém, em casos raros, alguns estudantes reclamaram de nervosismo ao observarem a respiração. Se esse caso específico se aplicar a você, não desista.
Você deve tentar o exercício sentado em uma cadeira confortável – ou sentado no chão com os olhos abertos por um tempo. Algumas tentativas são geralmente tudo que é preciso para superar o nervosismo e transformar o exercício em uma experiência agradável.

Por exemplo, você pode praticar a respiração consciente enquanto estiver fora caminhando ou trabalhando em um equipamento de exercício. Ela é uma ferramenta versátil para centralizar e acalmar tensões emocionais.

SEGUNDO PASSO: RESPIRANDO PELO NARIZ

Em sânscrito, a área nasal é chamada *sapta-patha,* e significa "sete caminhos", porque é uma confluência das sete aberturas: as duas narinas, os dois canais lacrimais, as duas trompas de Eustáquio e a faringe (a parte superior da garganta). Além disso, as cavidades nasais estão ligadas ao nariz por meio de pequenos orifícios. Filtrado, aquecido, limpo, umedecido e testado para cheiros nocivos, o ar que passa pelo nariz é notavelmente transformado por sua permanência temporária nessa área.

O nariz, as cavidades nasais e a faringe nasal são recobertos de tecidos extremamente sensíveis, contendo dois tipos especiais de células: células caliciformes e ciliadas. As células caliciformes secretam o muco; já as células ciliadas contêm uma fina camada de filamentos iguais a cabelos que vibram ritmicamente, conforme o movimento do muco desde o nariz até a garganta, onde pode ser engolido (ou cuspido).

O NARIZ E A GARGANTA

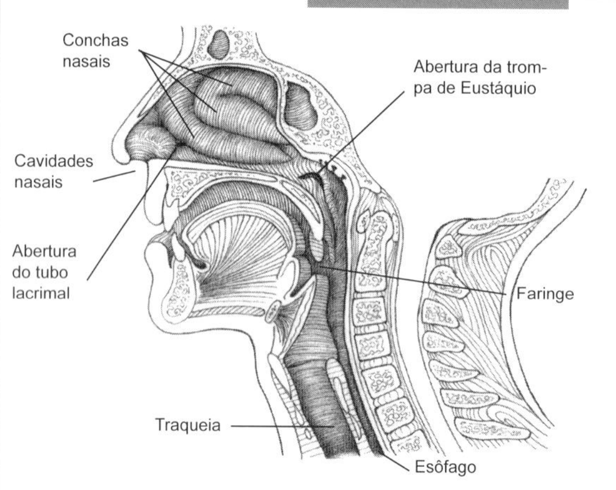

A MEMBRANA MUCOSA

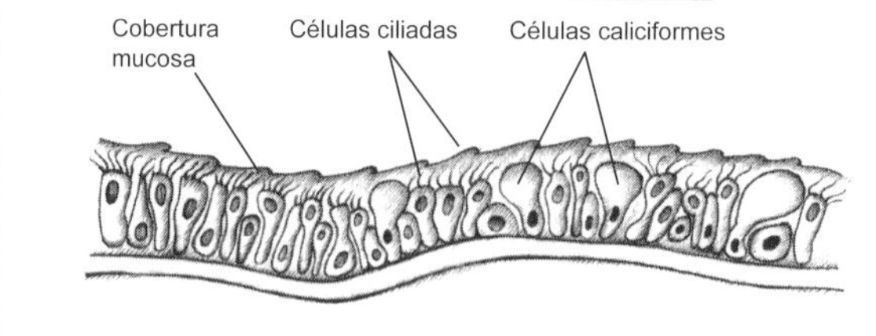

Partindo do ponto de vista da yoga, o muco pode ser tanto uma secreção saudável quanto uma secreção desagradável. Uma cobertura saudável de muco prende partículas em suspensão carregadas para o interior do nariz, incluindo micróbios que podem causar doenças. Um revestimento mucoso saudável também lubrifica o nariz e umedece o ar, que do contrário pode ser extremamente ressecante (como se pode perceber sempre que é necessário respirar pela boca).

Três estruturas ósseas em formato de prateleira (conchas) e tecidos (*conchae*) estendem-se por um espaço dentro do nariz. O ar circula por eles aumentando o contato com o revestimento de muco e melhorando as sensações de cheiro e gosto. Além disso, os tecidos incham e diminuem de tamanho, o que muda o equilíbrio do ar fluindo pelas duas cavidades nasais.

A respiração pela boca ignora todas essas importantes precauções, umedecimentos e funções de filtragem e deve ser feita somente no ápice do esforço, quando a necessidade do corpo por oxigênio requer uma troca rápida de ar. Caso contrário, inspirar e expirar pelo nariz são de longe a melhor escolha.

Alguns estudantes aprenderam a inspirar pelo nariz e expirar através dos lábios franzidos ao se exercitarem. Essa técnica ativa os músculos abdominais e desperta a consciência acerca deles, mas geralmente não é usada na yoga ou na respiração diária. Expirar pelo nariz resulta em uma expiração prolongada que equilibra a duração da inspiração e mantêm abertas as passagens dos brônquios para a duração da respiração.

Infelizmente, a congestão nasal impede que o ar flua facilmente; quando for esse o caso, um simples método de limpeza do nariz, a *lavagem neti* (descrita no capítulo VII), pode proporcionar alívio. Entretanto, se o nariz estiver cronicamente congestionado, talvez seja necessária uma consulta com um profissional de saúde, pois uma congestão desse tipo pode ser resultante de uma série de causas.

O Nariz ou a Boca?

Para saber em primeira mão a diferença entre respirar pela boca ou pelo nariz, tente fazer um experimento muito simples. Respire de cinco a dez vezes com o nariz e depois com a boca para comparar as sensações. Observe a duração, a profundidade e o estilo da respiração, bem como a maneira como ela afeta e toca as membranas do nariz e da boca. Determine você mesmo se respirar pelo nariz realmente faz com que se sinta melhor.

TERCEIRO PASSO: RESPIRANDO COM O DIAFRAGMA

Os pulmões, ao contrário do coração, não são feitos de fibras musculares; por essa razão, não podem respirar por si mesmos. Incorporados ao peito, eles estão ligados ao ar circundante ao corpo por meio de uma passagem no nariz e na garganta. E já que eles não possuem a capacidade de forçar o ar através desse tubo, os pulmões são como convidados

O DIAFRAGMA

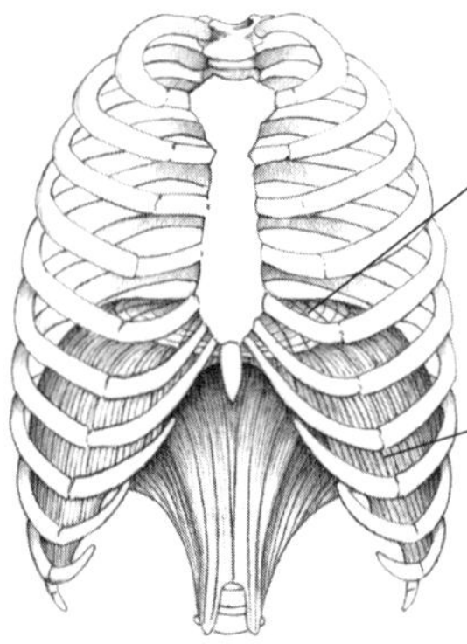

em um banquete que lhes é servido por assistentes. Os assistentes, nesse caso, são os vários músculos da respiração. Para deixar isso mais claro, precisamos "respirar os pulmões". As escolhas dos músculos que usaremos para fazer isso e nossa habilidade de usar esses músculos habilmente fazem toda a diferença na qualidade de nossa respiração.

O músculo primário da respiração é o diafragma, e, quando ele está funcionando, normalmente é responsável por cerca de 75% do volume de cada inspiração. Infelizmente, são abundantes os péssimos hábitos de respiração, e é comum que o funcionamento do diafragma fique restrito, ou parcialmente suplantado pelos músculos.

Há diversas técnicas para a recuperação da sensação de uma respiração diafragmática forte. Para começar, faremos uma breve revisão anatômica dos mecanismos da respiração, e então poderemos traduzi-los em experiência pessoal.

O diafragma é um músculo em forma de cúpula localizado abaixo dos pulmões. Abaixo dessa cúpula estão os órgãos do abdômen e mais abaixo estão os pulmões e o coração. Desse modo, o diafragma divide o torso em duas câmaras distintas. Os vasos sanguíneos e do aparelho digestivo passam pelo diafragma; entretanto, os órgãos superiores e inferiores não têm contato direto.

Como todo músculo esquelético, as contrações do diafragma são estimuladas por impulsos nervosos, e é aí que a inspiração entra em cena. Então, quando os impulsos nervosos diminuem, o diafragma relaxa, a expiração acontece e o ar sai dos pulmões. A expiração é o resultado de uma combinação de forças, das quais a mais importante é a elasticidade do tecido pulmonar, que causa a contração do pulmão quando ele não é estimulado a expandir. Como resultado, a expiração geralmente é um processo passivo; quando você senta em uma cadeira confortável para relaxar, é bem provável que irá expirar.

Se necessário, as contrações musculares no abdômen e na parede torácica podem aumentar a força da expiração. Quando você enche um balão ou sopra nas palmas das mãos em um dia frio, por exemplo, poderá sentir uma pressão adicional dos músculos abdominais durante a expiração (há uma série de exercícios de respiração na yoga que fazem uso de força adicional, e um desses será discutido no capítulo VII).

O Diafragma em Ação

O diafragma não é constituído inteiramente de tecidos musculares. A porção central, localizada entre os pulmões, é chamada de tendão central e consiste em uma porção relativamente inflexível de tecido conjuntivo. As porções musculares do diafragma inclinam-se para baixo do tendão central e, quando elas se contraem, puxam o tendão central para baixo. Isso, por sua vez, puxa a base dos pulmões para baixo e a inspiração toma parte no processo.

Os órgãos abaixo do diafragma são hermeticamente envolvidos no abdômen, e, quando o diafragma desce, esses órgãos são comprimidos para cima. Procurando mais espaço e virtualmente sem nenhum lugar para ir, eles pressionam para fora. Dependendo da posição de seu corpo, eles podem ser observados no abdômen, nas costelas inferiores ou mesmo nas costas. Exemplo disso são três posturas comuns na yoga: a Postura do Cadáver (deitado de costas), a Postura do Crocodilo (deitado sobre o estômago) e qualquer uma das posturas eretas ou sentadas. Leia as seguintes breves explicações; em seguida, vá para as seções práticas para tentar cada uma delas por si mesmo.

A Postura do Cadáver

Na Postura do Cadáver, a caixa torácica fica virtualmente imóvel e os órgãos abdominais são pressionados para a frente de seu corpo a cada inspiração. Você irá sentir sua região do umbigo subir toda vez que inspirar e descer toda vez que expirar – por essa razão, ela é chamada algumas vezes de "respiração abdominal" ou "respiração com a barriga". Esse é o primeiro estilo de respiração ensinado nas aulas de yoga, porque toda a respiração é melhorada significativamente quando a tensão do abdômen é desbloqueada e os músculos suplementares da respiração no peito estão descansados.

No exercício da página 80, você praticou a respiração simples consciente na Postura do Cadáver. Usando isso como base, é possível moldar ainda mais sua respiração, de forma que alterações nos padrões respiratórios naturais causados por tensões físicas e mentais possam ser aliviados e substituídos por uma profunda respiração diafragmática.

AÇÃO DO DIAFRAGMA

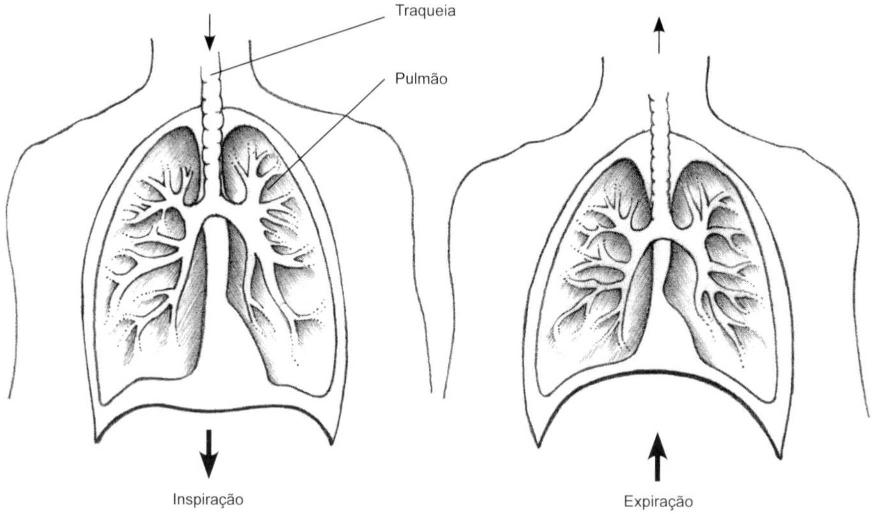

EXERCÍCIO: Respiração Diafragmática na Postura do Cadáver

- Retorne à Postura do Cadáver, apoiando a cabeça e o pescoço em uma almofada fina. Respire pelo nariz.
- Mantenha os cotovelos no chão, coloque uma mão na região do umbigo e a outra no peito. Traga sua consciência para a respiração e sinta a fluência das expirações e das inspirações.
- Alivie o abdômen de modo que ele esteja livre para se mover. Relaxe os músculos da caixa torácica. Em breve você irá perceber o subir e descer característico do abdômen e uma imobilidade quase completa da caixa torácica. Esse é o sinal da respiração diafragmática nessa postura.

  (Note que não será possível sentir o próprio diafragma diretamente com a mão, já que se encontra profundamente dentro do torso.)
- Ao continuar, regule gentilmente o movimento de respiração até que ele se torne completamente relaxado e sem esforço. Você não está inchando o abdômen para fazê-lo subir: ele simplesmente sobe como resultado de sua inspiração. As respirações trarão, cada uma, sensações semelhantes; o subir e descer do abdômen é repetido de novo

e outra vez, com poucas mudanças na respiração.

- Preste atenção ao processo. Se perceber que está abrindo a boca ou que o movimento tende a mudar em direção ao peito, tornando-se mais superficial ou parado, você precisará fazer um esforço mais consciente para respirar mais profunda e suavemente, para expandir o abdômen a cada respiração.
- Em seguida, coloque os braços no chão ao lado de seu torso e continue observando a respiração. Agora, observe a transição entre as respirações. Quando chegar ao final da inspiração e seu abdômen tiver se expandido, simplesmente relaxe e deixe a expiração começar. O relaxamento permitirá que sua expiração flua naturalmente até a próxima inspiração. Não haverá pausa nesse fluxo e o círculo da respiração é contínuo.
- Deite-se em repouso, observando essa respiração profunda e relaxada por aproximadamente dez minutos. Você irá descobrir que, com a prática regular, é possível relaxar até mesmo o modesto esforço necessário para manter a respiração fluindo profundamente e sem pausa. Assista ao fluxo de sua própria respiração como um observador, confortável e sem qualquer apego, aquele que continua a ser autoconsciente e interiormente contente, cujo foco é o movimento da respiração.
- Finalmente, quando estiver preparado, traga sua consciência de volta para todo o corpo, alongue-se da forma como se sentir mais confortável, role para o lado e retorne para a postura sentada.

Postura do Crocodilo

Nem sempre é fácil chegar à respiração diafragmática relaxada, como se pode perceber pelo exercício anterior. Se estiver acostumado a usar os músculos peitorais para respirar, por exemplo, ou sente-se estranho ao expandir o abdômen conforme inspira, ou mesmo

POSTURA DO CROCODILO

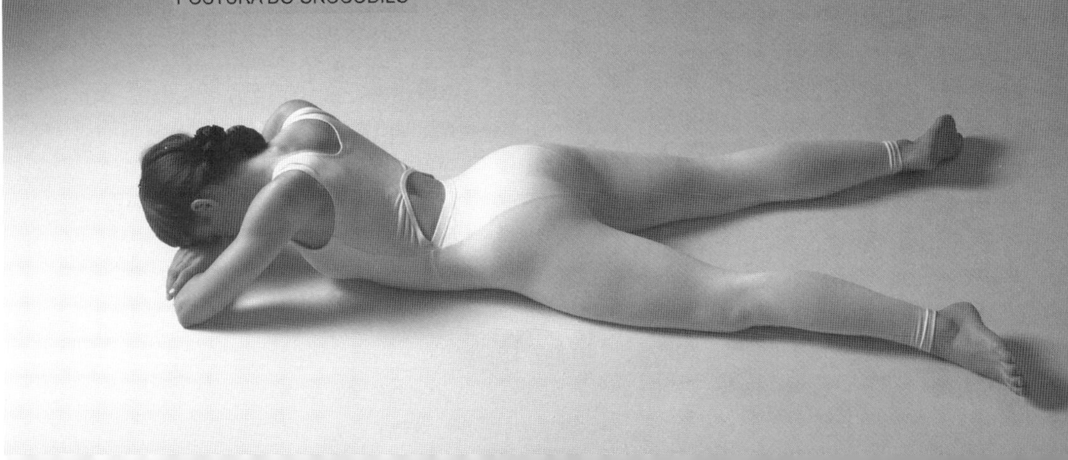

ansioso ao observar a respiração, consequentemente perdendo seu foco interno, então é recomendável praticar a respiração na Postura do Crocodilo. De fato, qualquer estudante irá se beneficiar com a prática dessa postura. O segredo é centralizar sua atenção e amparar a respiração diafragmática.

Existem várias versões da Postura do Crocodilo, cada uma útil e criada para acomodar estudantes em diferentes níveis de flexibilidade. Usaremos a postura ilustrada nesta seção: os braços estão dobrados e a cabeça descansa nos antebraços, o peito é elevado pelos braços; o abdômen repousa no chão e as pernas estão relaxadas, juntas ou separadas. Caso se sinta desconfortável, você poderá modificar a postura colocando um cobertor ou almofada sob a parte superior do peito e da garganta, como apoios (apoie o queixo sobre o cobertor, a fim de respirar pelo nariz). Você também pode esticar os cotovelos e abrir parcialmente os antebraços, permitindo assim que as mãos possam se mover em direção uma à outra (mas não abaixe os braços para os lados, pois anularia o propósito da postura).

Os braços devem ser levantados acima do nível dos ombros na Postura do Crocodilo, alongando e imobilizando parcialmente os músculos do peito. Isso requer que o diafragma se torne mais ativo (observe que, a cada respiração, a parte superior do tórax permanece relativamente imóvel, enquanto a porção média do tronco se expande e contrai). Além disso, quando você está descansando sobre o estômago e respira diafragmaticamente, a lombar e as laterais da caixa torácica se expandem, como faz o abdômen.

A parte baixa das costas sobe durante a inspiração e desce com a expiração. As laterais da caixa torácica e mais notavelmente as costelas expandem-se lateralmente com a inspiração e retornam com a expiração. E mesmo que os músculos de ambas as áreas estejam às vezes cronicamente tensos, alongá-los durante a inspiração proporciona uma sensação de alívio. Após exercitar um pouco sua postura básica, continue com o próximo exercício.

EXERCÍCIO: Respiração Diafragmática na Postura do Crocodilo

Deite-se sobre seu estômago na Postura do Crocodilo

- Feche os olhos, deixe seu corpo relaxar e fique parado. Gradualmente, traga a consciência para a respiração. Como já fez antes, sinta o movimento da respiração entrando e saindo incessantemente. A respiração encontrará seu próprio caminho. Ainda que você acredite que a respiração está muito rápida ou muito devagar, não há necessidade de controlá-la.

Apenas observe sua respiração, sem qualquer julgamento.

- Ao continuar a respirar, traga sua atenção para a parte baixa das costas durante algumas respirações. Sinta suas costas elevando-se à medida que inspira. Em seguida, observe como as laterais da parte baixa da caixa torácica se contraem a cada respiração. Por fim, perceba a pressão do abdômen contra o chão conforme você inspira.
- Após relaxar e observar a respiração por algum tempo, você talvez queira se aprofundar ainda mais. Comece trazendo sua consciência para a região do umbigo e tente amolecer essa região o máximo possível. Isso acalmará o sistema nervoso e reduzirá as tensões emocionais; para algumas pessoas, essa prática sozinha já traz benefícios. Ela pode ser realizada ao longo de algumas sessões, ou até mesmo por semanas a fio.
- Você também pode tentar a seguinte experiência: no final da expiração, solte um pouco mais o ar do que o habitual, para assim continuar pressionando o abdômen através da coluna. Então, ao inspirar lentamente, descontraia os músculos da lombar e do abdômen, deixando que as costas se elevem e se expandam. Pode ser que você sinta a lombar sendo alongada pela inspiração profunda. Repita a expiração extra e a inspiração expandida por cinco a dez vezes, até que você se acostume à sensação de inspiração profunda. Em seguida, retorne à expiração normal, mas continue a permitir que a lombar se expanda ao inspirar. Você sentirá sua respiração mais lenta e profunda.
- Permaneça descansando na Postura do Crocodilo por cerca de cinco minutos. Quando estiver aliviado, saia da postura lentamente, criando uma transição suave de volta à respiração normal.

Posturas Eretas e Sentadas

Quando o corpo está ereto, os movimentos respiratórios deslocam-se visivelmente para as laterais inferiores das costelas. Então, vamos dar uma olhada na mecânica da caixa torácica, a fim de entender o que está acontecendo. Apesar de a caixa torácica poder se movimentar por vários conjuntos de músculos, sua estrutura óssea lhe dá certa rigidez. Como vimos, quando estamos deitados de costas na Postura do Cadáver, a caixa torácica fica estática e o abdômen sobe e desce com o mínimo envolvimento dela. Mas quando estamos em posturas eretas (sentados ou em pé), as costelas se tornam mais ativas, possibilitando os dois movimentos primários da caixa torácica.

MECANISMO DE BOMBEAMENTO DO ESTERNO

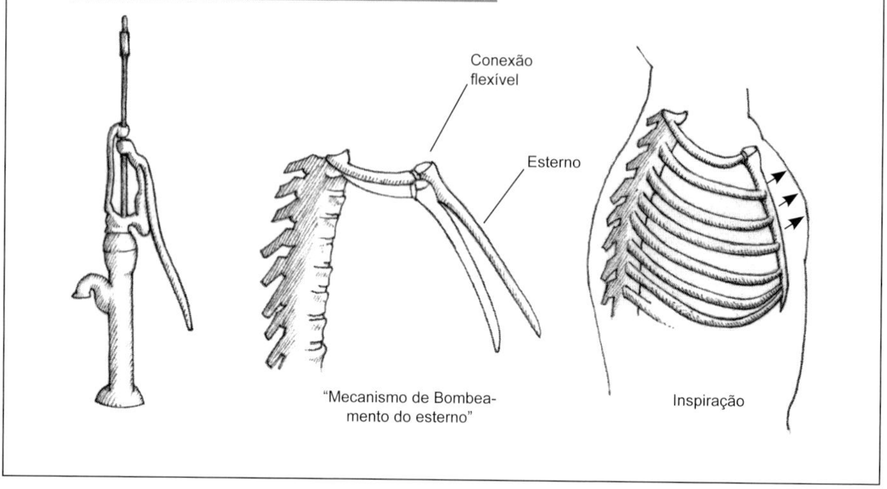

MECANISMO DE ALÇA DAS COSTELAS

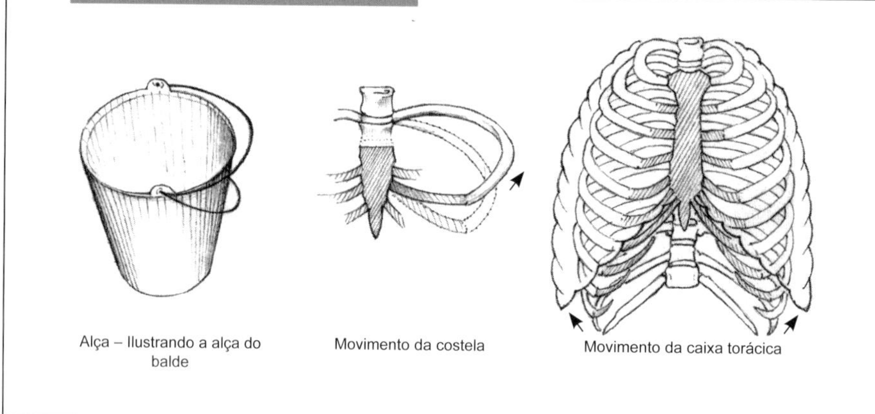

Primeiro, durante uma respiração bastante profunda, o esterno pode ser puxado para a frente e elevado pelos músculos intercostais no peito e por músculos auxiliares do pescoço e das costas, algo como o movimento de uma antiquada bomba manual. Isso é permitido por articulações adjacentes próximas ao topo do esterno. Para sentir esse movimento, abra a boca e respire, suspirando profundamente algumas vezes. Você sentirá a parte superior do tórax subir e descer, um movimento útil quando precisar de inspirações rápidas e profundas. Mas a respiração torácica (também chamada de respiração peitoral) e a respiração clavicular (usando os músculos do pescoço e dos ombros) geralmente são respostas do corpo a emergências: sua função é prover súbitas explosões de energia, mas não são feitos para um uso normal ou diário. Quando qualquer um desses estilos de respiração se torna habitual, as tensões emocionais aumentam e levam a uma sensação de ansiedade, assim como ao estresse desnecessário. Um estilo de respiração ainda mais infeliz pode ser desenvolvido quando não se compreendem os princípios básicos da respiração. Você já deve ter ouvido falar, por meio de um amigo bem-intencionado, que para inspirar é preciso expandir seu peito e puxar seu abdômen para dentro. Isso, claro, irá criar tensão na parte inferior do abdômen e focar todos os esforços de sua respiração em seu peito. Isso o levará a uma respiração paradoxal (na qual o abdômen é comprimido e não expandido durante a inspiração) e isso irá exagerar ainda mais os sentimentos de tensão e ansiedade.

O movimento normal da caixa torácica é muito menos extremo. Durante o exercício da respiração moderada em uma posição vertical, a parte superior do tórax torna-se relativamente estática e o movimento é mais perceptível na parte inferior das costelas. Isso já foi chamado de movimento "Alça de Balde" das costelas: a parte inferior delas, mais do que se projetar para a frente, expande-se para os lados. A ideia básica a ser lembrada é que a respiração cotidiana e natural em uma posição de pé expande e contrai as costelas inferiores, principalmente para os lados, mas produz apenas um movimento mínimo na parte superior do peito. Você pode sentir a expansão e a contração das costelas ao colocar as mãos nos lados do corpo, mais ou menos entre o umbigo e o coração. Arredonde os ombros e pressione os cotovelos para a frente. Você sentirá as laterais da caixa torácica se expandirem na inspiração e contraírem-se na expiração.

EXERCÍCIO: Respiração Diafragmática na Postura Sentada

- Sente-se reto em qualquer posição sentada (sentar-se em uma cadeira confortável estará bom). Repouse as mãos de modo estável sobre os joelhos. Feche os olhos e gentilmente eleve a coluna para que sua caixa torácica, o abdômen e as costas estejam livres para se expandir e contrair com a respiração.
- Suavize as laterais da caixa torácica e deixe os músculos do abdômen e das costas apoiarem sua postura com um tônus muscular bastante modesto. Agora, perceba como sua respiração resulta em uma calma expansão da parte

inferior do torso. Assim como um peixe, cujas brânquias se expandem e se contraem para os lados, você pode sentir os movimentos laterais de suas costelas inferiores.

- O conjunto de movimentos que se adequarão a você é uma questão individual. Ao observar o movimento da respiração e explorar o balanço do movimento nas laterais, na frente e atrás, você gradualmente chegará a uma respiração que flui fácil. Perceberá, então, que quando combinado aos movimentos de expansão das costelas para as laterais, o movimento abdominal não é tão pronunciado como quando você está deitado.
- Continue a observar sua respiração, fazendo dela seu foco. Conforme o tempo passa, sinta a sensação de limpeza e nutrição que toma espaço cada vez que você respira para dentro e para fora. Deixe a respiração tornar-se profunda, uniforme e suave.
- Agora você poderá identificar os sinais normais da respiração diafragmática nas posturas sentadas e de pé. Você se sentirá relaxado à medida que continua, e verá no capítulo IX que esses exercícios naturalmente levam a uma postura sentada estável para a meditação.

QUARTO PASSO: FORTALECENDO O DIAFRAGMA

Como todos os músculos esqueléticos do corpo humano, o diafragma pode perder tônus muscular e enfraquecer – e um diafragma flácido gera hábitos fracos de respiração, tornando-a ineficiente. Uma das soluções para isso é a respiração com o saco de areia, que recebeu esse nome porque durante sua prática um saco cheio de areia é depositado sobre o abdômen para forjar força e consciência. Simples e rápida, a respiração com o saco de areia não apenas tonificará o diafragma como também desenvolverá o relaxamento controlado da área abdominal e lhe dará a confiança necessária para respirar facilmente.

POSTURA SENTADA

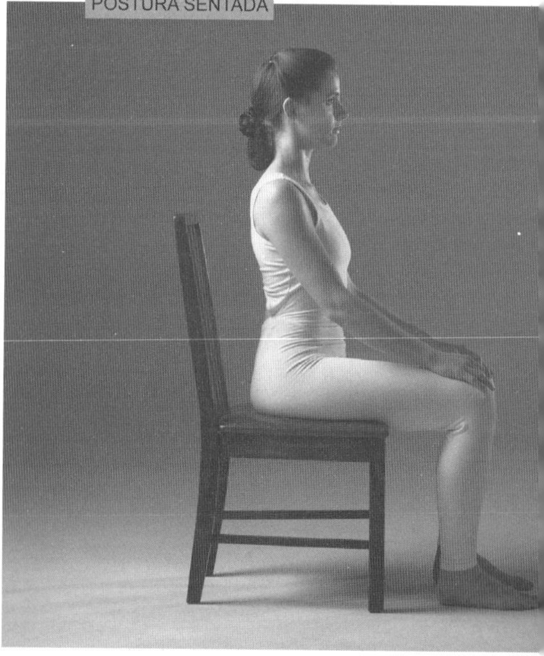

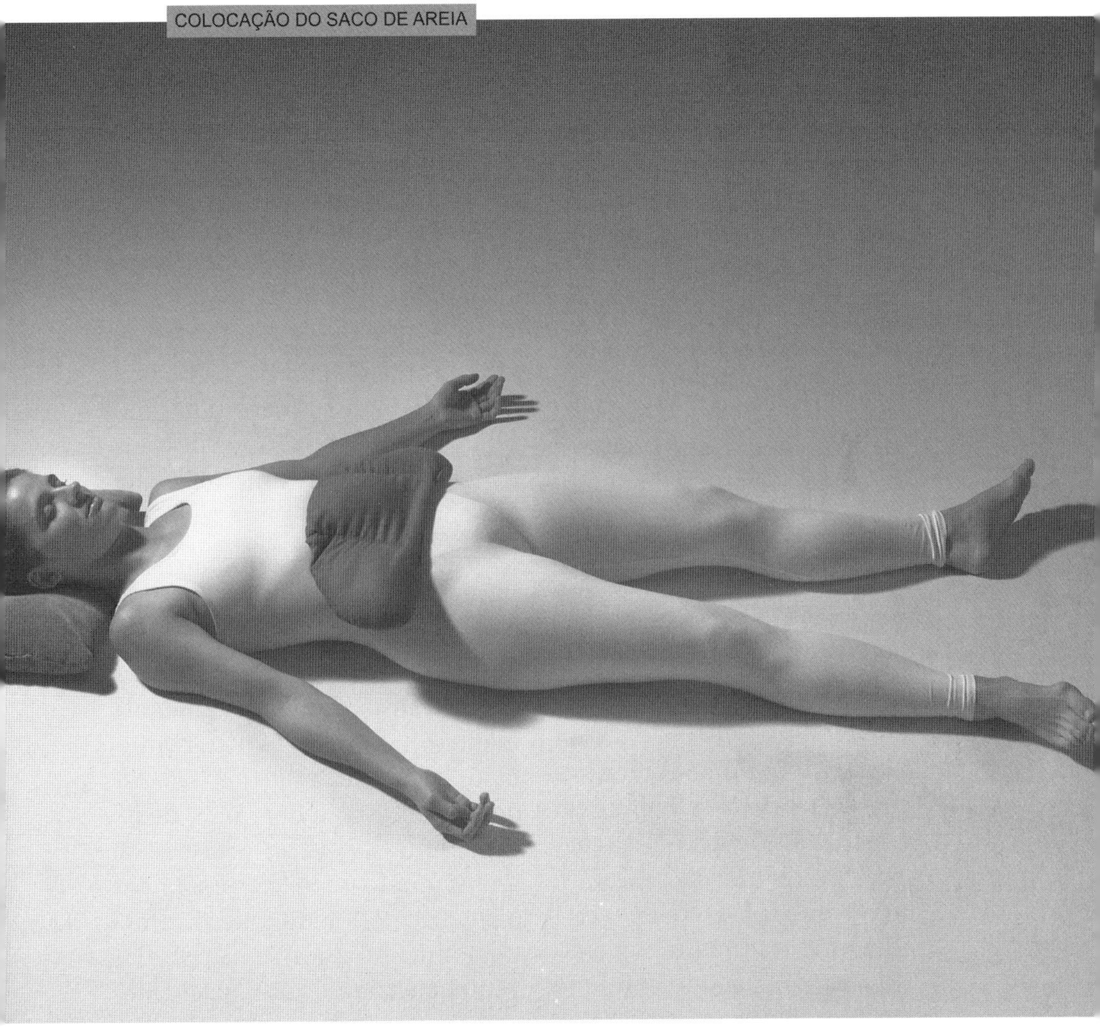

EXERCÍCIO: Respiração com o Saco de Areia

- Deite-se de costas, com uma almofada fina apoiando a cabeça e o pescoço. As pernas ficam ligeiramente afastadas e os braços descansando, estirados ao lado do corpo, as palmas das mãos viradas para cima. A coluna não deve estar inclinada para os lados.
- Relaxe e deixe a respiração fluir; sinta a respiração fluindo para dentro e para fora novamente; relaxe o abdômen e sinta-o elevando-se conforme você

inspira e descendo quando expira.

- Deixe o ar fluir sem interrupções entre as respirações.
- Uma vez que a fluência de sua respiração estiver bem estabelecida, coloque um saco de areia pesando cerca de cinco quilos sobre o abdômen e então comece o treinamento com o peso. Você vai descobrir que basta colocar o peso sobre o abdômen que logo sua atenção irá se centrar nessa região. Respire para dentro e para fora, eleve o peso ao inspirar e desça-o ao expirar. Você não está empurrando o saco deliberadamente inchando o abdômen: o saco de areia eleva-se com a contração do diafragma.
- O peso sobre o abdômen requer que você trabalhe um pouco mais de força para inspirar e expandir os pulmões; ao expirar, o saco de areia será naturalmente puxado para baixo, fazendo com que o fluxo de ar saia mais rapidamente. Regule sua expiração de modo que ela esteja relaxada e tenha a mesma duração da inspiração. Desse modo, a respiração com o saco de areia não somente fortalece o diafragma como também tonifica os músculos do abdômen.
- Observe sua capacidade e resistência. Se ficar cansado, tire o peso.
- Comece com uma prática de aproximadamente cinco minutos. Então tire o peso, relaxe o abdômen e preste atenção à nova sensação. Você sentirá uma notável diferença na sensação de respiração em um curto período de tempo, mesmo depois de um curto período de respiração usando o saco de areia. Após descansar por alguns minutos, volte para a posição sentada.

Uma forma de organizar a respiração utilizando o saco de areia é estabelecer um horário de três dias de prática e um dia de descanso. Aumente gradualmente o tempo de prática com o saco areia, passando de cinco a dez minutos (alunos mais dedicados podem querer acrescentar um segundo saco areia sobre o primeiro, dobrando o peso). Pratique uma ou duas vezes por dia. Tenha ciência de sua capacidade; não aumente o peso ou a duração da prática muito rapidamente. Após um mês, você descobrirá que seu diafragma se fortaleceu, que sua respiração será mais profunda e mais eficiente, e se sentirá mais confiante em sua respiração. Esse período de prática de um mês pode ser repetido a qualquer momento para aprofundar a tonificação muscular.

As posturas da hata-yoga podem ser usadas para fortalecer o diafragma. Talvez as melhores posturas para esse propósito sejam as invertidas e as giratórias. Na postura giratória, as áreas abdominais são comprimidas, algo como torcer um pano de prato e espremer sua água; isso aumenta a pressão intra-abdominal e força o diafragma a trabalhar mais intensamente ao ser pressionado contra os órgãos abdominais. E com uma respiração firme no abdômen comprimido, o diafragma é reforçado.

Com menor eficácia, as posturas invertidas também podem ser usadas para esse fim. Quando o corpo está de cabeça para baixo, os órgãos do abdômen repousam na parte superior do diafragma e não ao contrário, e o ato de inspirar irá requerer que o diafragma levante os órgãos abdominais. Como os órgãos do abdômen têm um peso significativo, isso pode ser usado para melhorar a tonificação muscular no diafragma.

QUINTO PASSO: AS CINCO QUALIDADES DA BOA RESPIRAÇÃO

O processo de dar uma nova forma à respiração requer tempo e experiência. Quando tentamos respirar diafragmaticamente, geralmente criamos novas tensões. Mas sem desenvolver uma respiração diafragmática forte, não é possível relaxar do esforço para respirar, e assim reagimos inconscientemente às tensões respiratórias que estão fora de nossa percepção. No entanto, uma vez que a respiração flua facilmente pelo nariz e seja mantida com pouco esforço do diafragma, uma atenção maior pode ser dada às cinco qualidades da boa respiração. A boa respiração é:

Profunda	Não superficial.
Suave	Não irregular.
Uniforme	Inspiração e expiração possuem duração equivalente.
Silenciosa	Sem emitir qualquer som.
Sem pausa	Suave, transições ininterruptas de respiração a respiração.

Sempre que estiver relaxando e observando sua respiração, você pode verificar se há dificuldades nessas áreas, desbloqueando tensões e permitindo que a respiração possa desdobrar-se com os momentos que passam.

Por quanto tempo eu devo praticar?

Não espere mudar da noite para o dia uma vida inteira de hábitos respiratórios. Duas semanas de práticas diárias irão ajudá-lo a internalizar os princípios da respiração diafragmática. Seis meses de prática vão ancorar o novo modo de respirar e fornecer experiências em uma variedade de situações que irão testar o estilo de seus novos hábitos respiratórios. Durante esse período de treinamento, a prática de alongamentos e posturas encontradas nos capítulos III e V será um recurso de grande valor. Ela lhe dará a oportunidade de integrar a respiração a movimentos físicos, além de praticar o foco na respiração nos momentos em que uma postura difícil poderia tirar essa concentração. Treinar a respiração é um desafio. A mente é ativa. No começo, o pensamento se move muito mais rapidamente do que a respiração, e a velocidade sentida na respiração é dolorosamente lenta quando compara à do pensamento. Como resultado, a prática pode parecer chata, sem importância ou tediosa. No entanto, não desista dela – você vai ver que, uma vez que a mente se adaptou à velocidade da respiração, ela irá relaxar.

A cada dia, sua respiração o conduzirá a períodos de silêncio interior que não provém de fontes externas; em breve, sua respiração fluirá quase que sem esforço. Da primeira vez em que você sentir a respiração relaxando algum ponto emocional tenso, não duvidará mais do valor desse trabalho – terá observado na prática como ela pode ajudá-lo a sobreviver até mesmo nos momentos mais perturbadores. E, ao persistir, sua respiração se tornará estável e serena, como resultado dos esforços pacientes para aprofundá-la e relaxá-la.

Um Plano para Começar

Embora os exercícios neste capítulo possam ser praticados de diversas maneiras, aqui está um plano que pode ser útil para quem está começando.

- Adquira o hábito de fazer sessões de treino de manhã e à noite, todos os dias. As sessões não precisam ser muito longas, talvez dez minutos cada.
- Pratique a respiração relaxada consciente na Postura do Cadáver por três dias. Assegure-se de que a respiração flua pelo nariz.
- Em seguida, pratique a cada manhã a respiração na Postura do Crocodilo, e, à noite, pratique a Postura do Cadáver. Com esses treinos você irá se acostumar com a experiência da respiração diafragmática.
- Ao final de cada sessão de alongamento das posições da yoga, deite-se na Postura do Cadáver para um período de relaxamento que inclua a respiração diafragmática.
- Após duas semanas, mude a prática matinal. Após um breve período (dois a três minutos) na Postura do Crocodilo, use o período da manhã para a respiração consciente na postura sentada. Continue por um mês. Durante esse tempo, gradualmente memorize e pratique as cinco qualidades da boa respiração.
- Se achar útil, use a respiração com o saco de areia como substituto para o período de prática matinal. Na verdade, ela pode ser feita a qualquer hora.
- Por fim, deixe que seu treinamento da respiração evolua naturalmente para uma prática regular de relaxamento e/ou meditação a cada manhã e a cada noite.

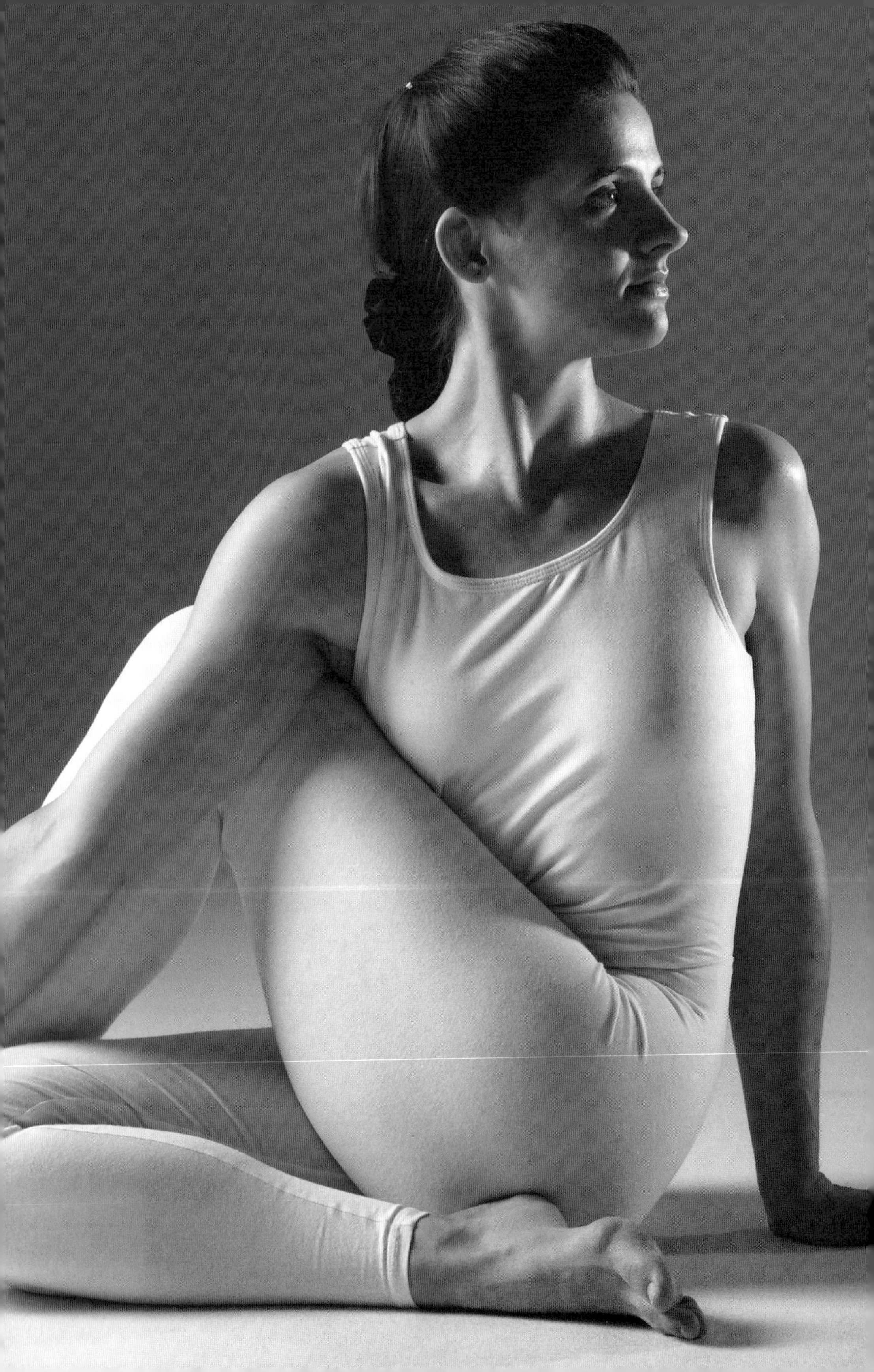

Sequência de Asanas Dois

"Mantenha uma postura firme e confortável."
– Yoga Sutras de Patanjali

Aprofundamento e fortalecimento

A sequência apresentada neste capítulo requer mais força e habilidade do que a Asanas Um (capítulo III) e incorpora mais das posturas clássicas da yoga. Essa sequência também inclui a saudação ao sol, uma série de movimentos tradicionalmente feitos no começo da sequência de Asanas. Antes de começar a praticá-la, é importante que você se sinta confortável com a sequência anterior (o que pode levar alguns meses de prática regular, ou até mais). A Sequência de Asanas Um proporcionará um bom conhecimento de seu corpo e aos poucos melhorará sua flexibilidade, força e equilíbrio. A Sequência de Asanas Dois permitirá o desenvolvimento de sua prática de Asana.

O desafio aqui não é apenas treinar os músculos e articulações, mas também aperfeiçoar a consciência de seu corpo e incorporar às posturas a consciência da respiração e suas boas qualidades. A consciência ininterrupta da respiração é elemento essencial de cada postura e de cada movimento para entrar e sair de uma postura; ela é extremamente importante, já que é a coordenação do corpo, da respiração e da mente que dá equilíbrio ao sistema nervoso e libera o poder da hata-yoga. A percepção contínua da respiração não treina apenas a mente, mas integra a energia de cada postura e a direciona ao longo da postura seguinte. A sequência de posturas a seguir funciona em razão de um fluxo. Pense nas posturas não como eventos independentes e isolados, mas como uma progressão suave da dinâmica de posições que constroem e complementam uma à outra. Cada postura permitirá que você relaxe dos desafios e tensões da postura anterior, preparando-o para as posturas que virão em seguida.

Os movimentos deste capítulo são mais complexos do que os apresentados no capítulo III; então, antes de tentar executar uma postura, leia a descrição completa e examine as ilustrações que a acompanham. Você pode realizar algumas das posturas em etapas, uma de cada vez, o que permitirá que você processe cada instrução conforme progride pela postura. Outras, entretanto, requerem que você realize todos os estágios sem qualquer interrupção para evitar fadiga e tensão muscular, então será necessário internalizar todas as instruções para lembrar-se delas na hora da prática. Em qualquer um dos casos, a repetição é a chave que permitirá que você internalize gradualmente as instruções e realize as posturas naturalmente. Para sua conveniência, a sequência inteira será ilustrada no final do capítulo.

Sequência de Asanas Dois

PRÁTICAS PRELIMINARES

Antes de tentar executar as posturas desta sequência, é importante focar a mente e alongar o corpo. O foco pode ser conquistado se você ficar na Postura da Montanha, ou se repousar no chão na Postura do Cadáver ou do Crocodilo. Em seguida, após focar, você pode se aquecer com uma curta seleção de alongamentos da Sequência Um, listada na página a seguir. A seleção pode ser variada e até estendida, se for necessário trabalhar outras áreas de seu corpo que estejam particularmente rígidas ou restritas.

CONCENTRAÇÃO E AQUECIMENTO

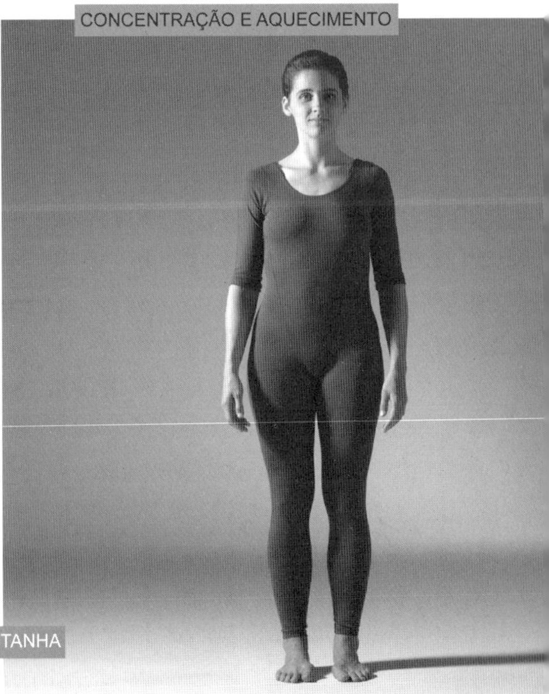

POSTURA DA MONTANHA

1 CONCENTRAÇÃO E AQUECIMENTO

Coloque-se na Postura da Montanha. Mantenha os olhos fechados, sinta o contato de seus pés contra o chão e alongue o corpo para cima, esticando até o topo da cabeça. Preste atenção à sua respiração, sentindo-a purificando-se. Mantenha-se em uma postura firme e equilibrada.

Agora inicie a curta sequência de alongamentos e de aquecimento de Asanas Um (capítulo III) e ilustrada aqui. Repita cada alongamento até que você se sinta preparado para seguir em frente.

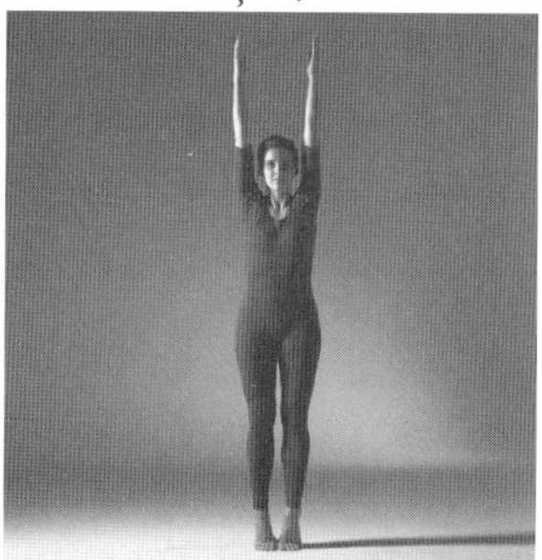
ALONGAMENTO POR CIMA DA CABEÇA

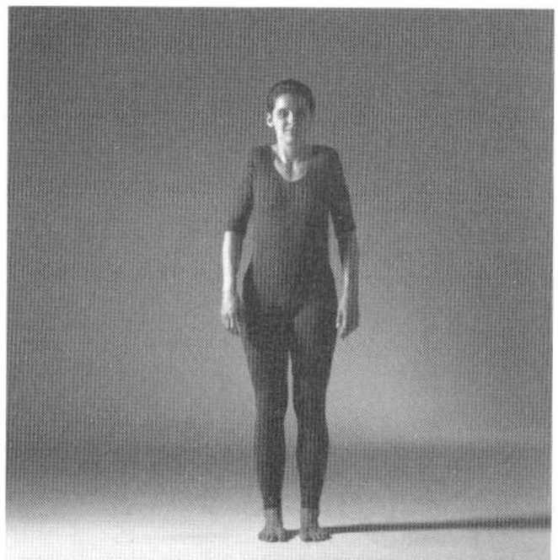
CONTRAÇÃO E ROTAÇÃO DOS OMBROS

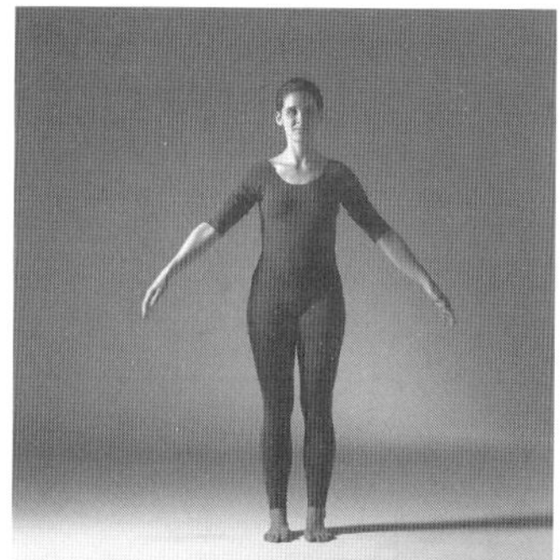
GIRO DOS BRAÇOS

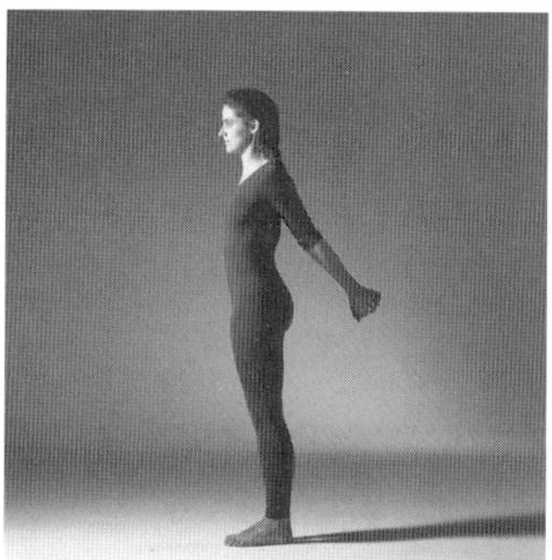
ABERTURA DO PEITO

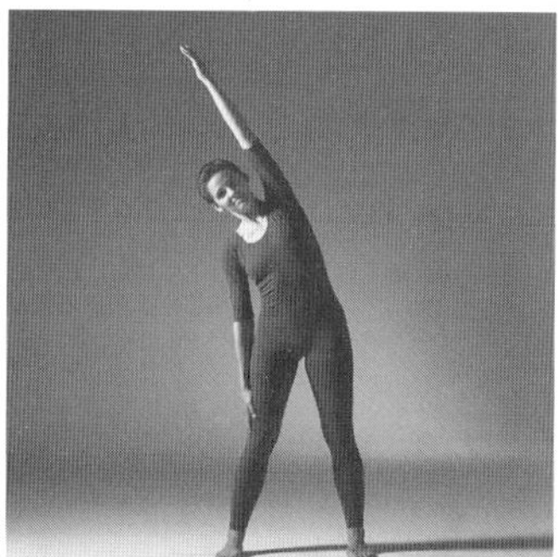
INCLINAÇÃO PARA O LADO (DE PÉ)

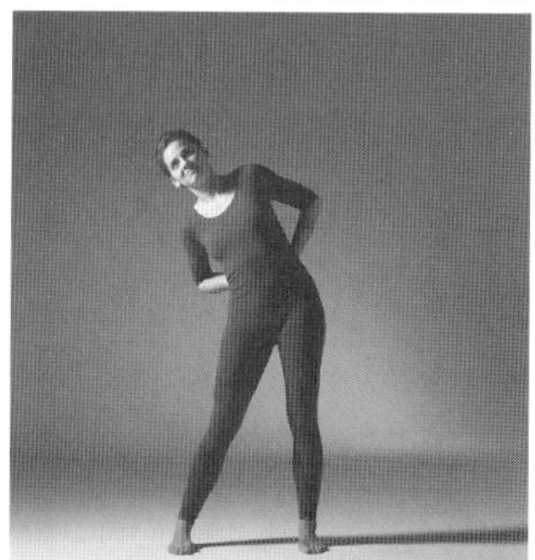
INCLINAÇÃO DO TORSO COM APOIO

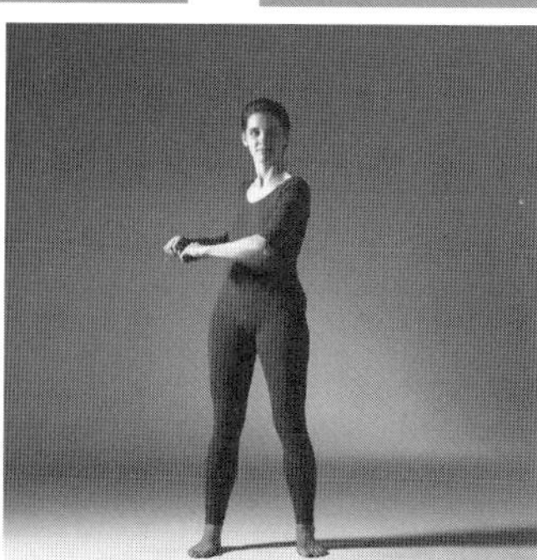
TORÇÃO DE AQUECIMENTO (DE PÉ)

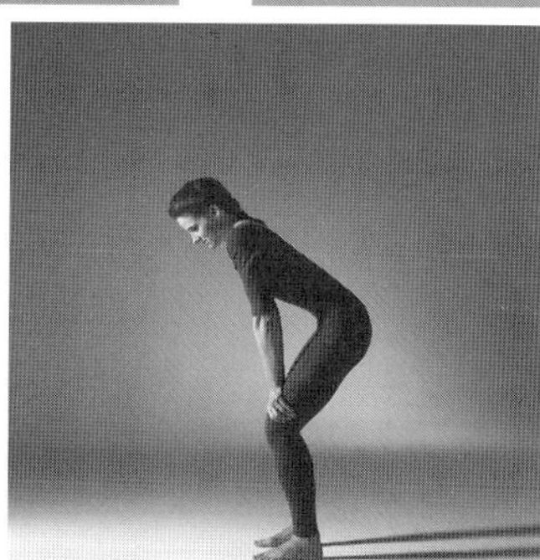
CONTRAÇÃO ABDOMINAL)

Saudação ao Sol

SAUDAÇÃO AO SOL (SURYA NAMASKARA)

A Saudação ao Sol é uma sequência de 12 posturas clássicas que tradicionalmente dá início a cada sessão de prática de Asana. Não há melhor remédio para a lentidão, energia irregular, rigidez ou mau humor do que a Saudação ao Sol. Ela alonga e fortalece todos os principais grupos musculares, flexiona a coluna para a frente e para trás, ativa o centro do umbigo (plexo solar), estimula a circulação e aquece o corpo. Esse exercício coordena o corpo, a mente, a respiração e desperta uma sensação de alegria.

SAUDAÇÃO AO SOL

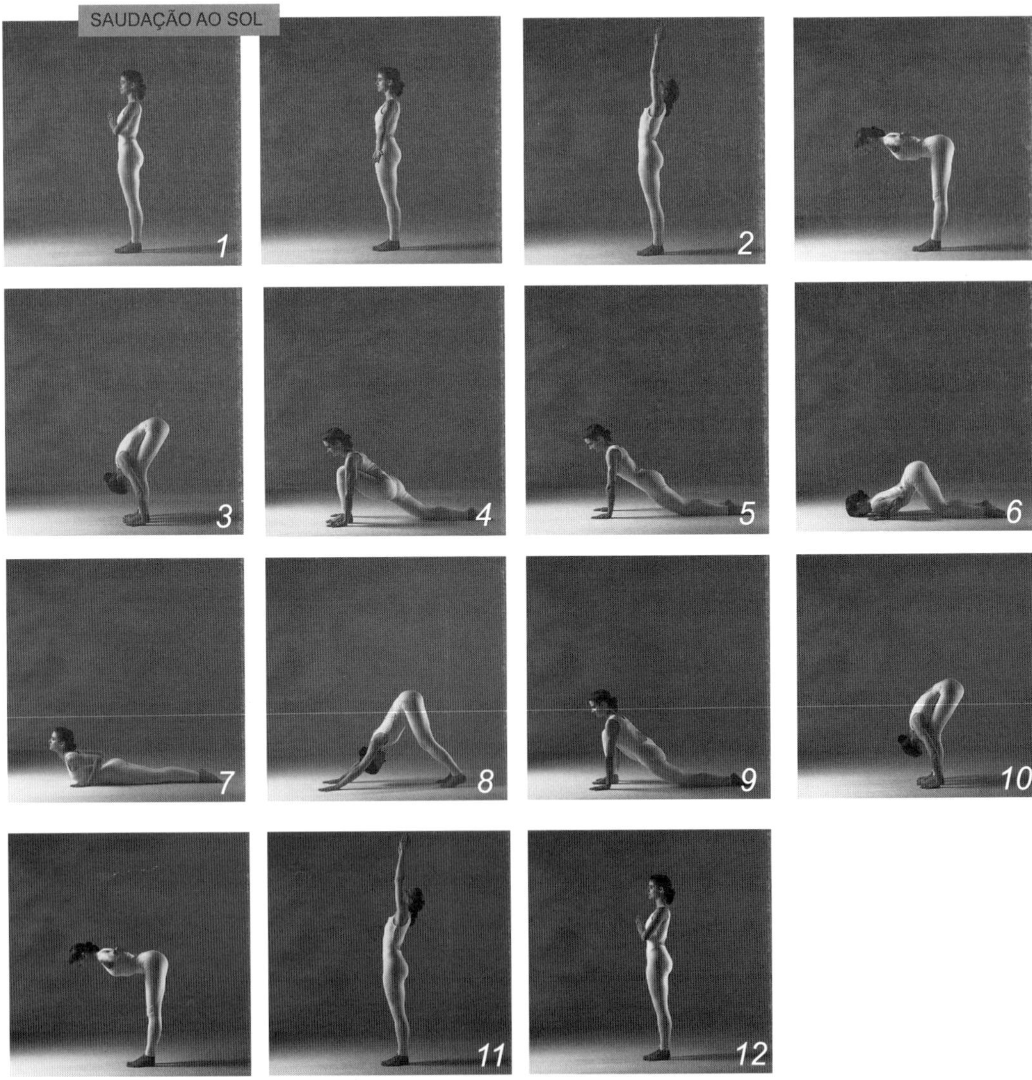

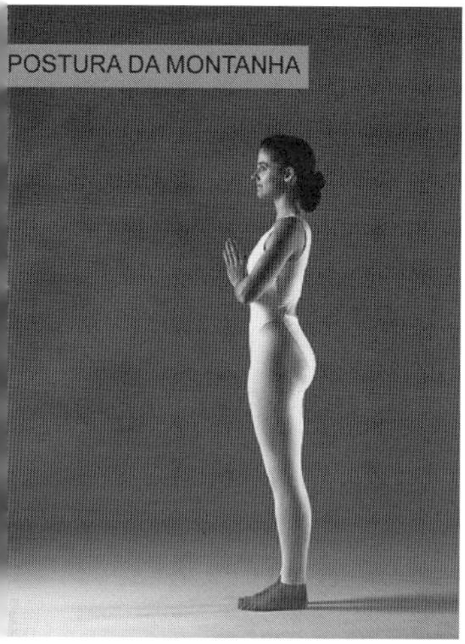

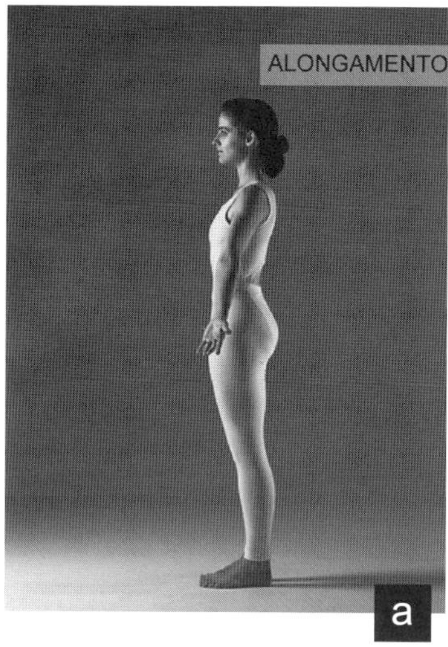

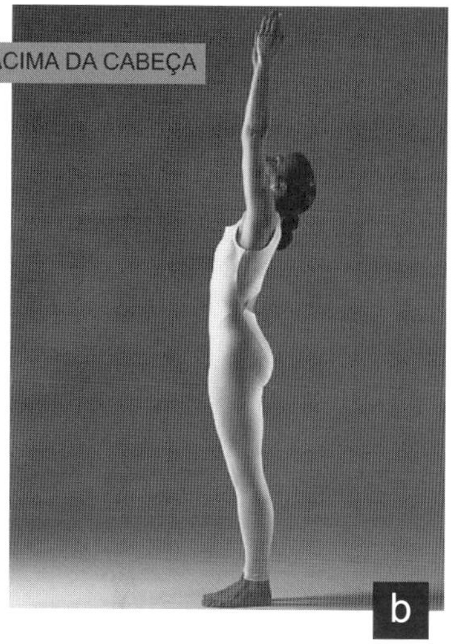

ESTÁGIOS DA SAUDAÇÃO AO SOL

PRIMEIRO PASSO

2 POSTURA DA MONTANHA COM AS MÃOS EM FRENTE AO PEITO (TADASANA)

Fique de pé com os pés paralelos e a um quadril de distância um do outro. Mantenha seu peso centralizado sobre o peito dos pés. Pressione os pés para baixo à medida que se levanta e alongue a coluna até a cabeça. Junte as palmas das mãos em frente ao coração, em um gesto de espiritualidade e respeito. Em seguida, abra levemente o peito, movendo os ombros para baixo e distanciando-os das orelhas. Feche os olhos e concentre-se no fluxo de sua respiração.

SEGUNDO PASSO

ALONGAMENTO ACIMA DA CABEÇA

a) Abra os olhos e solte os braços para os lados. Inspirando, vá lentamente elevando os braços pelos lados; quando estiverem na altura dos ombros, vire as palmas das mãos para cima (essa virada das palmas reduz a tensão nas costas) e continue subindo os braços até as palmas tocarem uma na outra acima da cabeça.

b) Enquanto levanta os braços, erga o peito e olhe para cima, mantendo a parte de trás do pescoço alongada. Mantenha os braços eretos e as palmas das mãos pressionadas uma na outra, ou de frente uma para a outra.

Saudação ao Sol

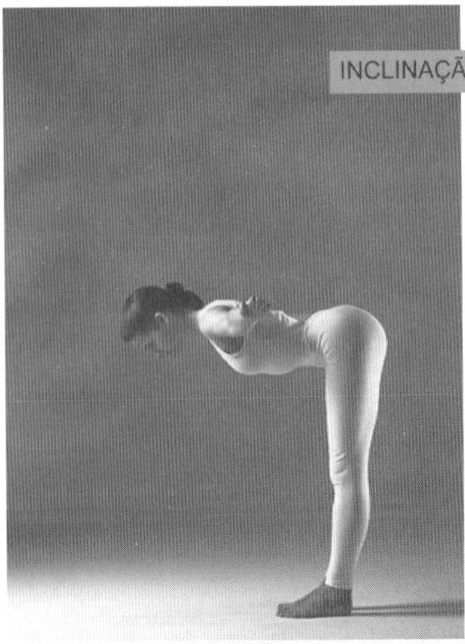

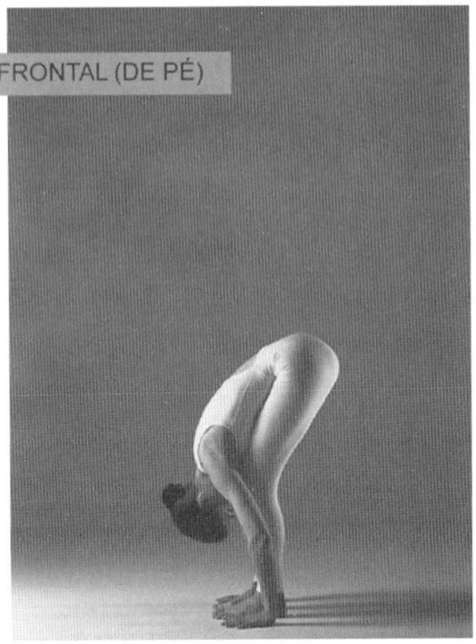

INCLINAÇÃO FRONTAL (DE PÉ)

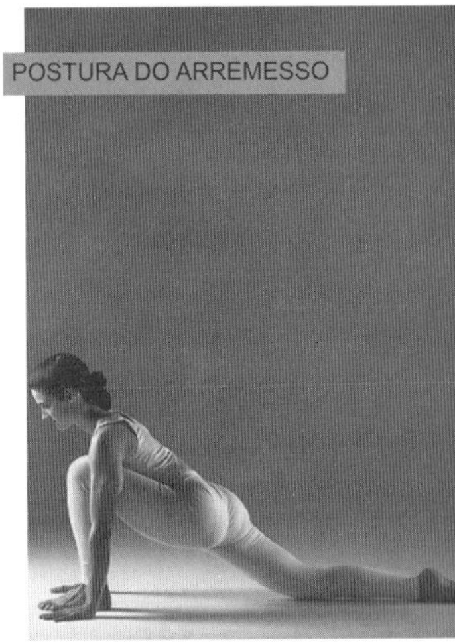

POSTURA DO ARREMESSO

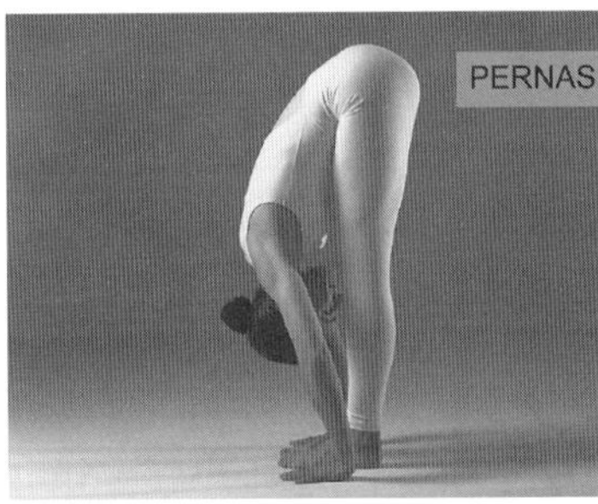

PERNAS ALONGADAS

TERCEIRO PASSO

INCLINAÇÃO FRONTAL (DE PÉ)

a) Com uma expiração, alongue a coluna e incline-se para a frente, partindo do quadril, à medida em que você abaixa os braços para os lados. Mantenha as costas retas e os ombros para baixo, longe das orelhas.

b) Dobre os joelhos ao sentir que as costas começaram a se curvar e coloque as mãos no chão à sua frente, ao lado dos pés. Alongue a coluna ao soltar a cabeça, os ombros e os braços na direção do chão. Levante os ísquios ao contrair os músculos abdominais, levando o abdômen às coxas. Você também pode realizar essa postura com as pernas esticadas, caso se sinta confortável dessa forma.

QUARTO PASSO

POSTURA DO ARREMESSO

Inspire e, com a perna direita, dê um passo bem para trás, encostando o joelho e a parte superior do pé no chão. O joelho esquerdo fica diretamente acima do tornozelo esquerdo, perpendicular à tíbia. Os dedos da mão devem ficar no chão e alinhados lateralmente aos do pé. Deixe a pelve posicionada em direção ao chão, alongando a parte frontal do corpo à medida que ela desce. Respire no abdômen, aliviando a resistência.

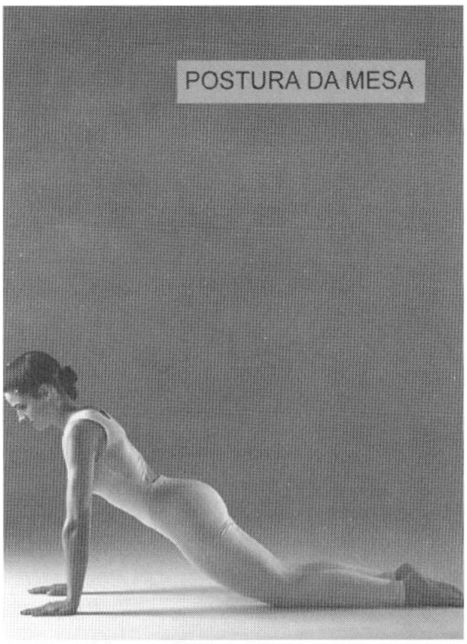

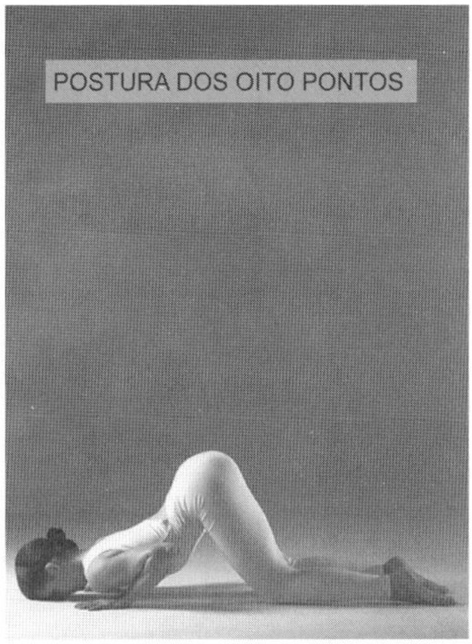

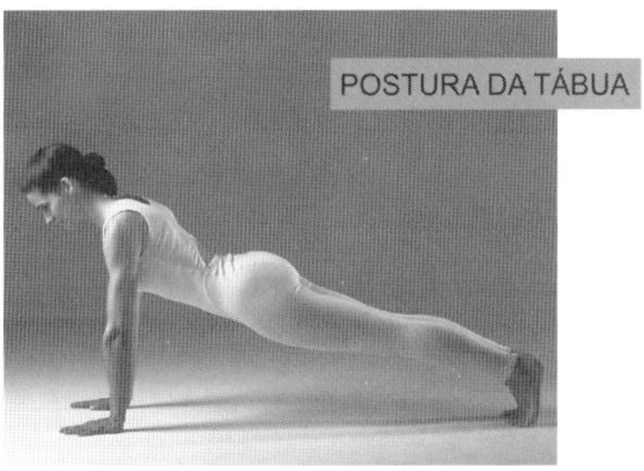

QUINTO PASSO

POSTURA DA MESA

Sem movimentar as mãos ou o joelho direito, alinhe o joelho esquerdo com o direito, de forma que seus joelhos fiquem a um quadril de distância um do outro e que o corpo esteja apoiado em suas mãos e joelhos. Puxe as escápulas para baixo e alongue-se desde a base da coluna até o topo da cabeça.

POSTURA DA TÁBUA VIRADA PARA BAIXO

Quando estiver pronto, você pode substituir a Postura da Tábua Virada para Baixo pela Postura da Mesa. Para entrar na Postura da Tábua Virada para Baixo saindo da Postura do Arremesso, vire os dedos do pé direito para baixo, levante o joelho e pressione o calcanhar para fora. Sem levantar a pelve, coloque a perna esquerda novamente ao lado da perna direita. O corpo deve estar reto e firme dos pés à cabeça. Lembre-se de manter a pelve alinhada.

SEXTO PASSO

POSTURA DOS OITO PONTOS

Expire e abaixe os joelhos, o peito e a testa (ou o queixo) no chão. Mantenha a coluna arqueada, a pelve inclinada para cima e os braços próximos aos lados do corpo.

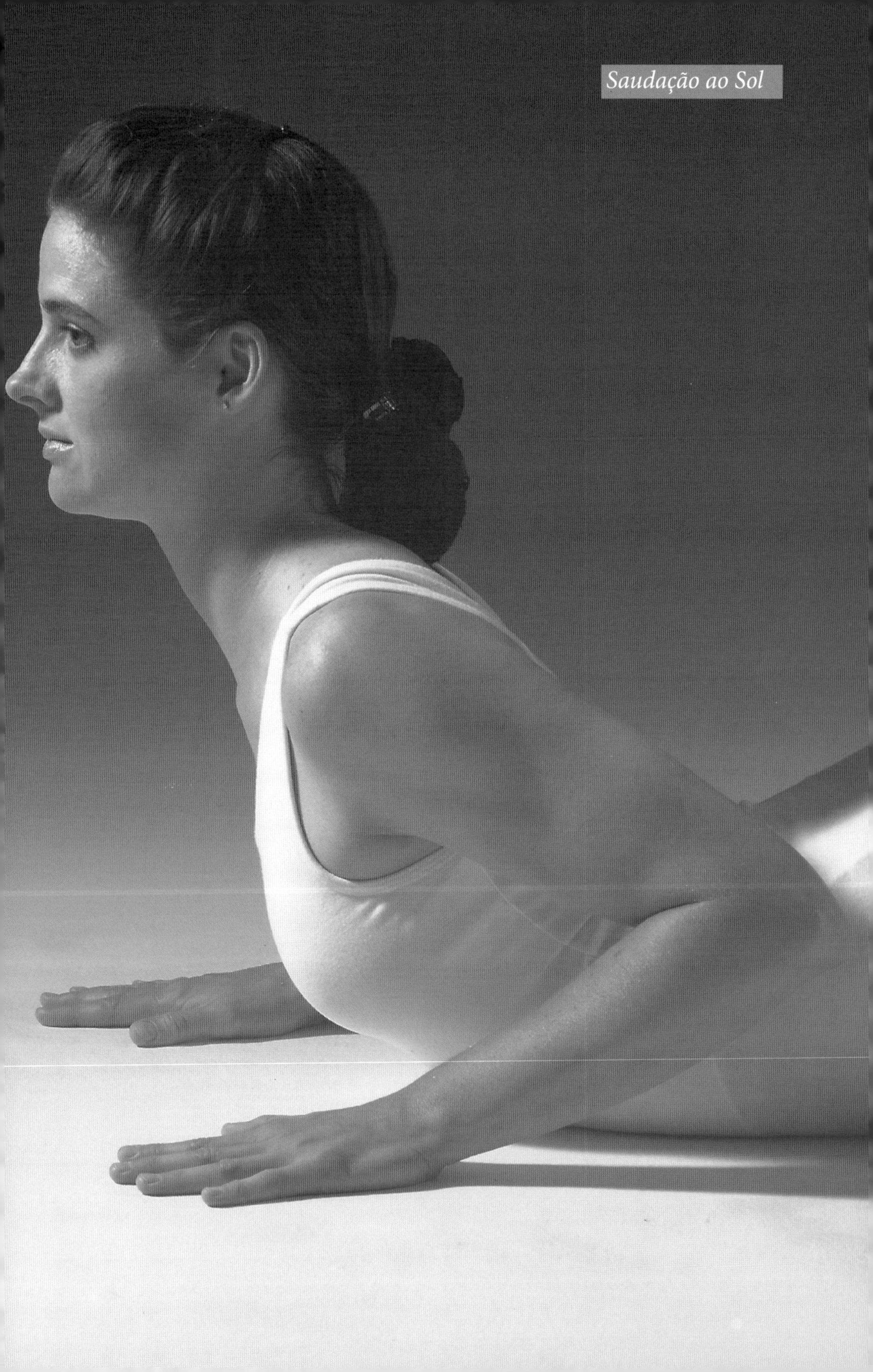

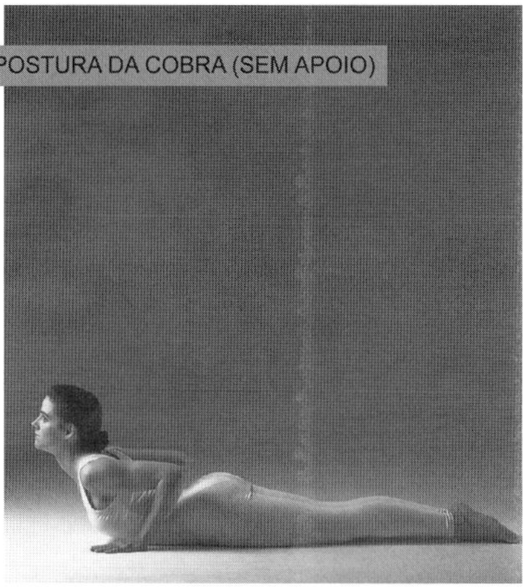

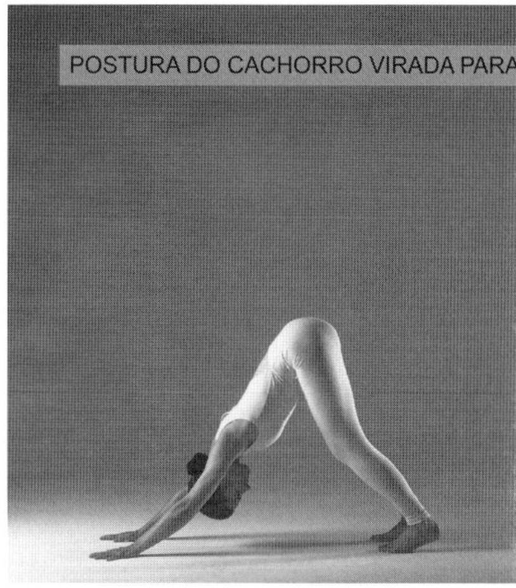

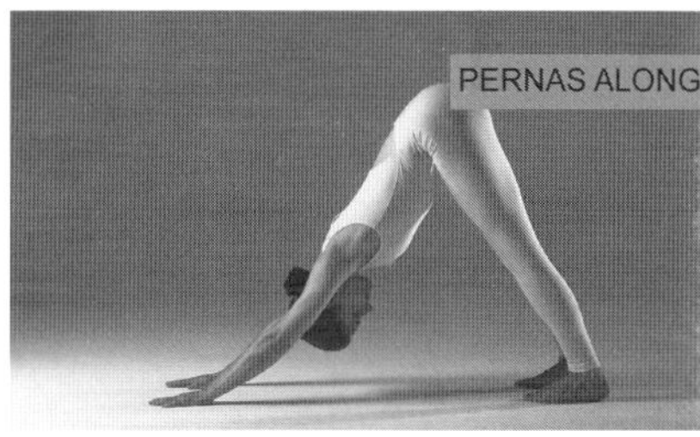

SÉTIMO PASSO

POSTURA DA COBRA (SEM APOIO)

Ao inspirar, abaixe a pelve e solte o corpo no chão, alongando a espinha. Mantenha as palmas da mão no chão, próximas ao peito com os dedos apontando para a frente e os braços envolvendo os lados da costela. Mantenha as nádegas e as pernas firmes, pressione a pelve no chão, aproxime as escápulas uma da outra e pressione-as costa abaixo. Em seguida, inspire e deslize o nariz para a frente, utilizando os músculos das costas para levantar a cabeça e o peito. Mantenha os ombros puxados para trás e para baixo, e os cotovelos para dentro. Não empurre com as mãos.

OITAVO PASSO

POSTURA DO CACHORRO VIRADA PARA BAIXO

Em seguida, expire e pressione as mãos no chão, vire os dedos do pé para baixo e levante a pelve para cima e para trás. Mantenha os joelhos dobrados e fique na ponta dos pés quando endireitar as costas e levantar os ísquios. Alongue a coluna e alargue as escápulas. Deixe que o pescoço seja uma extensão relaxada da coluna. Para aprofundar o alongamento, estique aos poucos as pernas, abaixando os calcanhares em direção ao chão. Não deixe as costas se curvarem nem perca a elevação dos ísquios. Mantenha a postura por uma a três respirações.

Saudação ao Sol

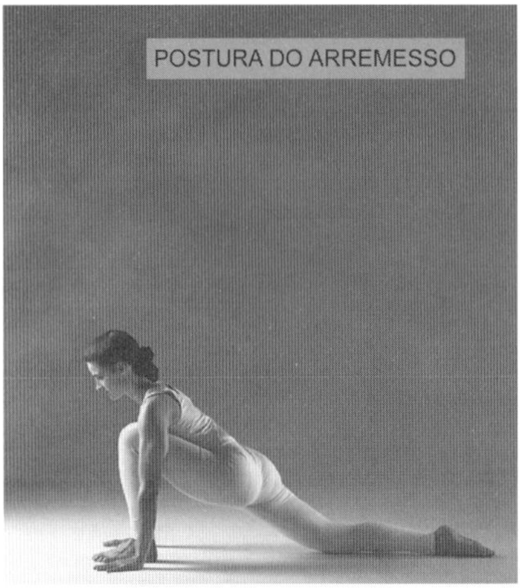

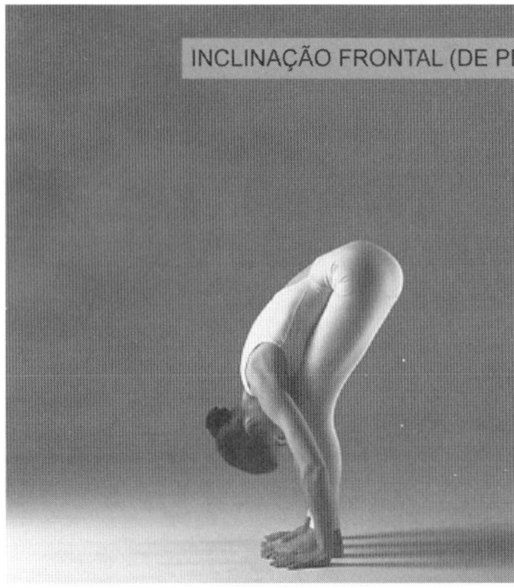

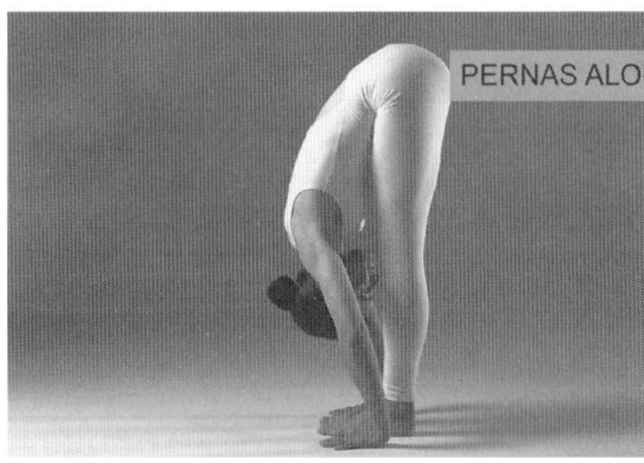

NONO PASSO

POSTURA DO ARREMESSO

Partindo da Postura do Cachorro Virada para Baixo, inspire e, com o pé direito, dê um passo à frente, colocando o pé entre as mãos com os dedos alinhados às pontas dos dedos da mão. Ao trazer a perna para a frente, transfira um pouco de seu peso para a perna esquerda; isso ajudará a abrir espaço para a movimentação da perna direita. Coloque o joelho esquerdo e a parte de cima do pé esquerdo no chão e estenda a perna. Alinhe o joelho direito sobre o tornozelo. Deixe a pelve apontada em direção ao chão, alongando a parte da frente do corpo à medida que a pelve desce. Sinta a respiração no abdômen, suavizando a resistência.

DÉCIMO PASSO

INCLINAÇÃO FRONTAL (DE PÉ)

Agora, vire os dedos do pé esquerdo para baixo. Expire e passe o peso do corpo para a perna direita. Levante a pelve e coloque o pé esquerdo à frente do corpo, colocando-o ao lado do pé direito (movimente a perna aos poucos, se necessário). Alongue as duas pernas, elevando os ísquios, mas mantendo os joelhos dobrados, se for necessário, para manter a coluna alongada ou para proteger as costas. Mantenha as mãos ao lado dos pés e solte a cabeça em direção ao chão.

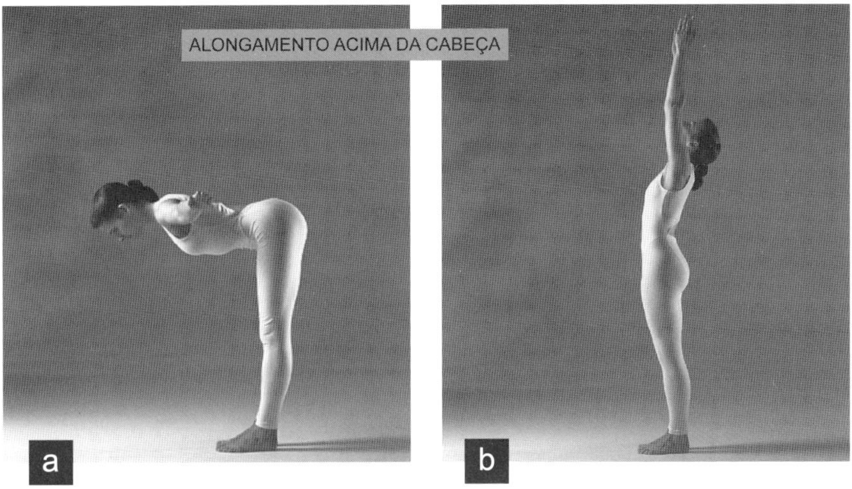

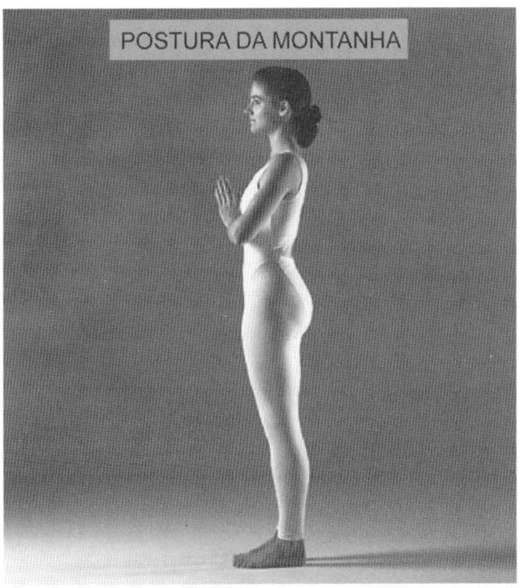

DÉCIMO PRIMEIRO PASSO

ALONGAMENTO ACIMA DA CABEÇA

a) Inspirando, dobre os joelhos e abra os braços para fora à medida que alonga a coluna paralelamente ao chão. Levante o torso, mantendo a coluna reta durante esse movimento.

DÉCIMO SEGUNDO PASSO

b) Alongue os braços acima da cabeça e erga o peito, olhando para cima por entre as mãos.

POSTURA DA MONTANHA

Ao expirar, abra os braços para os lados e para baixo. Então, junte as mãos novamente e leve-as ao peito. Pare e relaxe, consciente do fluxo da respiração à medida que o corpo for se acalmando. Em seguida, repita os 12 passos, dessa vez iniciando os passos que são para a frente e para trás com a perna esquerda em vez da direita. Dessa forma, a saudação ao sol é executada em séries de dois. Comece com uma a três séries. Quando tiver terminado, fique parado na Postura da Montanha até que sua respiração esteja lenta e tranquila.

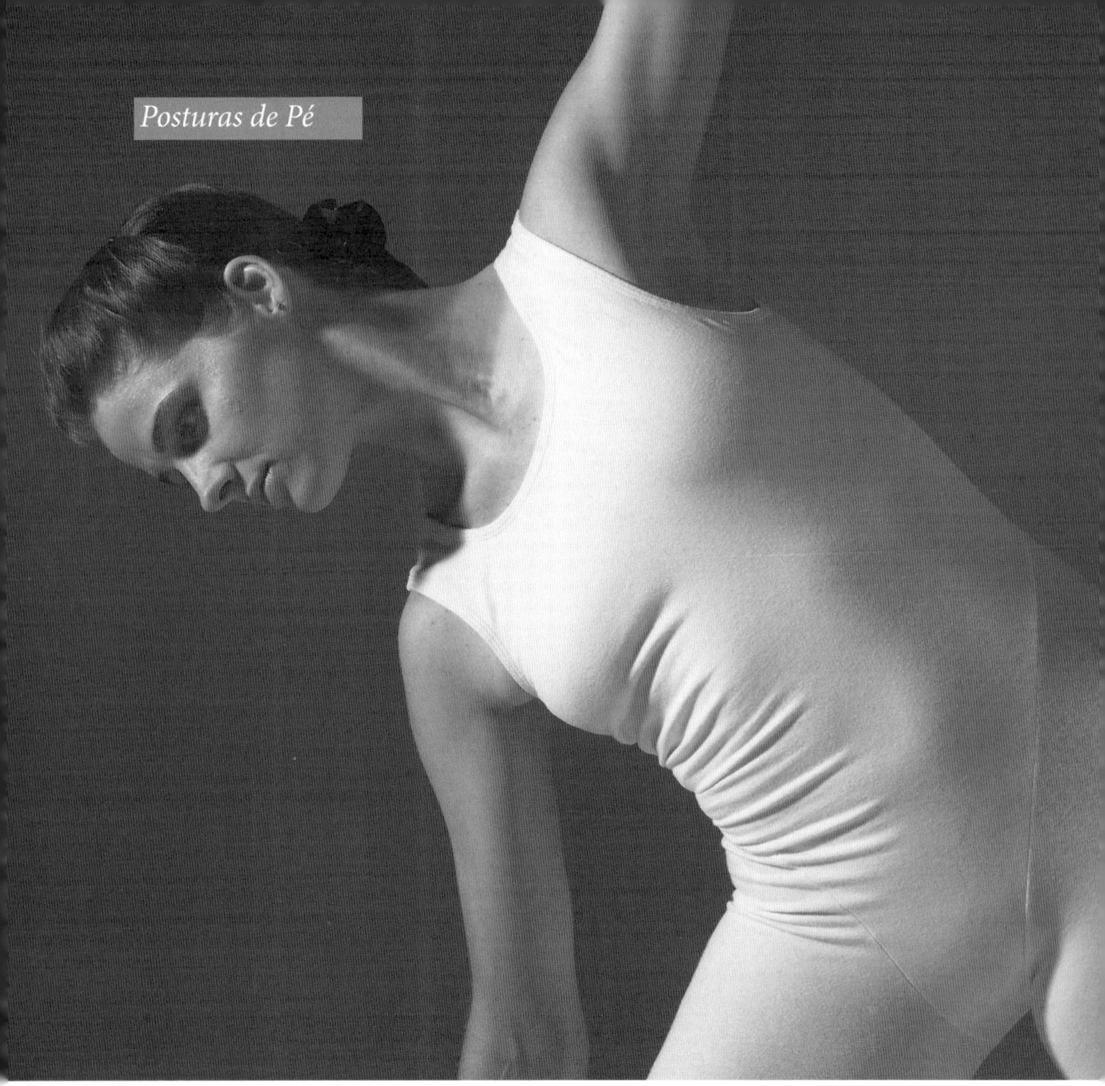

POSTURAS DE PÉ

As posturas de pé devem desenvolver tanto a força quanto a flexibilidade; elas proporcionam a base necessária para outras posturas. São importantes não apenas nos estágios iniciais da prática, quando precisamos de equilíbrio e consciência integrada, mas também quando começamos a melhorar a maneira como sentamos, caminhamos e usamos nosso corpo no dia a dia. As posturas de pé melhoram a circulação, a digestão e a eliminação, dando-nos confiança, força de vontade, vigor e estabilidade.

Em todas as posturas de pé, preste atenção ao alinhamento dos pés, dos joelhos e da pelve. Mantenha as articulações firmes, principalmente as dos joelhos, mas sem travá-los, e quando estiver dobrando o joelho, mantenha-o diretamente alinhado com o pé.

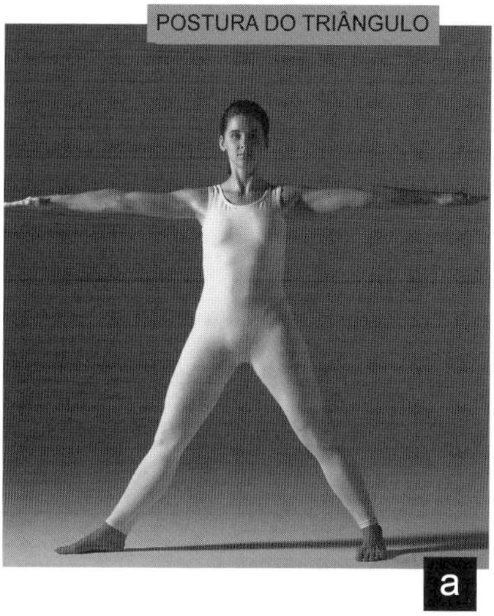

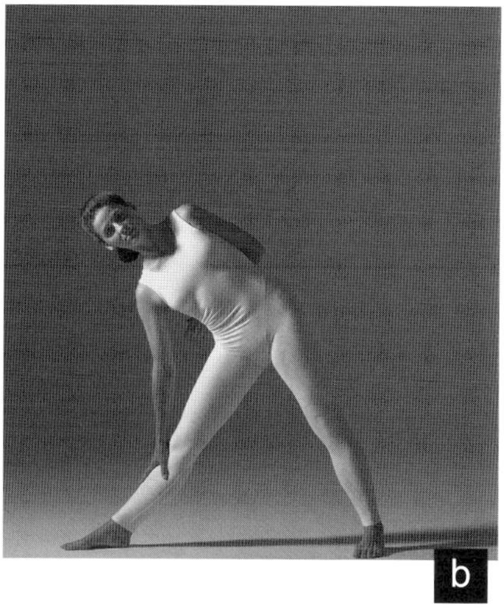

3 POSTURA DO TRIÂNGULO (TRIKONASANA)

a) Partindo da Postura da Montanha, mantenha os pés aproximadamente um metro de distância um do outro. Gire o pé direito 90° para a direita e movimente o calcanhar, virando suavemente o pé esquerdo para dentro. O calcanhar do pé direito deve estar alinhado com o peito do pé esquerdo, e ambas as solas devem estar firmemente apoiadas no chão. Mantenha a pelve em seu nível e direcionada para a frente, provocando uma sensação de abertura que passa pela parte frontal da pelve e das coxas e que se estende por todo o corpo. Em seguida, em um movimento suave, inspire e levante os braços diretamente para os lados, mantendo os ombros para baixo e esticados, distantes do centro do peito. Relaxe e respire.

b) Então, abaixe o braço esquerdo e coloque o antebraço na lombar. Expirando, desloque a pelve para a esquerda e mova os ombros para a direita, trazendo o ombro direito para fora e acima da perna. Continue o movimento suavemente, inclinando-se para a direita (incline-se a partir da parte superior da perna e não da cintura) e colocando a mão direita na perna um pouco acima ou pouco abaixo do joelho, o peso do corpo sendo parcialmente sustentando pelo braço.

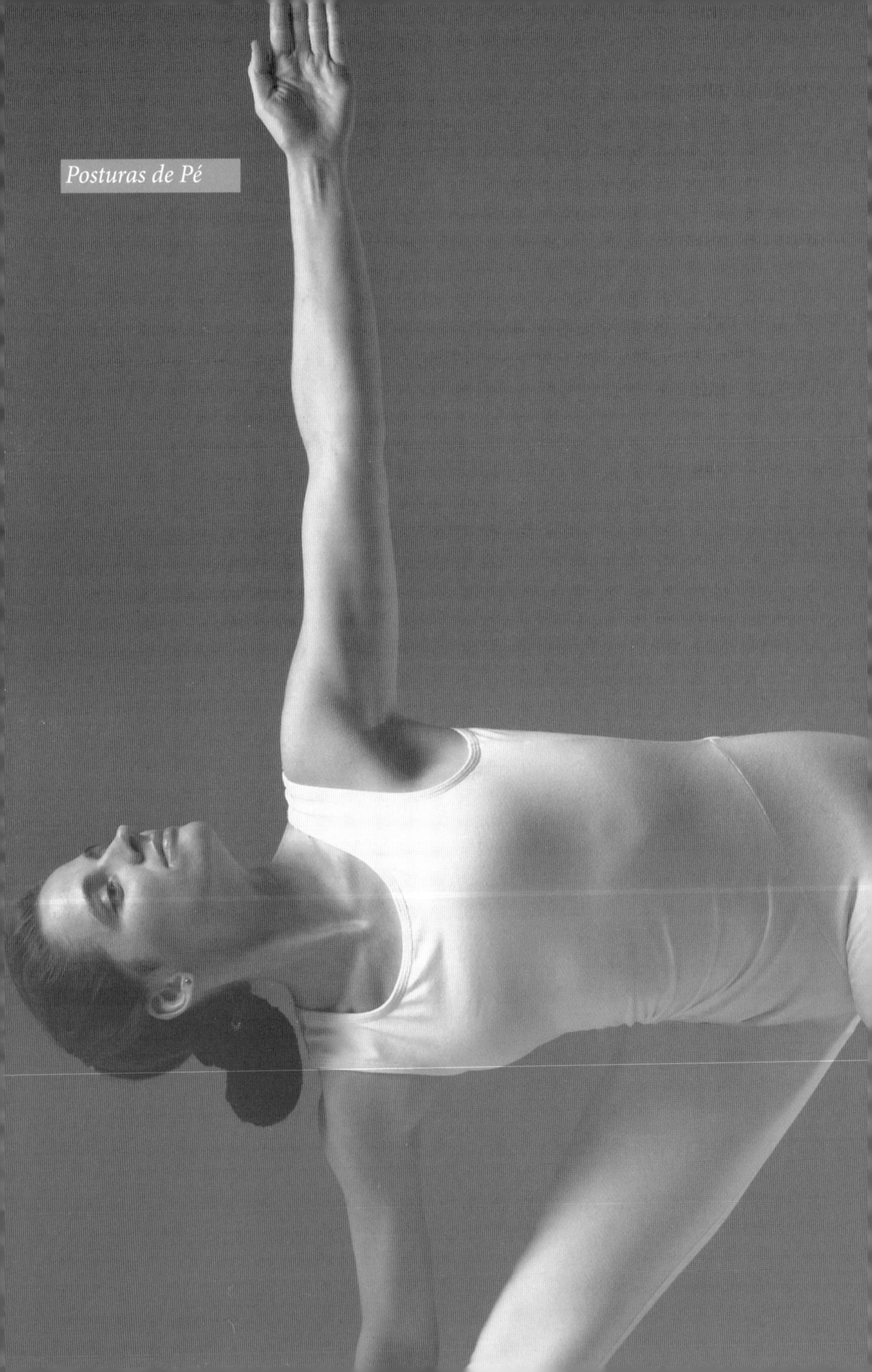

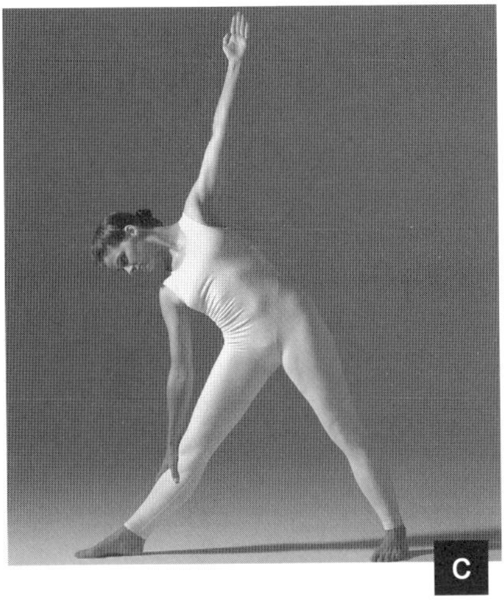

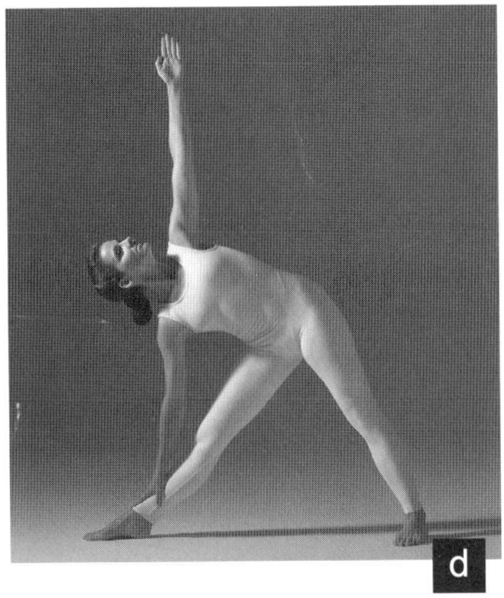

c) Vire a cabeça de modo a olhar para o pé direito, alinhando o pescoço à perna. Ao manter esse alinhamento do lado direito do corpo, desloque sua consciência para o lado esquerdo. Estenda a pelve ao puxar de volta o quadril esquerdo. Em seguida, concentre sua atenção acima, executando a abertura do abdômen, do peito e do ombro. Mantenha as duas coxas ativas, aprofundando o alargamento da pelve. Por fim, levante o braço e estenda-o na direção contrária ao ombro, com a palma da mão virada para cima. Relaxe durante a postura, respirando e sentindo a expansão de toda a parte frontal do corpo.

Você pode encerrar a postura aqui, se quiser. Se já estiver pronto para terminar, expire, pressione a ponta do pé direito no chão e levante-se, mantendo a coluna alongada. Caso se sinta um pouco trêmulo, fica mais fácil sair da postura se você dobrar o joelho direito. Recupere o equilíbrio respirando relaxadamente algumas vezes e repita a postura do outro lado do corpo.

▶ Benefícios: Alonga a coluna e seus nervos laterais; aumenta a flexibilidade nas articulações dos quadris; ajusta o sacro e a lombar; alonga a parte de trás das pernas. Integra a consciência do corpo, desenvolvendo tanto a força quanto a flexibilidade, e melhora o alinhamento estrutural.

d) Para aprofundar o movimento de descida, estique o corpo partindo do centro do peito e alongue o braço esquerdo, bem como a parte de trás da perna direita. Alongue a coluna e mova a mão para a parte debaixo da perna, relaxando a resistência no lado esquerdo e nos tendões, permitindo que o peso do braço ajude-o a abaixar ainda mais. Repouse a mão direita no tornozelo (ou, caso seja flexível o bastante, segure o hálux ou coloque a mão no chão, ao lado do pé). No entanto, para conseguir realizar esses alongamentos mais profundos, não gire o quadril esquerdo para a frente, sacrificando a expansão da pelve e do torso, anteriormente conquistada. Você pode olhar para o pé, para a frente ou na direção do braço estendido. Relaxe e respire enquanto estiver nessa postura.

Quando estiver pronto para encerrar a postura, expire, pressione contra o chão a ponta do pé direito e levante-se, mantendo a coluna alongada. Caso se sinta com pouco equilíbrio, dobre o joelho para facilitar a saída da postura. Por fim, vire seus pés para o centro, recupere o equilíbrio respirando relaxadamente algumas vezes e repita a Postura do Triângulo com o outro lado.

Posturas de Pé

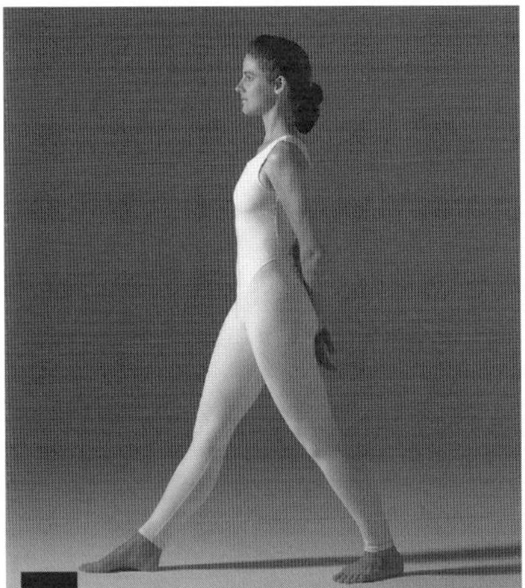

a

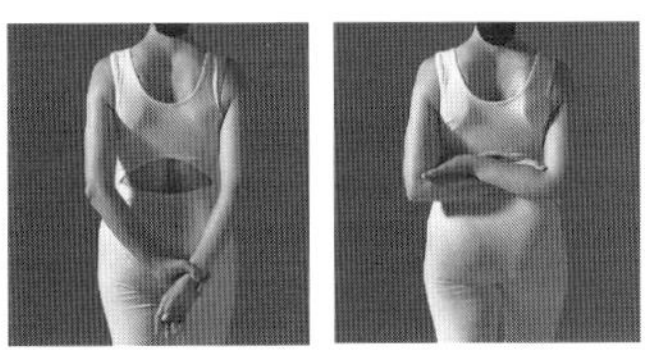

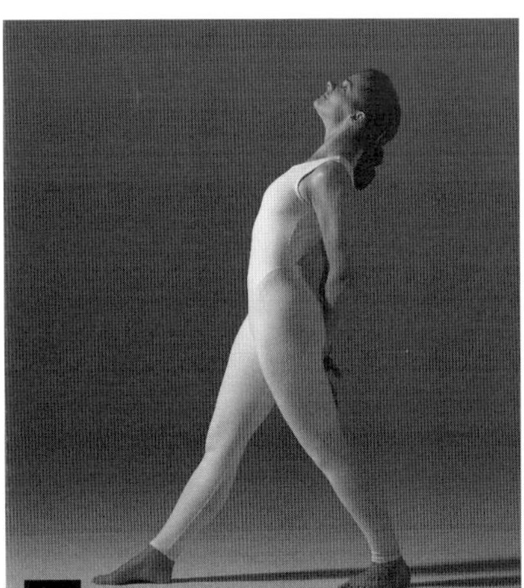

b

4 POSTURA ANGULAR (PARSHVOTTANASANA)

a) Mantenha os pés a 90 centímetros de distância um do outro. Gire o pé direito 90º para a direita e vire o pé esquerdo para dentro um pouco mais do que na pose triangular. Gire a pelve e o torso na direção da perna direita. Coloque os braços atrás das costas e segure o pulso direito com a mão esquerda ou segure os cotovelos.

b) Gire a pelve mais para a direita ao trazer o quadril esquerdo para a frente e o quadril direito para trás. Então, firme os pés no chão e alongue para cima, incluindo as pernas e a pelve. Alongue a coluna, erga o peito e olhe para cima.

c) Ao expirar, incline-se para a frente devagar, partindo dos quadris, até que a parte superior do corpo esteja paralela ao chão. Caso deseje finalizar a postura aqui, inspire, pressione a ponta do pé direito no chão e erga o corpo, mantendo a coluna alongada. Dobrar o joelho direito facilita na hora de sair da postura. Restabeleça o equilíbrio com algumas respirações relaxadas e repita a postura do outro lado do corpo.

d) Para aprofundar a inclinação, alongue a coluna, contraia a patela do joelho direito para cima e relaxe a resistência nos músculos traseiros das coxas. Para manter o equilíbrio ao se abaixar, coloque as mãos na perna ou no chão em

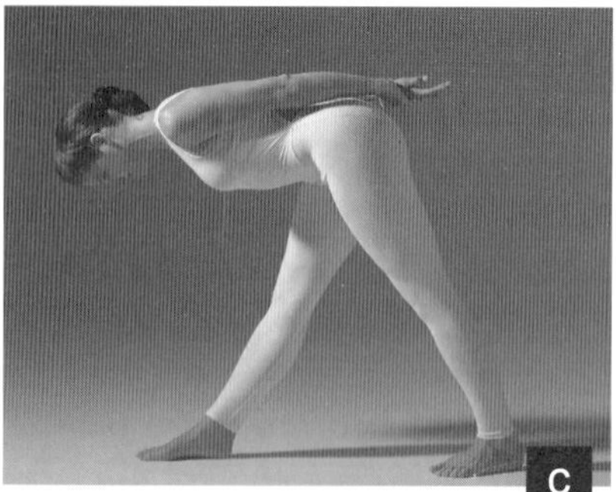

c

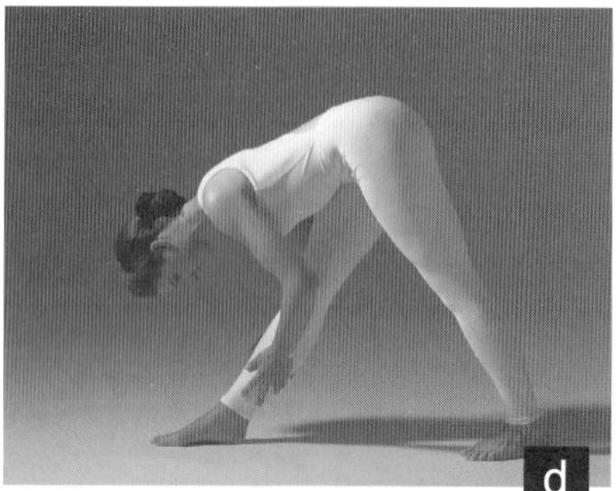

d

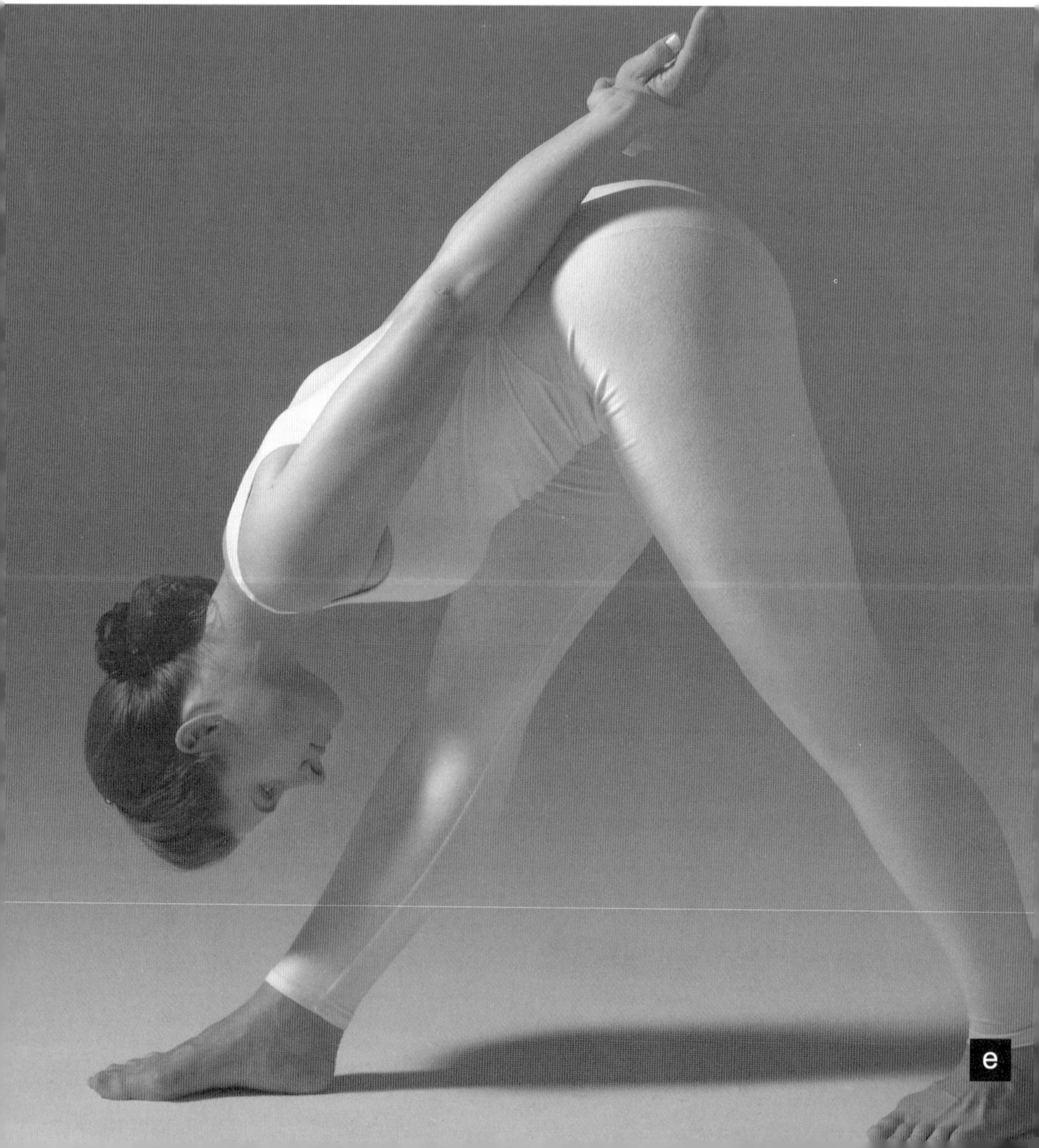

e

cada lado do pé. Se preferir, você também pode manter os braços atrás das costas.

e) Em seguida, alongue e puxe para baixo o abdômen, o peito e o rosto, em direção à perna. Relaxe a parte de trás do pescoço, mantendo-se centrado acima da perna. Observe a respiração, relaxando a resistência.

Quando estiver pronto para sair da postura, segure as mãos atrás das costas, inspire, pressione a ponta do pé direito e levante, mantendo a coluna alongada. Dobrar o joelho direito facilita na hora de sair da postura. Restabeleça o equilíbrio com algumas respirações relaxadas e repita a postura do outro lado do corpo.

▶ Benefícios: Alonga os isquiotibiais; traz força e flexibilidade às pernas e à pelve; alonga os rotadores do quadril na pelve (sentidos na parte profunda das nádegas); melhora o equilíbrio.

Posturas de Pé

INCLINAÇÃO FRONTAL COM AS PERNAS ABERTAS E DE PÉ

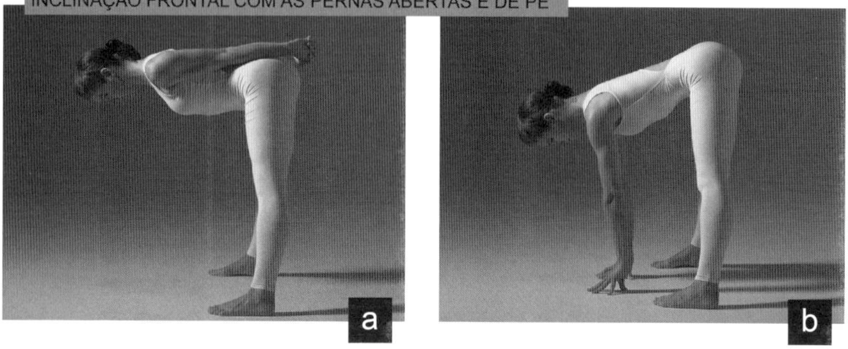

5 INCLINAÇÃO FRONTAL COM AS PERNAS ABERTAS E DE PÉ (PRASARITA PADOTTANASANA)

a) Mantenha os pés a aproximadamente um metro de distância um do outro. Segure as mãos atrás das costas e abra o peito e os ombros. Expirando, incline-se para a frente devagar, partindo dos quadris. Ao alongar para baixo, mantenha seu peso equilibrado nos pés. Mantenha as costas retas e abertas por entre os ombros e o pescoço.

b) Sem interromper o movimento, solte as mãos e coloque as pontas dos dedos no chão abaixo dos ombros, mantendo os braços retos. Caso não consiga alcançar o chão, utilize um apoio abaixo das mãos ou dobre os joelhos para manter a coluna alongada e as mãos no chão. Olhe para baixo, na direção do chão, alongando o pescoço. Ao relaxar e respirar, projete a pelve para a frente, encolhendo os ossos púbicos entre as coxas (com o tempo, você vai perceber que a pelve se projeta e os ísquios se estendem naturalmente quando você inicia a postura). Mantenha a postura e respire.

c) Em seguida, centralize a mão direita no chão. Expire e gire o torso, levantando suavemente o braço esquerdo. Expanda a partir do centro do peito até as pontas dos dedos. Alongue o pescoço, vire a cabeça e olhe na direção da mão esquerda. Inspirando, gire de volta ao centro e repita o movimento com a respiração por uma média de três a quatro vezes. Na última repetição, mantenha o alongamento durante três a quatro respirações. Então solte o corpo e mude de lado.

d) Para aprofundar a inclinação frontal, coloque as mãos no chão abaixo dos ombros. Dobre os cotovelos à medida que você puxa o abdômen para entre as pernas, abaixando a cabeça em direção ao chão. Mantenha as costas retas e incline-se a partir das articulações do quadril.

e) Você também pode segurar as mãos atrás do corpo, levantar os braços e trazê-los para trás da cabeça, em direção ao chão, deixando que o peso dos braços auxilie no movimento para baixo. Mantenha a postura e respire, relaxando.

Para sair da postura, leve novamente os braços às costas. Com uma inspiração, endireite a lombar, alongue-a levemente e levante a cabeça, o pescoço e a parte superior das costas, dobrando os joelhos se for necessário para manter a lombar fortalecida e a coluna alongada. Solte as mãos, aproxime os pés e relaxe na Postura da Montanha, observando o fluxo da respiração.

▶ Benefícios: Esta série alonga os músculos isquiotibiais e os músculos adutores das coxas; aumenta a flexibilidade na articulação dos quadris; fortalece a lombar e os músculos da pelve; gira e alonga todo o torso; melhora o equilíbrio.

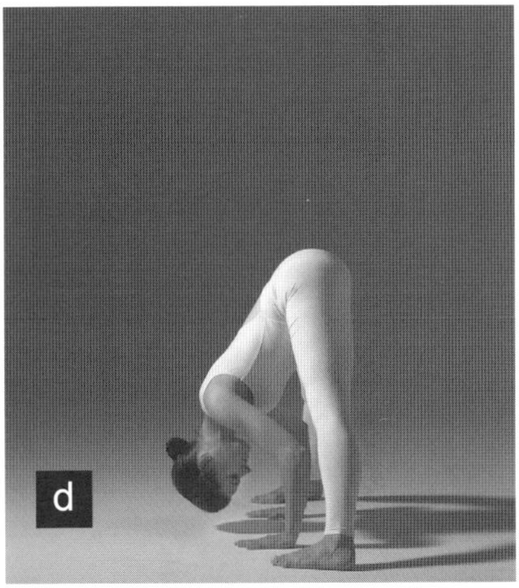
d

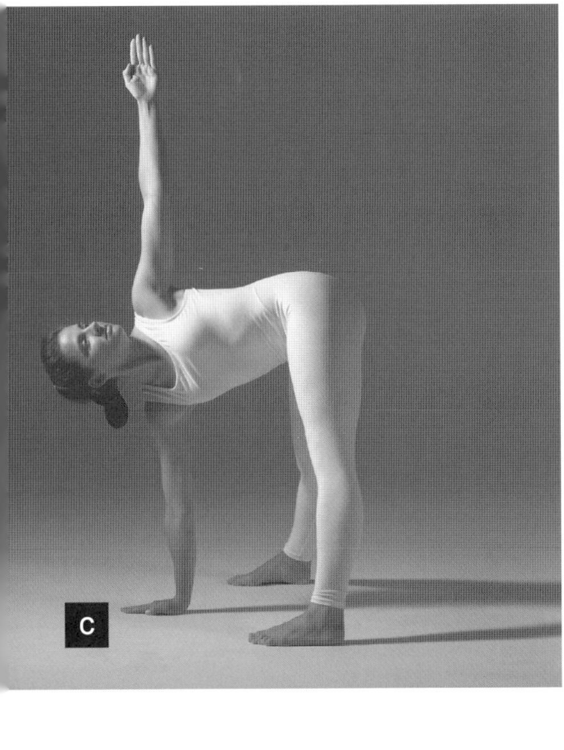
c

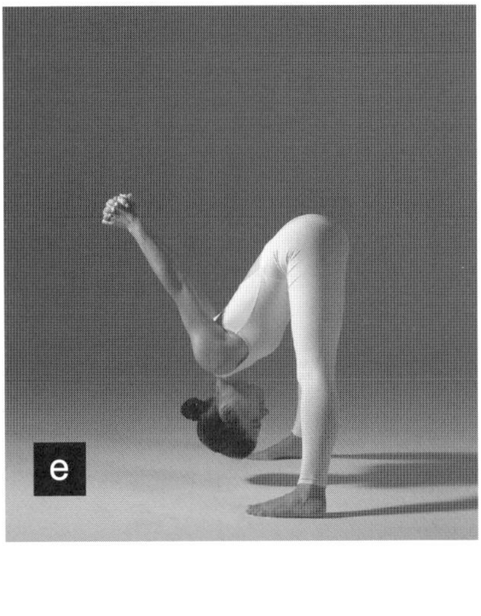
e

Posturas de Pé

6 POSTURA DA ÁRVORE (VRIKSHASANA)

a) Comece na Postura da Montanha, com os pés juntos e paralelos. Centralize a pelve sobre os pés e alongue a coluna para cima. Focalize os olhos em um ponto no chão ou na parede à sua frente. Em seguida, encoste a sola do pé esquerdo na parte interna do tornozelo direito ao abrir o quadril esquerdo; gire o joelho para fora. Para facilitar o equilíbrio, mantenha as pontas dos dedos no chão. Pressione as palmas uma contra a outra, no centro do peito, e alongue o pescoço até o topo da cabeça.

b) Quando estiver pronto para prosseguir, levante o pé esquerdo e pressione a sola contra a panturrilha ou contra a parte interior da coxa. Levante os braços acima da cabeça (alongando para os lados ou levantando diretamente para cima). As palmas das mãos podem tocar-se ou apenas ficar de frente uma para a outra. Alongue todo o torso, erguendo o peito e alongando-o em direção à parte superior da cabeça. Mantenha o equilíbrio e acompanhe o fluxo da respiração até quando se sentir confortável. Para sair da postura, expire e abaixe os braços e o pé, voltando à Postura da Montanha. Permaneça na quietude, com a atenção voltada para a respiração. Repita a postura do outro lado.

POSTURA DA ÁRVORE (VRIKSHASANA)

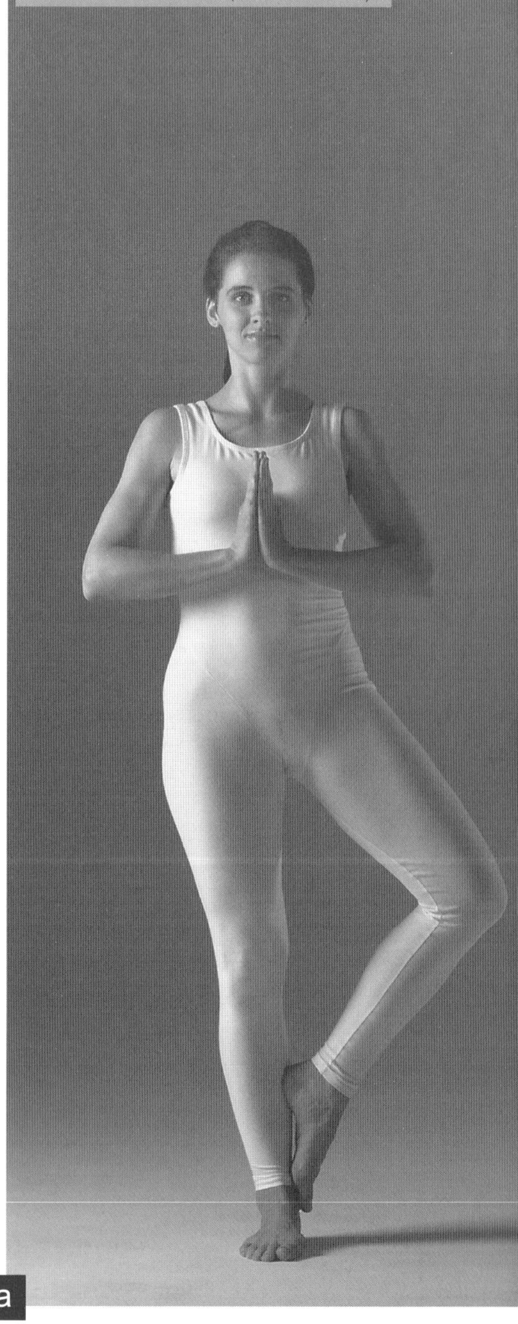

a

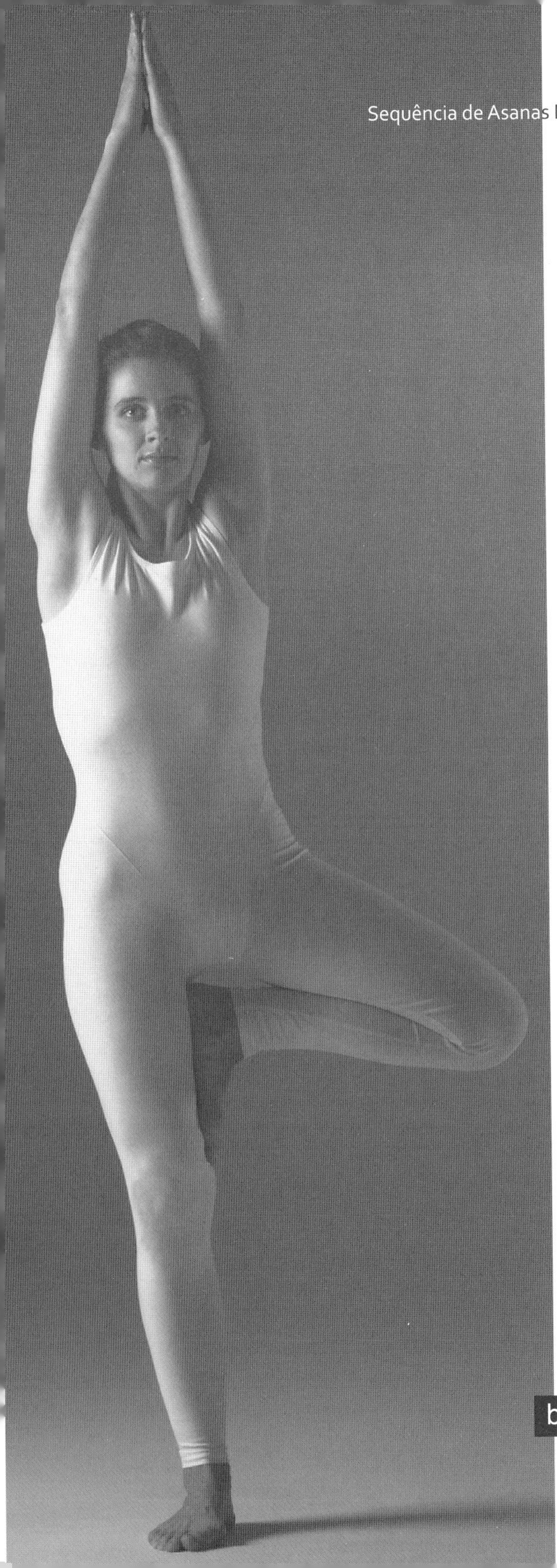

b

▶ Benefícios: Melhora o equilíbrio e a concentração; fortalece a musculatura da pelve e das pernas; abre o peito e os ombros; melhora a qualidade da respiração.

7 POSTURA DA CADEIRA (UTKATASANA)

Fique de pé e mantenha os pés juntos. Inspirando, levante os braços para os lados e acima da cabeça. Estenda os braços para cima e ao longo das orelhas. Pressione as palmas das mãos sem dobrar os cotovelos, ou alongue até os dedos, com as palmas das mãos uma de frente para a outra. Então, expire ao dobrar os joelhos e abaixe os quadris em direção ao chão, pressionando os joelhos um contra o outro. Mantenha os pés retos no chão e evite inclinar as costas. Pressione as coxas uma contra a outra e puxe o assoalho pélvico para dentro e para cima. Olhe para a frente e respire uniformemente, sem qualquer interrupção ao manter o alongamento vertical da coluna e dos braços. Sinta a vibração dessa postura e deixe que o fluxo de energia fortaleça o alinhamento vertical. Quando estiver pronto, alongue as pernas e expire ao abaixar os braços.

▶ Benefícios: À primeira vista, os efeitos dessa postura parecem óbvios: desenvolve força nos músculos das pernas e do torso, bem como a flexibilidade nos tornozelos e ombros. No entanto, ela também age de forma mais profunda. À medida que os músculos da parte interna das coxas e do assoalho pélvico se contraem, a energia se eleva. Ao abaixar-se mais na postura, há uma mudança no foco da contração pélvica, passando de trás para a frente, o que gradualmente resulta no aumento da força e da coordenação muscular de toda a região. Em seguida, a vitalidade da postura aumenta e a mente se foca nas linhas verticais de energia dentro do corpo.

POSTURA DA CADEIRA

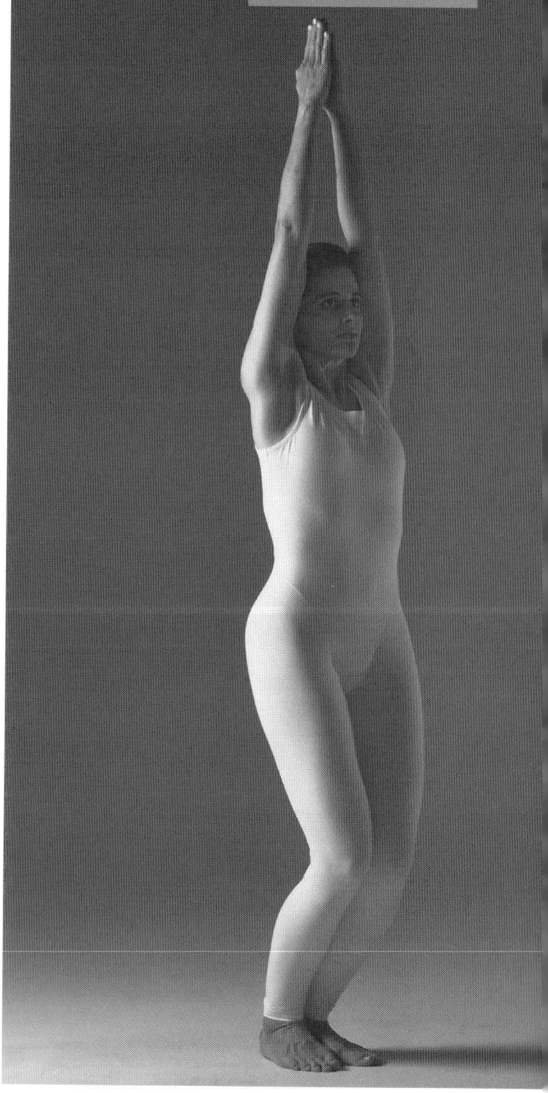

POSTURAS DEITADAS E DE DESCANSO

Após as energéticas posturas de pé, as posturas a seguir descansam o corpo e revigoram as pernas. Elas também soltam a lombar e a coluna, restabelecem a profundidade da respiração e gentilmente despertam o centro do umbigo, que é a base da vitalidade, da energia, da coragem e do entusiasmo. Músculos abdominais fortes e flexíveis aliados à respiração apropriada são essenciais para uma saúde boa e vibrante, bem como para progressão na prática das Asanas. Seja bastante cuidadoso com a respiração ao trabalhar com as posturas desta seção.

8 POSTURA DA CRIANÇA (BALASANA)

Ajoelhe-se com a parte de cima dos pés no chão e as nádegas apoiadas nos calcanhares. Com as costas eretas, expire e incline-se para a frente, partindo dos quadris, dobrando o abdômen sobre as coxas. Encoste a testa no chão e descanse os braços ao lado do corpo, com as palmas da mão viradas para cima. Sinta o movimento da respiração contra as coxas e ao lado da caixa torácica. Relaxe até que a respiração esteja estável e tranquila, e a mente pronta para seguir em frente. Se a postura estiver desconfortável, pode ser que você precise abrir levemente os joelhos ou coloque almofadas sob os tornozelos ou na parte de trás das coxas. Uma alternativa é deitar-se de costas, trazendo os joelhos para o peito. Para sair da postura e entrar na próxima, levante a cabeça, estique as costas e retorne para uma postura de pé.

▶ Benefícios: Alivia a tensão na lombar; alonga gentilmente a coluna; massageia os órgãos abdominais; revigora as pernas; tranquiliza a mente.

POSTURA DA CRIANÇA

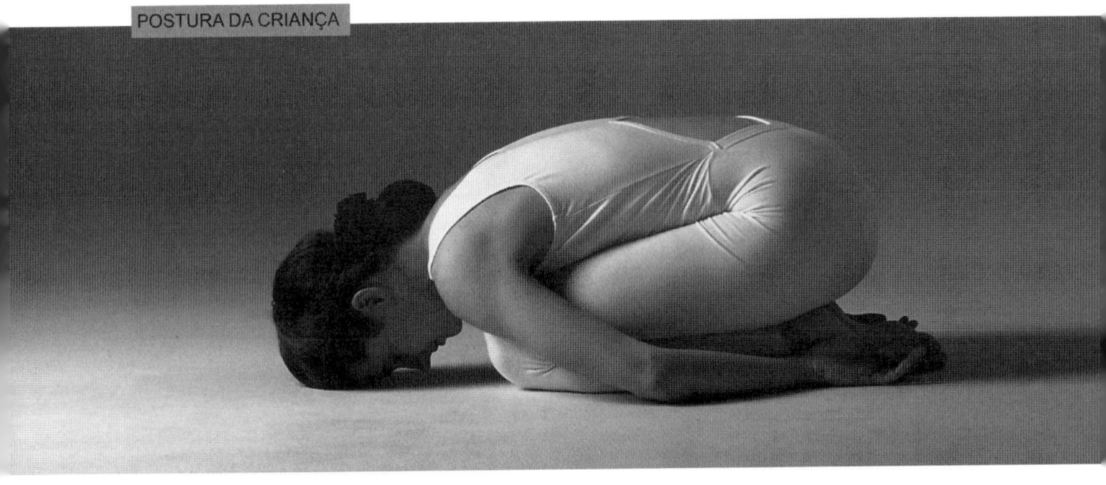

Posturas Deitadas e de Descanso

POSTURA AJOELHADA

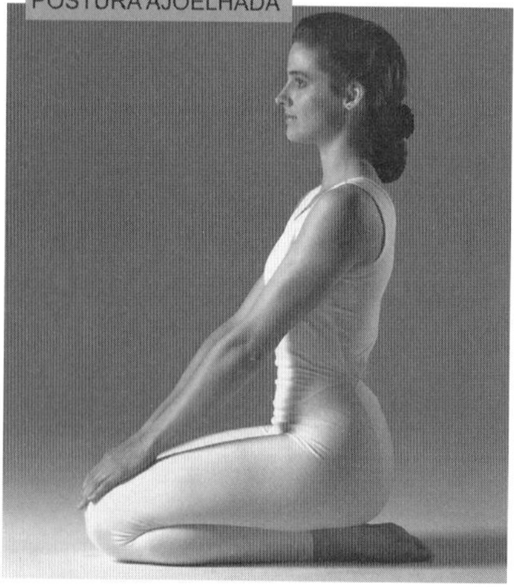

9 POSTURA AJOELHADA (VAJRASANA)

Sente-se sobre os calcanhares, com a parte de cima dos pés no chão. Pressione gentilmente as palmas das mãos nas coxas. Com a lombar ereta, levante o peito e alongue a coluna para cima, partindo do cóccix até o topo da cabeça. Feche os olhos e acompanhe o fluxo da respiração, aprofundando a tranquilidade da postura. Se os joelhos ou tornozelos estiverem desconfortáveis, sente-se com as pernas cruzadas.

Cuidado: não pratique essa postura se estiver sofrendo de dores nos joelhos.

▶ Benefícios: Relaxa o corpo; alonga os pés, os tornozelos e os joelhos; revigora as pernas; restaura a respiração natural; desenvolve um bom alinhamento da coluna; prepara a mente para dar continuidade à sequência.

10 INÍCIO DA SÉRIE DE FOGO (ELEVAÇÃO INDIVIDUAL DAS PERNAS E CICLISMO)

a) Sente-se no chão com as pernas estendidas à sua frente. Incline-se para trás, apoiando-se nos antebraços, com os cotovelos sob os ombros. Levante o peito e mantenha o queixo na direção da garganta. Dobre o joelho direito e pressione o pé no chão, próximo à pelve. Agora inspire e alongue os dedos do pé em direção ao teto. Expire e abaixe a perna, tocando o chão, mas sem soltar o peso. Em seguida, inspire e levante novamente a perna que está ereta. Mantenha o maxilar e o rosto relaxados, focando no centro do umbigo. Mexa-se suavemente, respirando cinco vezes. Em seguida, mude de lado e repita cinco vezes do outro lado.

b) Para um exercício mais desafiador, comece com as duas pernas esticadas à sua frente. Inspire e levante uma das pernas, mantendo a perna oposta no chão. Expire e abaixe a perna. Inspire e levante a perna oposta. Repita cinco vezes, alternando os lados.

Em um movimento vertical semelhante ao de uma tesoura, você

também pode começar a levantar a segunda perna ao baixar a primeira. As pernas passarão pelo ar e praticamente não tocarão o chão durante o movimento de descida. Mantenha os movimentos suavemente e não segure a respiração.

c) Elevação das pernas como em uma bicicleta. Comece com as duas eretas à sua frente. Dobre um dos joelhos e puxe a coxa na direção do joelho. Então troque de perna, puxando e empurrando alternadamente cada uma, como um pistão. Mantenha a perna ereta paralela ao chão e alguns centímetros acima dele. Empurre até o calcanhar da perna estendida ao puxar a perna dobrada para dentro. Complete cinco ciclos.

Cuidado: Caso sinta dor ou desconforto nas costas, no pescoço ou nos ombros durante ou após os exercícios, consulte um professor antes de prosseguir.

▶ Benefícios: Fortalece os músculos do abdômen; aumenta a vitalidade; melhora a digestão, a evacuação e a circulação.

INÍCIO DA SÉRIE DE FOGO

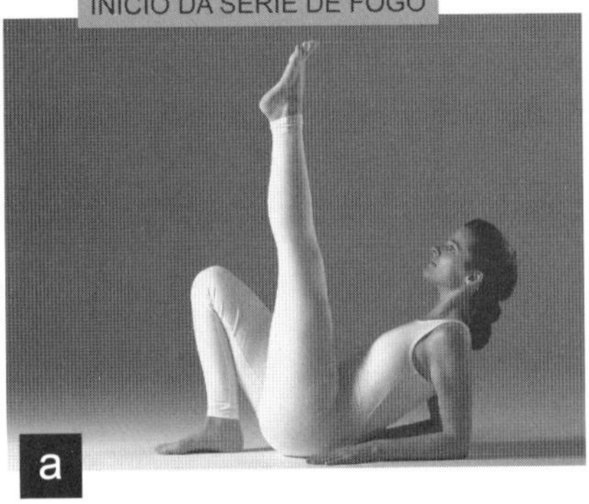

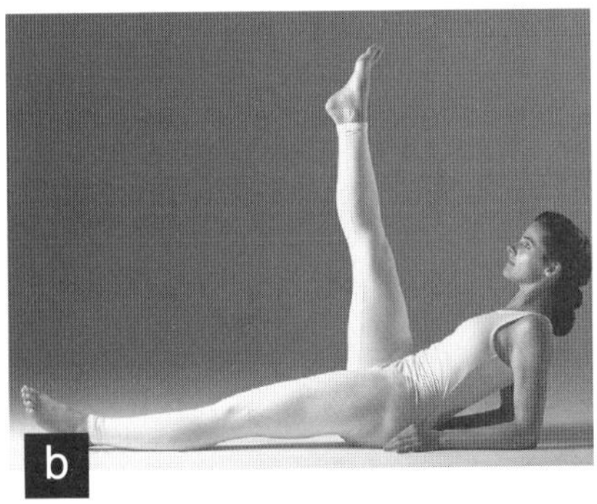

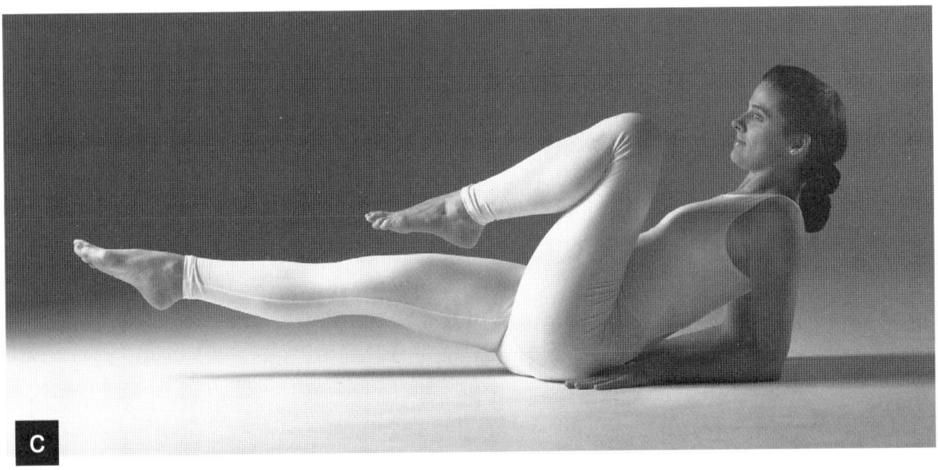

Posturas Deitadas e de Descanso

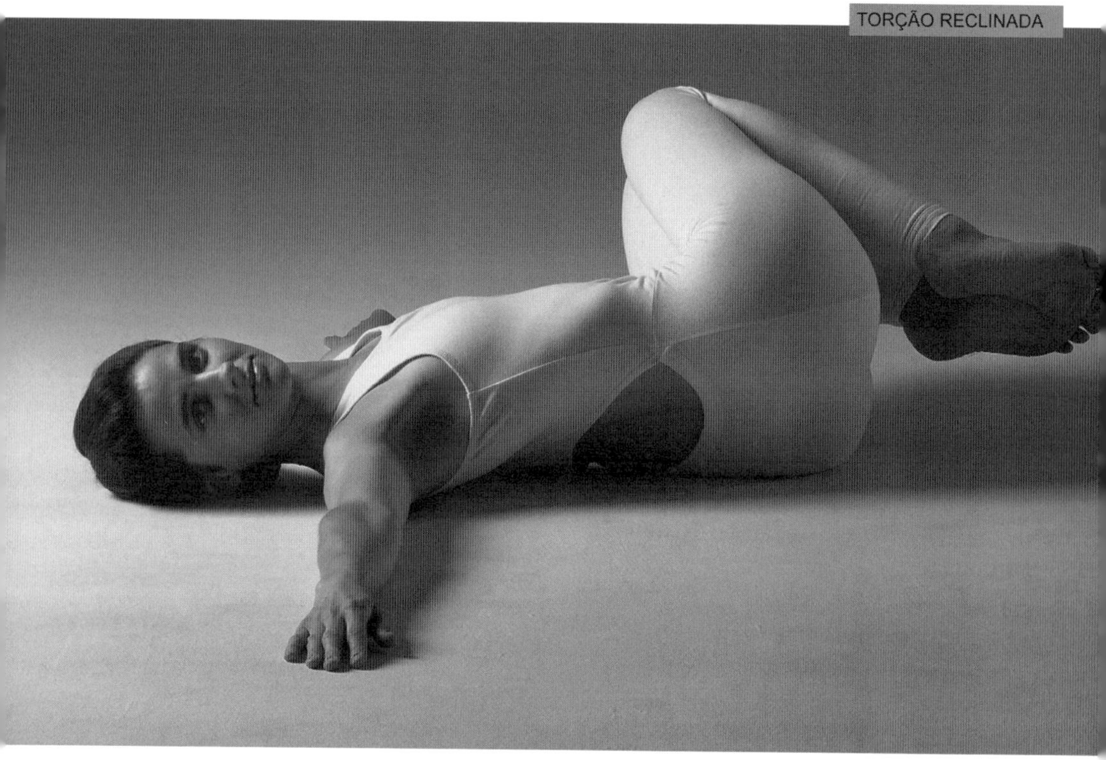

11 TORÇÃO RECLINADA

Deite-se de costas e estique os braços diretamente para os lados, com as palmas das mãos viradas para baixo. Dobre os joelhos e traga as coxas na direção do abdômen, mantendo as pernas juntas. Agora gire gentilmente de um lado para o outro, abaixando as pernas em direção ao chão. Mantenha as pernas juntas e a parte superior das costas e os ombros no chão. Suavize a lombar ao rolar o corpo, trazendo uma ação de massagem à posição. Repita de cinco a dez vezes, em seguida descansando os pés no chão próximo à pelve. Feche os olhos e relaxe, sentindo o fluxo da respiração na pelve, na lombar e no abdômen.

▶ Benefícios: Fortalece os músculos do abdômen ao aumentar a flexibilidade e aliviar a tensão nas partes inferior e central da coluna.

INCLINAÇÕES POSTERIORES

As inclinações posteriorres estão entre as posturas mais estimulantes e energizantes. Elas são poderosos antídotos contra letargia, hábitos negativos de respiração e diversas doenças físicas, além de opor-se à tendência que a maioria de nós tem de inclinar o corpo para a frente no dia a dia. A chave para realizar bem as inclinações posteriores é alongar toda a extensão da coluna e evitar alongar-se demais, ou comprimir a lombar ou a parte de trás do pescoço. Tente abrir espaço ao longo de toda a extensão de sua coluna. Ao executar inclinações posteriores, mantenha a coluna alongada, as nádegas contraídas, a pelve para dentro e o peito levantado.

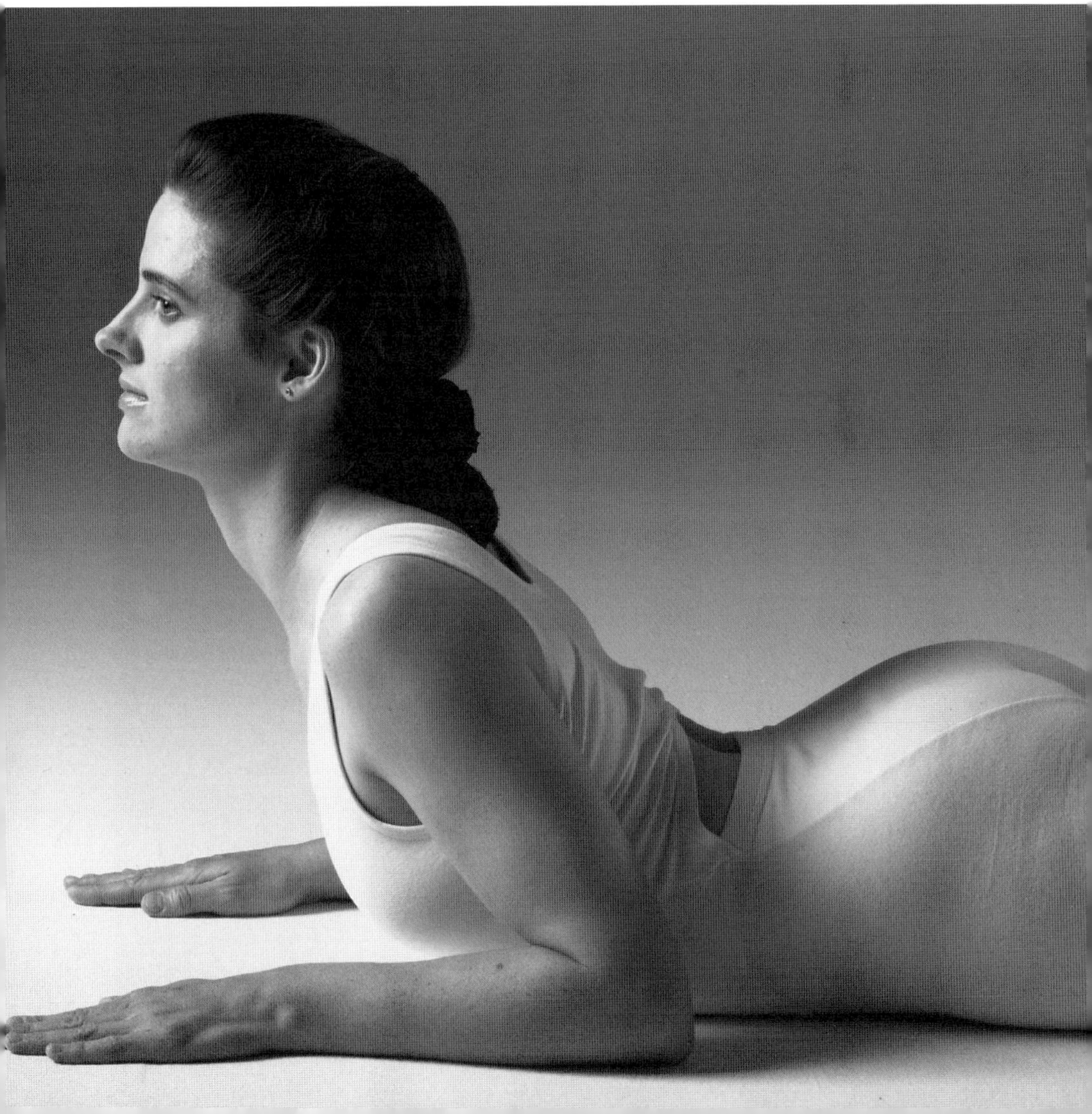

Inclinações Posteriores

12 POSTURA DA COBRA (SEM APOIO – BHUJANGASANA)

a) Deite-se olhando para o chão, com as pernas e os pés unidos. Coloque as palmas das mãos no chão próximo ao peito ou sob os ombros (quanto mais para trás estiverem as mãos, mais intensa será a postura). Os dedos devem apontar para a frente e os braços devem envolver os lados das costelas. Mantendo firmes as pernas e as nádegas, pressione a pelve contra o chão e puxe as escápulas para perto uma da outra e depois para baixo.

b) Inspire e deslize o nariz para a frente ao levantar a cabeça e o peito. Mantenha os ombros puxados para trás e para baixo e os cotovelos para dentro. Observe a respiração no abdômen e aos lados da parte inferior da caixa torácica à medida que você se centraliza na postura. Expirando, mantenha a coluna arqueada.

Observação: Não deve haver qualquer peso nas mãos. Não pressione as mãos no chão a fim de forçar a postura. Braços rígidos podem forçar a coluna a uma postura de tensão.

POSTURA DA COBRA

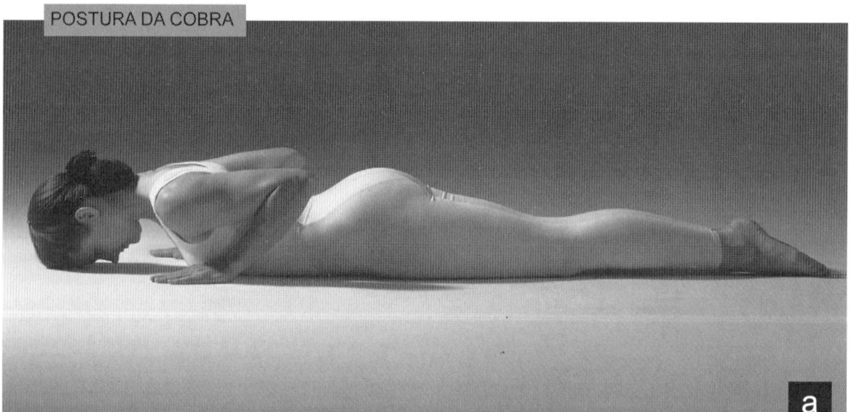

a

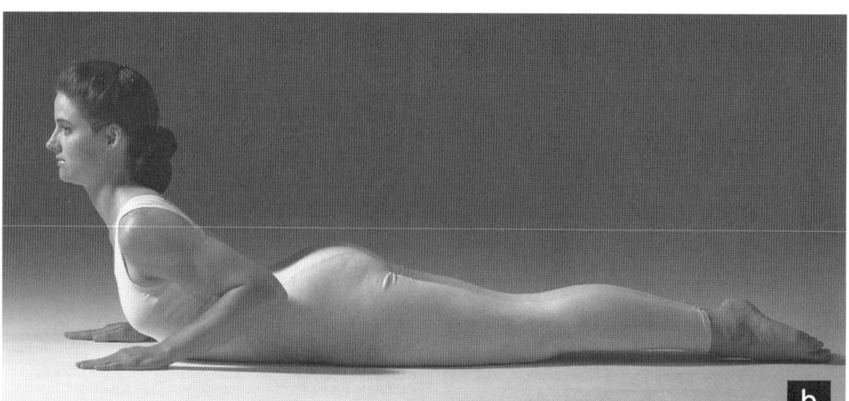

b

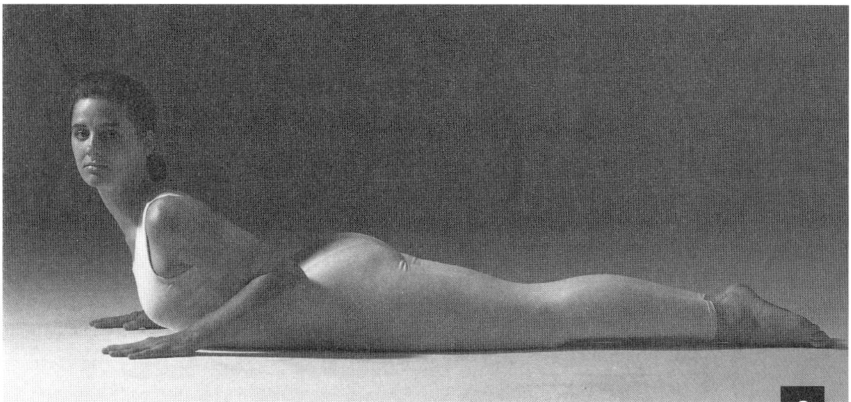

C

Mantenha a postura durante cinco respirações, então expire estendendo e abaixando no chão primeiro o queixo, seguido do nariz e, por fim, da testa. Vire a cabeça para um lado e descanse por algumas respirações. Em seguida, repita o procedimento e vire a cabeça para o lado oposto ao finalizar a postura pela segunda vez.

c) Para aumentar a mobilidade do pescoço e dos ombros, realize a postura mais uma vez. Vire a cabeça devagar, de um lado para o outro, como se estivesse olhando para trás, e mantenha os ombros para baixo. Então centralize o queixo mais uma vez durante algumas respirações. Saia da postura da mesma forma explicada anteriormente, expirando e encostando ao chão o esterno, o queixo, o nariz e a testa. Traga os braços para as laterais do corpo e vire a cabeça para o lado, descansando e observando o fluxo da respiração. Repita duas ou três vezes.

▶ Benefícios: Fortalece os músculos das costas; melhora a circulação nos discos intervertebrais; abre a garganta, o peito e o abdômen; melhora a mobilidade e o alinhamento da coluna; ajuda a aliviar a dor na lombar; facilita padrões adequados de respiração.

Inclinações Posteriores

13 POSTURA DO GAFANHOTO (SHALABHASANA)

a) Postura do Gafanhoto Usando Apenas uma Perna. Deite-se sobre o estômago, com o queixo no chão e as pernas unidas; os braços ficam ao lado, com as palmas das mãos viradas para o corpo. Feche as mãos com o punho solto. Mantenha os pés juntos e estique os pés, alongando todo o corpo. Contraia as nádegas e pressione o abdômen contra o chão.

Inspire, alongue a perna direita até os dedos dos pés e levante-a cerca de 20 a 35 centímetros sem dobrar o joelho. Erga-a firmemente, com a nádega direita e a lombar. Evite pressionar o joelho esquerdo no chão para auxiliar o movimento. Os joelhos e a parte de cima dos pés ficam virados para baixo. Não importa a altura da elevação, mantenha os dois lados da pelve no chão e o queixo virado para baixo. Mantenha a postura durante várias respirações e, em seguida, repita do outro lado. Pratique essa versão da postura até desenvolver força suficiente para levantar as duas pernas de forma confortável.

b) Postura do Crocodilo Utilizando as Duas Pernas. Deite-se sobre o estômago, como na postura anterior, com as pernas unidas e os braços ao lado do corpo.

POSTURA DO GAFANHOTO

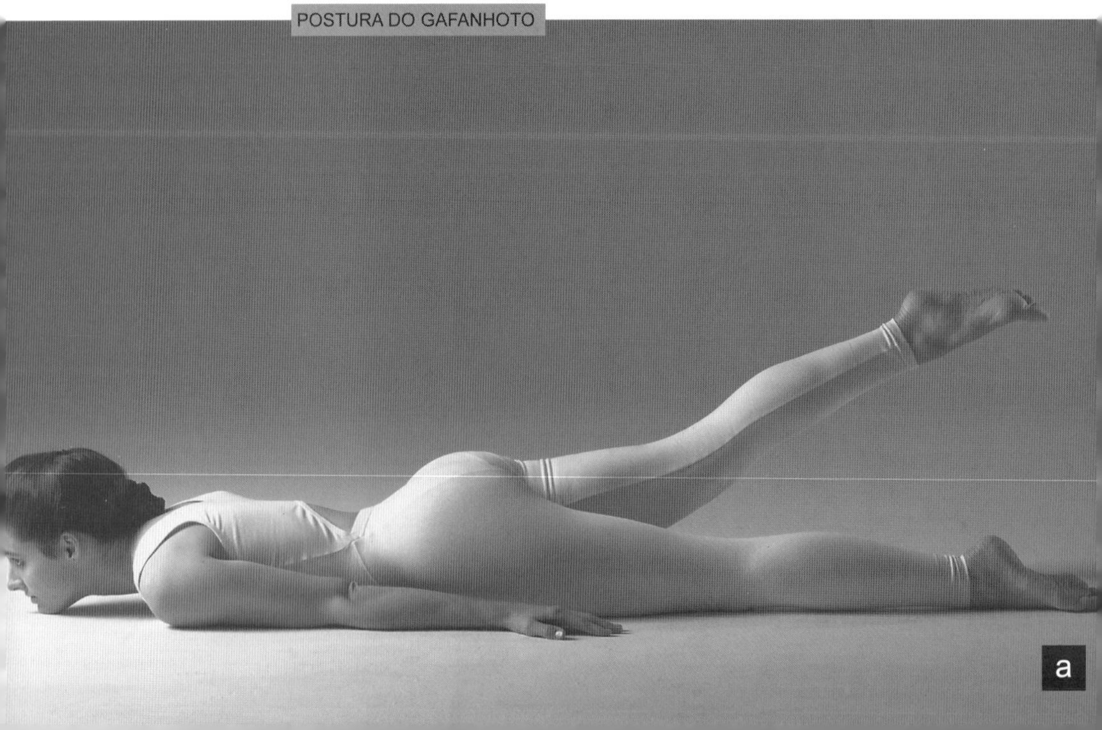

a

Deslize os braços para baixo do corpo, de forma que o antebraço permaneça na parte interna da borda frontal do osso do quadril. Feche as mãos e descanse a parte superior da coxa ou da virilha no lado do dedo mínimo do pulso, pressionando o lado do hálux no chão. Mantenha os braços eretos e una os cotovelos. Inspirando, pressione os braços no chão e levante as duas pernas. Mantenha as pernas a menos de um quadril de distância e aponte os dedos dos pés para ajudar a alongá-las para trás e para cima. Mantenha a postura por pouco tempo, então solte o corpo lentamente de volta ao chão.

▶ Benefícios: Fortalece as pernas, as nádegas e a lombar; massageia os órgãos internos; estimula o sistema nervoso; ajusta o alinhamento da pelve; desenvolve a consciência das inter-relações entre as pernas, a pelve, o abdômen e a lombar.

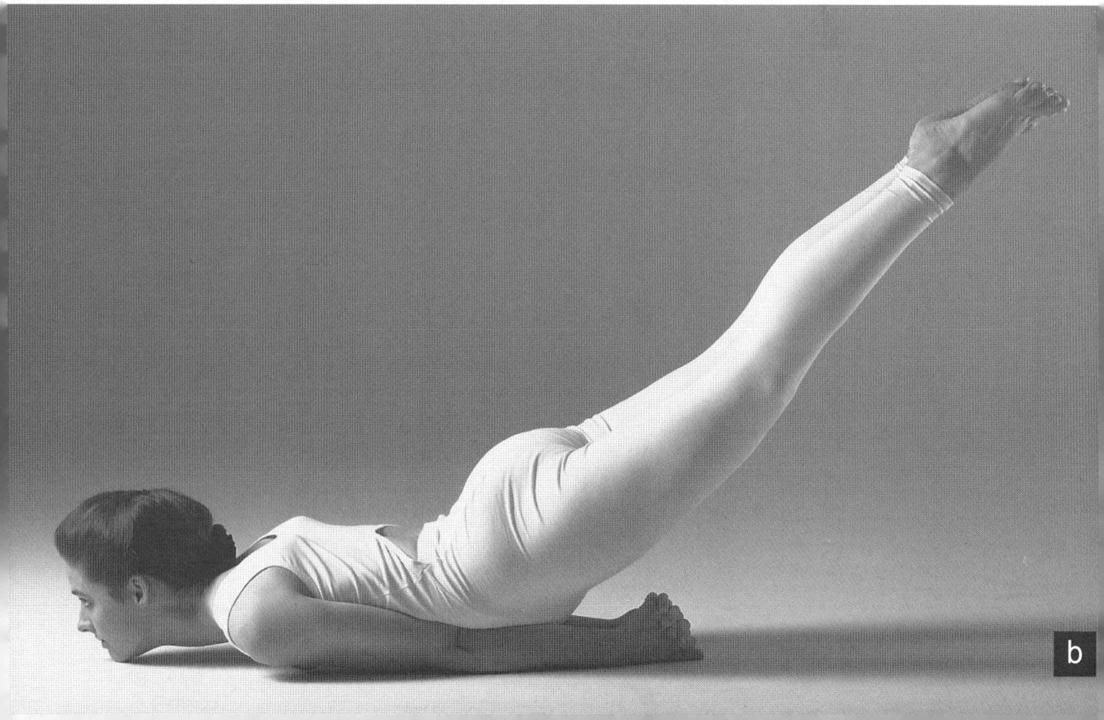

Inclinações Posteriores

14 POSTURA DO BARCO (NAVASANA OU NAUKASANA)

a) Deitado sobre o abdômen, estenda os braços acima da cabeça, ao lado das orelhas. Alongue-se até as pernas. Mantenha os pés a um quadril de distância um do outro.

b) Inspirando e alongando a partir do centro do umbigo, levante as pernas, a parte superior do corpo e os braços. Mantenha os braços ao lado das orelhas. Respire ao alongar para cima e na direção oposta do centro do corpo. Imagine que os braços e as pernas são infinitamente longos e que você está flutuando sem fazer qualquer esforço para respirar. A cada inspiração, intensifique o alongamento e projete a energia do umbigo até os dedos das mãos e dos pés; a cada expiração, permita-se uma abertura maior, aliviando a tensão nos ombros e na pelve. Antes de sair da postura, inspire e alongue um pouco mais. Em seguida, expire e relaxe.

▶ Benefícios: Revigorante; alonga a parte de trás dos músculos; melhora a circulação dos órgãos do abdômen.

POSTURA DO BARCO

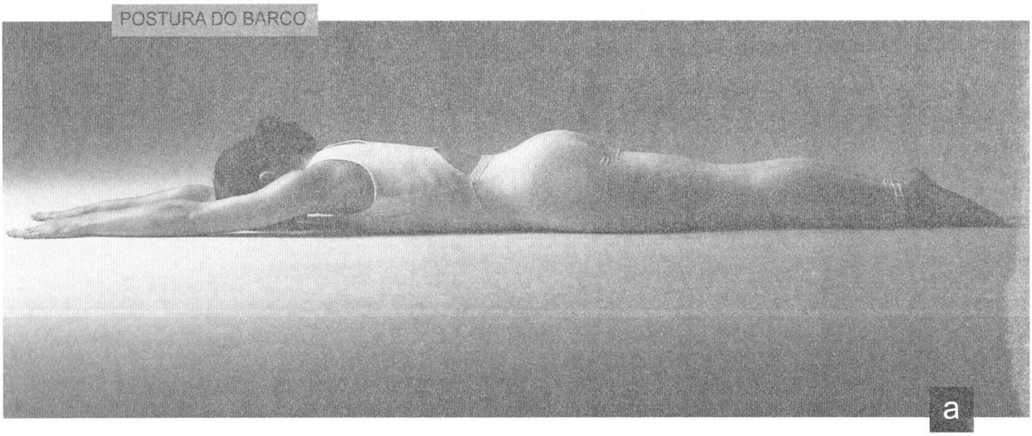

a

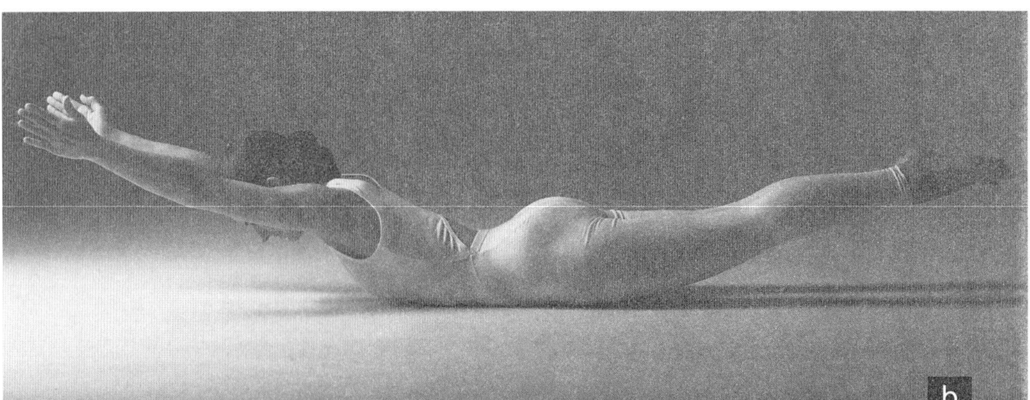

b

15 POSTURA DOS JOELHOS NO PEITO (PAVANAMUKTASANA)

A fim de preparar-se para a intensidade dos alongamentos posteriores seguintes, deite-se de costas e dobre os joelhos na direção do peito. Com as mãos, puxe gentilmente as coxas na direção do abdômen e pressione o cóccix no chão. Em seguida, balance de um lado para o outro, aliviando a tensão e massageando a lombar.

▶ Benefícios: Alivia a tensão na lombar e nos quadris.

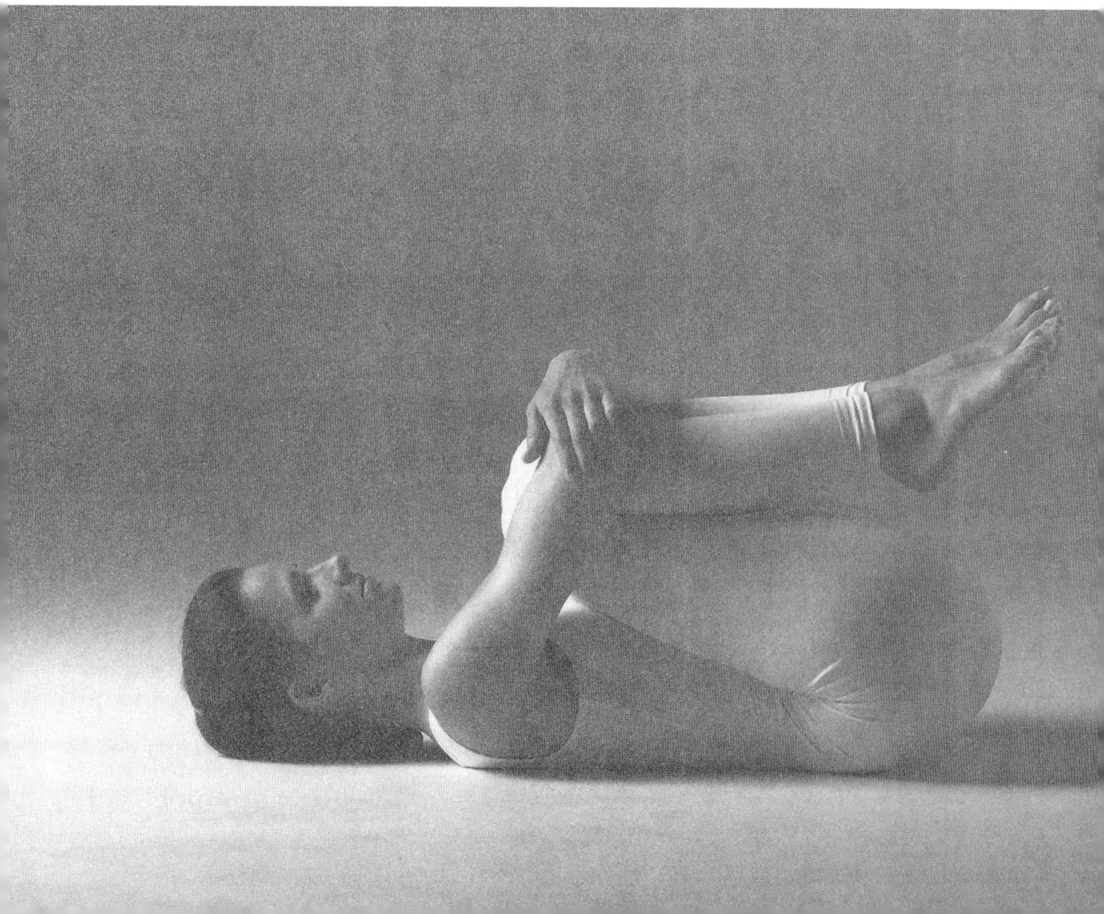

Inclinações Posteriores

PREPARAÇÃO PARA A POSTURA DO POMBO

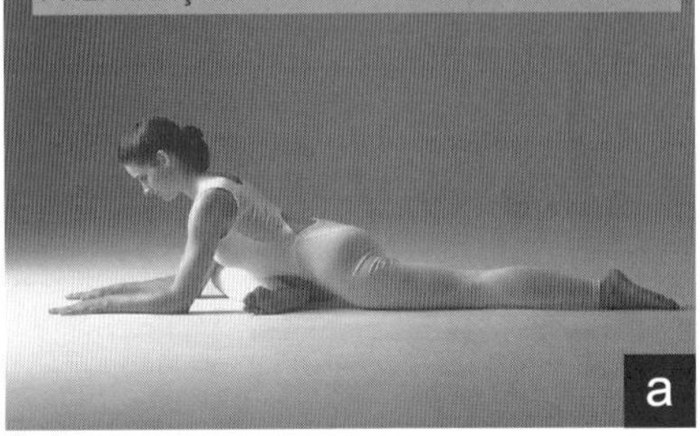

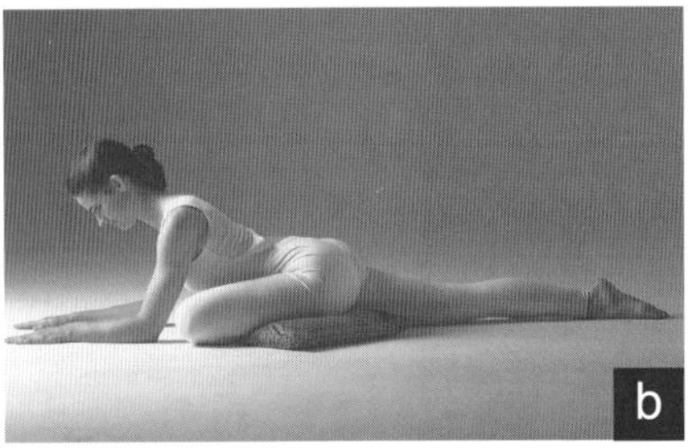

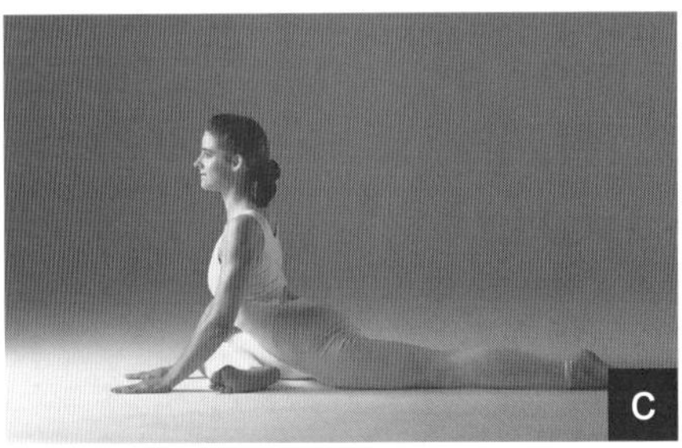

16 PREPARAÇÃO PARA A POSTURA DO POMBO (KAPOTASANA)

a) Comece com as mãos nos joelhos. Traga o joelho direito para a frente, entre as mãos, e desloque o pé direito abaixo de você para a esquerda. O calcanhar do pé direito deve estar abaixo do lado esquerdo da pelve ou do abdômen. Em seguida, estenda a perna esquerda diretamente atrás de você e solte a pelve em direção ao chão.

Deslize as mãos para a frente e abaixe os cotovelos no chão. Mantenha a parte de trás da pelve nivelada e abaixe-a igualmente em cada um dos lados (a virilha ou o abdômen podem ser pressionados contra o calcanhar à esquerda). Solte mais o corpo ao alongar a perna posterior, alongando os braços e abaixando a cabeça no chão.

b) Evite a tensão do joelho ajustando a postura da perna. Caso ache o alongamento intenso demais, coloque uma almofada ou um cobertor dobrado sob a coxa e a virilha da perna direita e/ou na nádega da perna flexionada. O apoio ajudará a relaxar. Deixe que a respiração seja completa e profunda ao centralizar-se na postura e relaxar.

c) Para intensificar o alongamento, estique os braços vagarosamente e coloque as mãos para trás, na direção dos joelhos. Alongue a coluna, pressione o peito para a frente e arqueie-o para cima. Alongue o pescoço e olhe diretamente para a frente. Respire na postura à medida que você relaxa a resistência e fica mais estável e confortável.

Para sair da postura, sente-se para o lado e una as pernas, movimentando-as e alongando-as. Em seguida, retorne às suas mãos e joelhos e repita os movimentos do outro lado.

▶ Benefícios: Melhora a flexibilidade e o alinhamento da pelve ao alongar os rotadores e flexores do quadril; excelente preparação para posturas de meditação e inclinações posteriores.

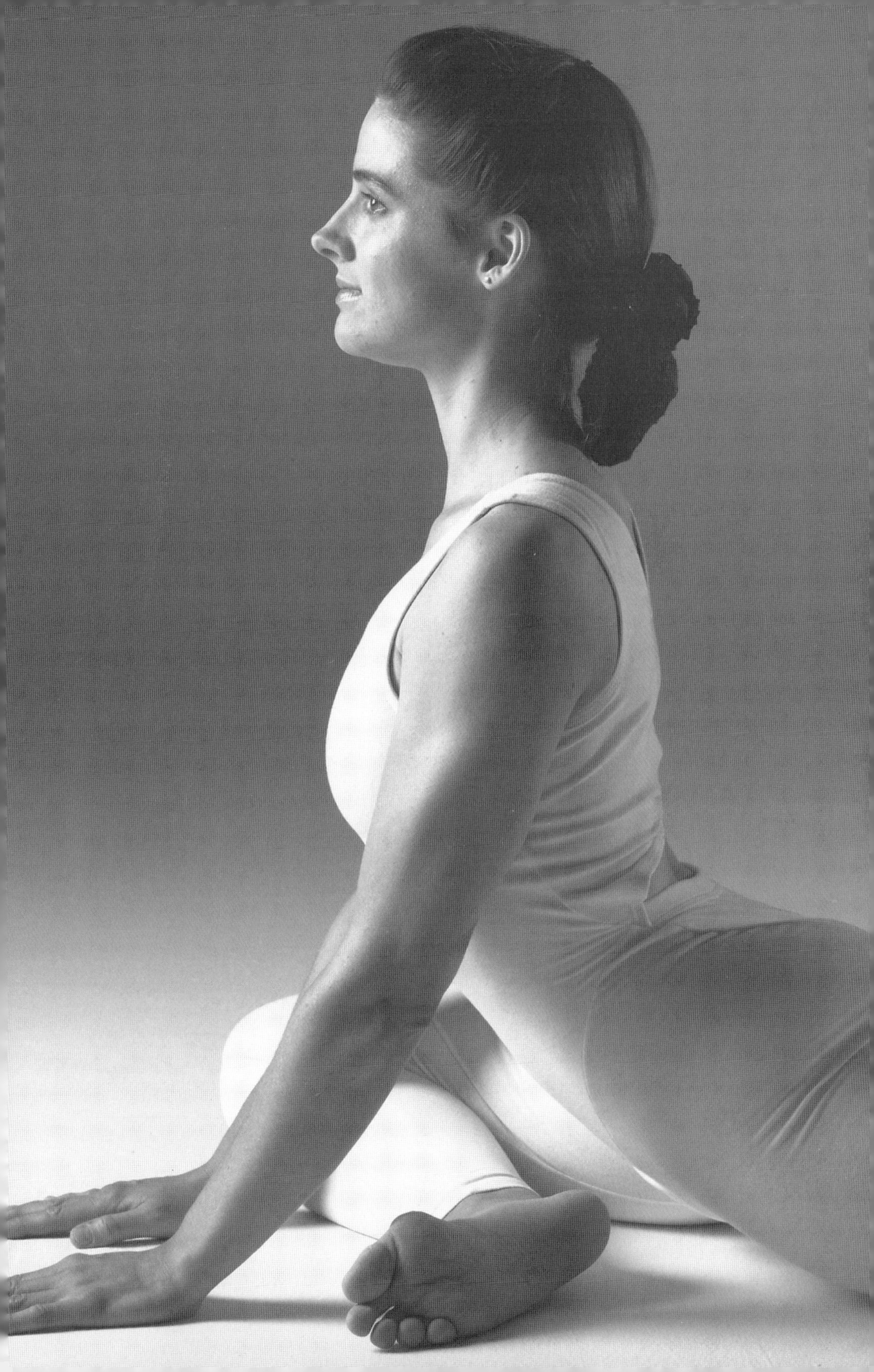

Posturas Sentadas e Inclinações Frontais

POSTURAS SENTADAS E INCLINAÇÕES FRONTAIS

As posturas sentadas e inclinações frontais trabalham intensamente as pernas, a pelve e as costas. Em todas as posturas, empenhe-se para alongar a coluna, indo do cóccix à parte superior da cabeça. Nas inclinações frontais, gire a pelve e alongue o corpo para a frente, partindo dos quadris e não da cintura. Respire uniformemente e com profundidade em todas essas posturas, que acalmam o sistema nervoso e tranquilizam a mente.

17 POSTURA DO BASTÃO (DANDASANA)

a) Sente-se com as pernas unidas e esticadas à sua frente. Coloque as pontas dos dedos no chão, atrás dos quadris, com os dedos apontados para a frente. Inspirando, pressione os braços para baixo até os dedos, e ao mesmo tempo levante a lombar, alongando até o topo da cabeça. Continue a respirar ao pressionar o chão na parte de trás das pernas, flexionando os tornozelos e estendendo até os calcanhares. Levante o peito e as costelas ao aproximar os ombros e trazê-los para baixo. Olhe para a frente e respire uniformemente ao centralizar-se na postura. Mantenha-se assim por um período de cinco a dez respirações.

POSTURA DO BASTÃO

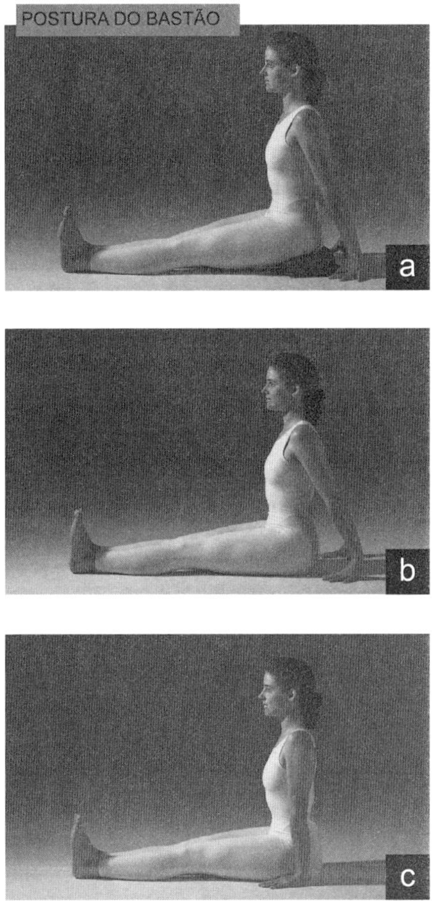

b) Nessa postura, assim como nas outras, se a parte inferior de suas costas cair, sente-se firme em almofadas ou cobertores dobrados, a fim de manter a curvatura natural da lombar e alongar a coluna.

c) Se suas mãos não alcançarem o chão de forma confortável, coloque as palmas das mãos no chão ao lado dos quadris.

18 POSTURA DA CABEÇA NO JOELHO (JANU SHIRSHASANA)

a) Sente-se no chão na Postura do Bastão (utilize uma almofada, se necessário, para evitar a curvatura da lombar). Dobre o joelho esquerdo e posicione a sola do pé contra a parte interna da coxa direita. Olhe para a perna direita, alongando o torso e mantendo a coluna ereta. Inspire e levante o peito, então expire e incline-se, partindo do quadril direito e passando por toda a perna, deslizando as mãos gradualmente pelo chão ou pelos lados. Agora coloque as mãos na perna e inspire ao alongar a coluna, levante e endireite a parte inferior da coluna e pressione a parte de trás da perna em direção ao pé. Deixe o pescoço alongado e relaxado.

b) Para aprofundar o alongamento, continue a inclinar-se para a frente, partindo do quadril, e abaixe o torso na direção da perna. Deixe as mãos deslizarem mais para a frente e segure o calcanhar ou os dedos dos pés, ou envolva o pé com as mãos. Se as mãos não alcançarem o pé com facilidade, segure-o utilizando uma faixa elástica. Finalmente, estenda e alongue as costas e solte a parte superior do corpo em direção à perna. Se sua flexibilidade permitir, encoste o rosto na tíbia. Respire e centralize-se na postura. Para finalizar, inspire, endireite as costas e alongue para fora e para cima ao deslizar as mãos em direção à pelve. Repita do outro lado.

▶ Benefícios: Alonga os isquiotibiais e as costas, melhora a flexibilidade do quadril e o alinhamento pélvico; tonifica o abdômen; acalma e alivia a mente.

POSTURA DA CABEÇA NO JOELHO

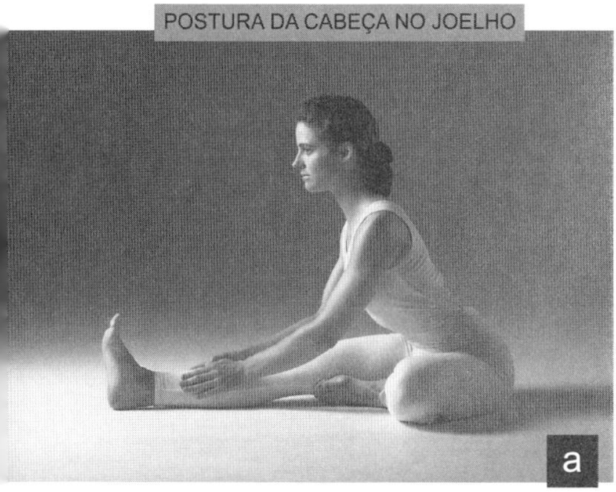

a

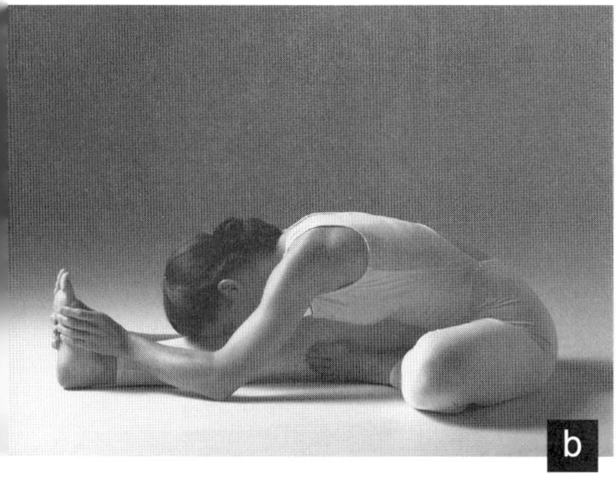

b

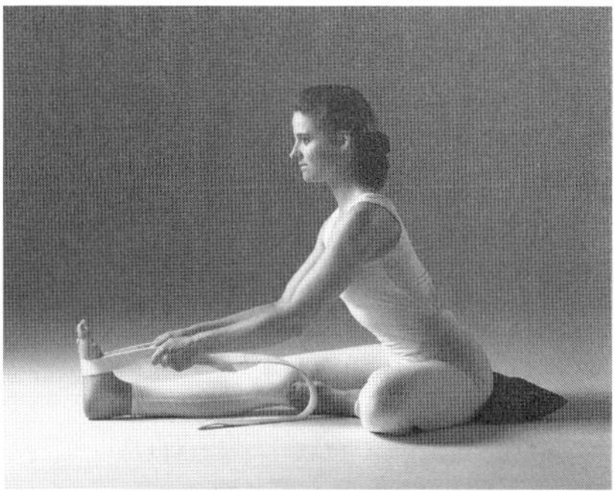

Posturas Sentadas e Inclinações Frontais

19 POSTURA DA CRIANÇA (BALASANA)

Depois da inclinação sentada, você pode querer descansar novamente, na Postura da Criança. Sente-se em uma postura ajoelhada, com a parte de cima dos pés no chão e as nádegas descansando sobre os calcanhares. Com a coluna ereta, expire e incline-se para a frente, partindo dos quadris, dobrando o abdômen sobre as coxas. Abaixe a testa no chão e descanse os braços ao lado do corpo, com as palmas das mãos viradas para cima. Sinta o movimento da respiração contra suas coxas e nas laterais da caixa torácica. Relaxe até que a respiração esteja estável e tranquila, e a mente esteja pronta para continuar. Se a postura estiver desconfortável, você pode precisar afastar um pouco os joelhos, ou colocar almofadas sob os tornozelos ou na parte de trás das coxas. Uma alternativa é deitar-se de costas, trazendo o joelho ao peito. Para sair dessa postura e entrar na próxima, levante a cabeça, endireite as costas, retornando a uma postura vertical.

POSTURA DA CRIANÇA

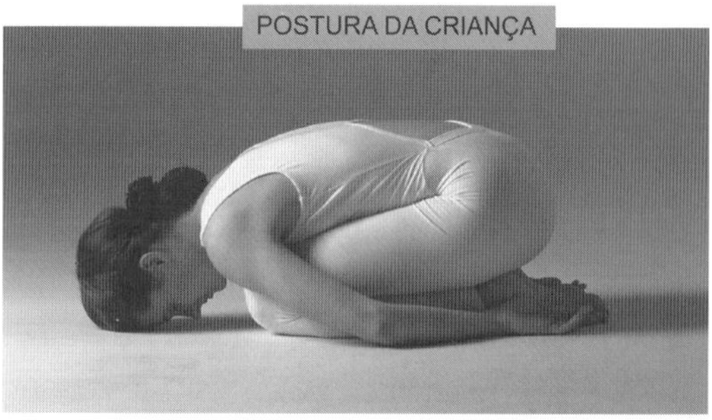

▶ Benefícios: Alivia a tensão da lombar; alonga a coluna gentilmente; massageia os órgãos do abdômen; revigora as pernas; tranquiliza a mente.

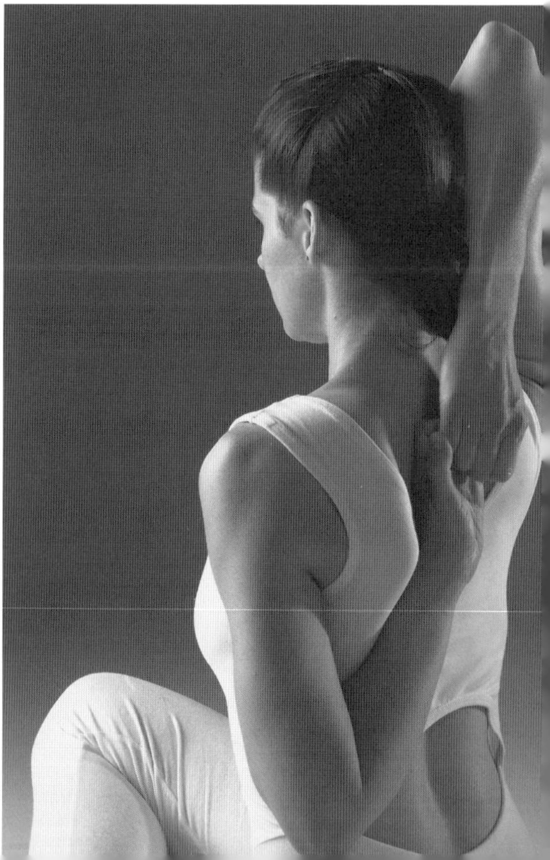

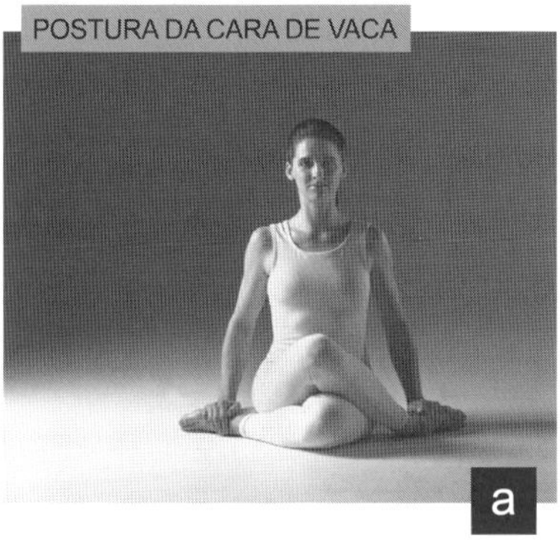

20 POSTURA DA CARA DE VACA (GOMUKHASANA)

a) Sente-se na Postura do Bastão. Dobre a perna esquerda sobre a direita, colocando o calcanhar esquerdo no chão, próximo ao quadril direito. Envolva a perna direita sobre a esquerda de modo que o pé direito esteja perto e fora do quadril esquerdo. Ajuste as pernas de modo que o joelho direito esteja diretamente sobre o esquerdo. Repouse o corpo sobre ambos os ísquios e sente-se de frente, levantando-se até o topo da cabeça. Coloque as mãos sobre os pés.

b) Traga o braço direito para cima da cabeça. Dobre os cotovelos e percorra a coluna com as mãos, enquanto desce as costas. A seguir, traga o antebraço esquerdo para a parte inferior da coluna, alongando a mão o máximo possível para o lado direito antes de deslizar a mão esquerda pela parte de cima das costas para entrelaçá-la com a mão direita.

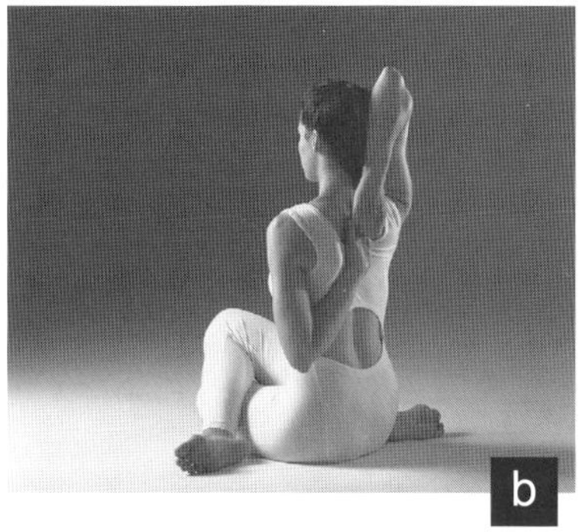

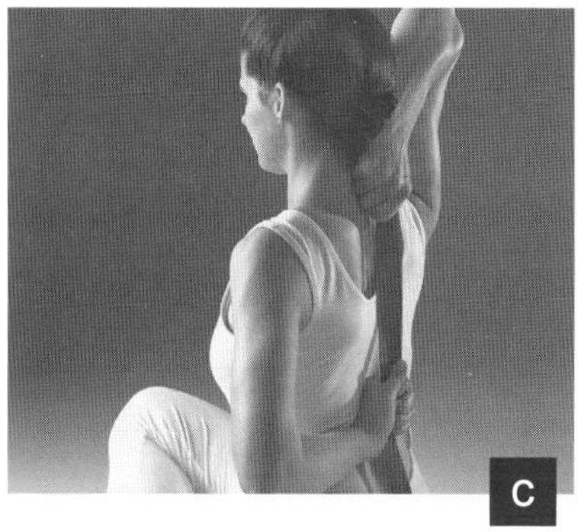

c) Se as mãos não alcançarem uma à outra, segure uma faixa ou uma correia entre ambas para agir como uma extensão dos braços. Levante a coluna, relaxe e abra o peito a partir do centro. Traga o ombro esquerdo para trás e alongue-se até o cotovelo direito. Sem forçar as articulações dos ombros, mova os cotovelos em direção ao eixo da coluna e aproxime ainda mais as mãos. Respire livremente algumas vezes, então solte os braços devagar e desdobre as pernas. Repita do outro lado.

▶ Benefícios: Melhora a flexibilidade nos ombros e quadris; auxilia uma postura ereta e estável; facilita a respiração diafragmática.

Posturas Sentadas e Inclinações Frontais

POSTURA DA BORBOLETA

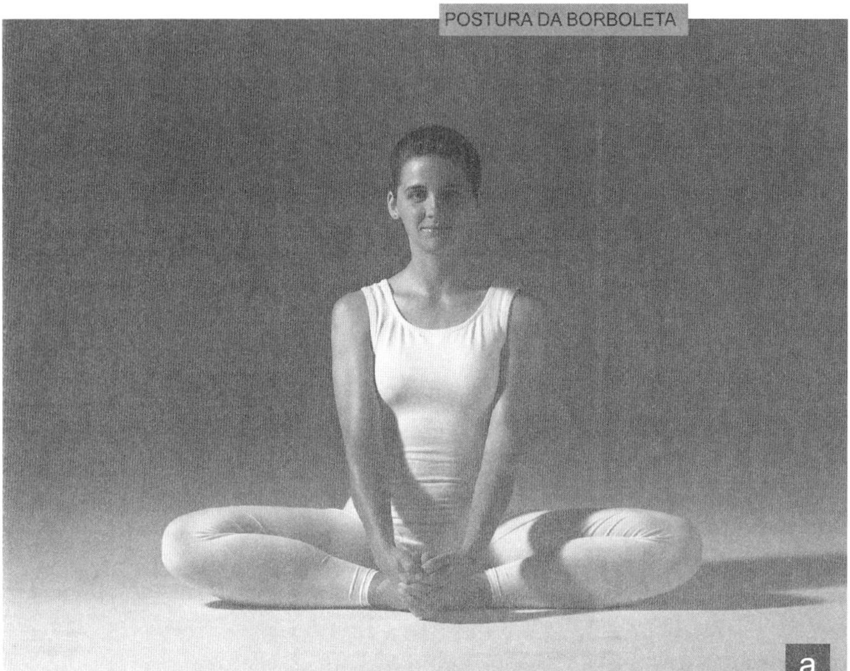

a

21 POSTURA DA BORBOLETA (BADDHA KONASANA)

a) Sente-se ereto e junte as solas dos pés uma na outra, com os calcanhares próximos à pelve (use uma almofada, se necessário, para evitar a curvatura da lombar). Entrelace as mãos em torno dos pés e empurre os joelhos para baixo. Levante a lombar e estenda-se para cima através de toda a coluna. Os ísquios devem estar pressionados contra o chão. Levante o esterno, estendendo-se através do pescoço até o topo da cabeça. Agora observe a respiração à medida que você se livra de qualquer resistência e torna-se estável e confortável na postura.

b) Para aumentar o alongamento, levante a lombar e incline a pelve para a frente. Expire e curve-se para a frente, partindo dos quadris, puxando os ossos púbicos para baixo e para trás entre as coxas. Pressione a parte interna das coxas para baixo, em direção ao chão.

c) O estágio final da postura será quando o torso estiver abaixado sobre os pés e a cabeça repousada no chão. Mas sempre que estiver inclinado, observe sua respiração à medida que alivia a resistência e se aprofunda na postura.

▶ Benefícios: Tonifica o assoalho pélvico; aumenta a flexibilidade nos quadris, na pelve e no interior das coxas, na lombar, nos joelhos e nos tornozelos; normaliza os órgãos reprodutores e o sistema urinário. Essa postura é particularmente indicada para problemas menstruais.

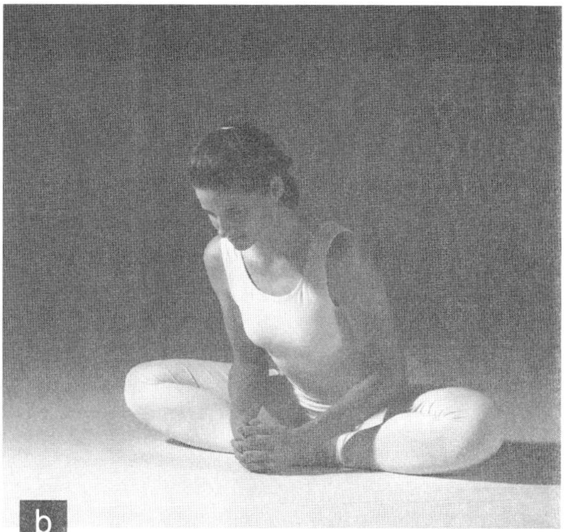

b

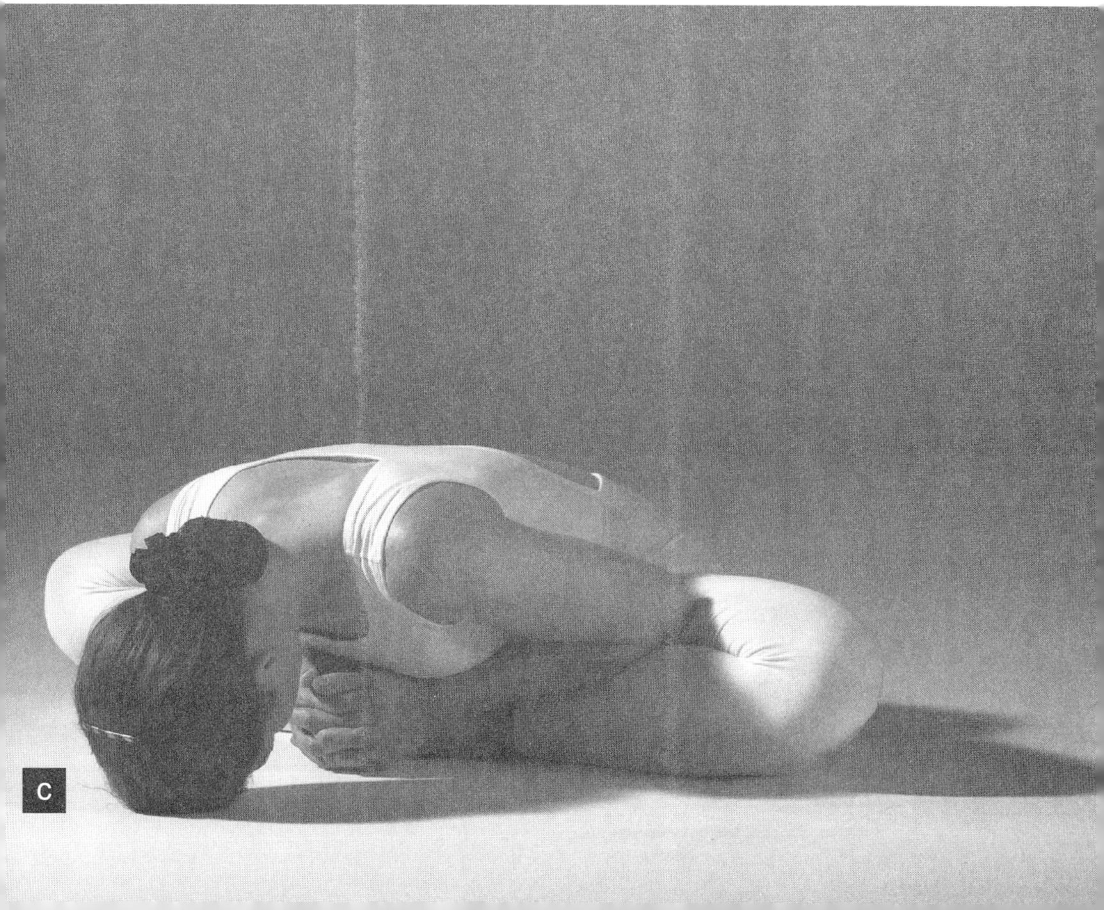

c

Posturas Sentadas e Inclinações Frontais

SEQUÊNCIA DE EQUILÍBRIO DO QUADRIL

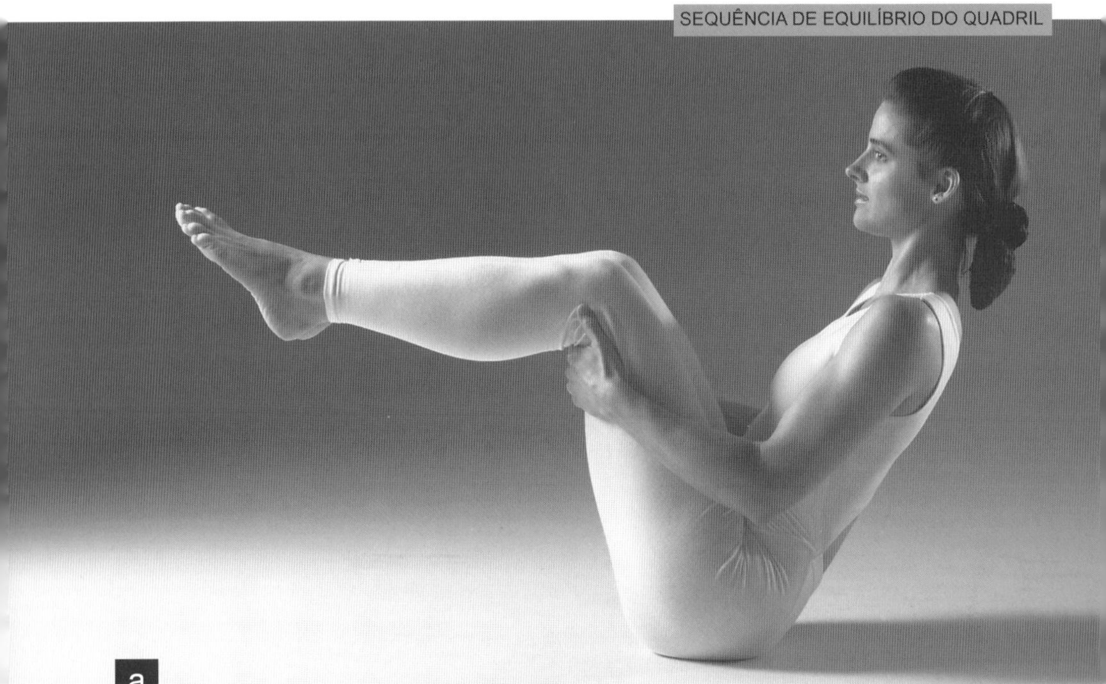

a

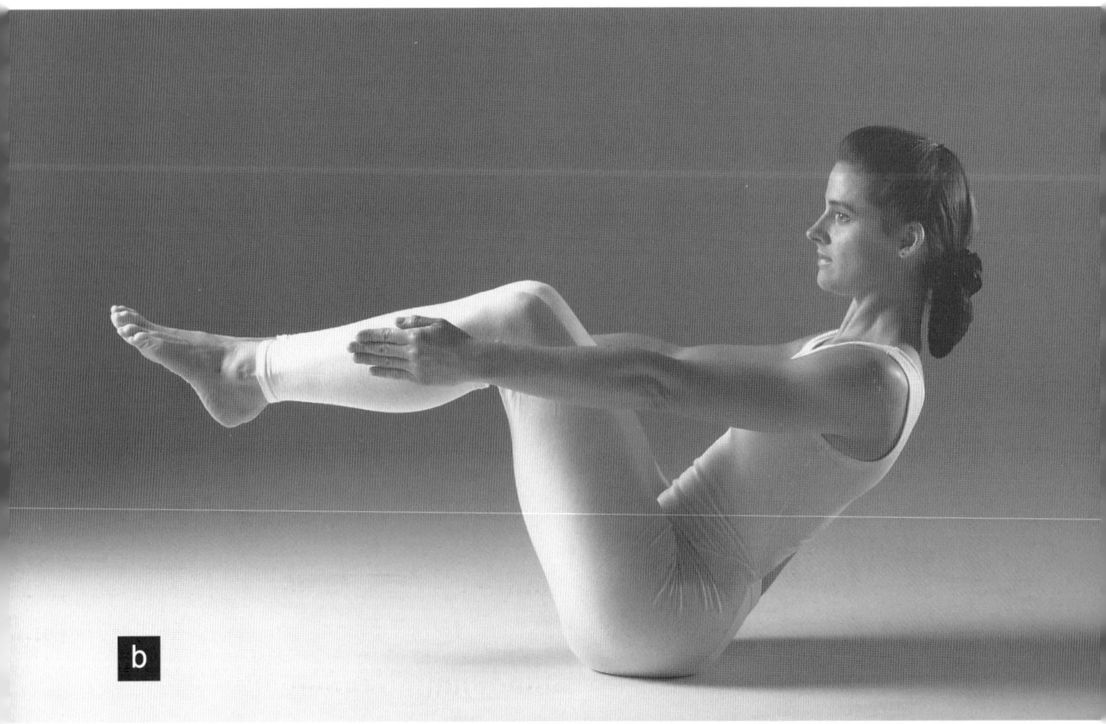

b

22 SEQUÊNCIA DE EQUILÍBRIO DO QUADRIL

a) Partindo da Postura do Bastão, dobre os dois joelhos em direção ao peito, mantendo-os juntos. Segure a parte de trás dos joelhos, incline-se ligeiramente para trás e levante as pernas, mantendo-as paralelas ao chão. Levante a lombar e o peito, alongue a coluna até o topo da cabeça. Mantenha os joelhos e os tornozelos juntos e as costas para baixo. Mantenha a postura por cinco respirações.

b) Para se aprofundar na postura, tire as mãos dos joelhos e estique os braços ao lado das pernas. Mantenha os joelhos e os tornozelos juntos, as pernas baixas e paralelas ao chão, o torso ereto e puxado em direção às coxas. Mantenha a postura por cinco respirações.

c) Finalmente, para fortalecer ainda mais o abdômen, endireite os joelhos e mantenha o ângulo das pernas em direção ao teto. Alongue a coluna, levante o peito e abaixe os ombros. Mantenha a postura por cinco respirações.

▶ Benefícios: Fortalece o abdômen e a lombar; contribui para o alinhamento da coluna vertebral; melhora a postura de meditação.

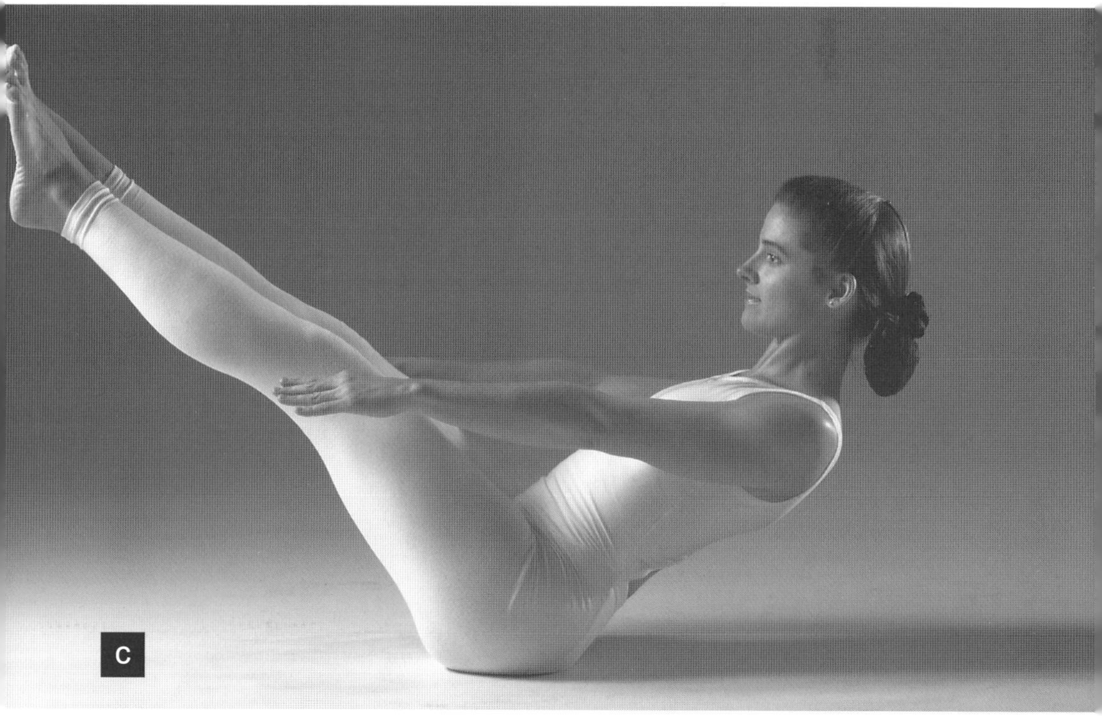

Posturas Sentadas e Inclinações Frontais

23 TORÇÃO SENTADA DA COLUNA (ARDHA MATSYENDRASANA)

a) Sente-se na Postura do Bastão. Dobre a perna direita acima da esquerda, colocando o calcanhar direito no chão próximo ao quadril. Levante o joelho esquerdo, passando a perna esquerda por cima da perna direita, colocando o pé esquerdo reto sobre o chão ao lado do joelho ou da coxa direita. Alongue a coluna. Coloque as mãos no chão atrás de você, abrindo os ombros. Use as mãos para pressionar o chão e alongar a coluna.

b) Com o braço direito, abrace o joelho esquerdo e o segure com a dobra do cotovelo. Desloque o abdômen ao longo da coxa, então expire e torça o corpo para a esquerda. Comece a torção pelo fundo do abdômen e mova-se para cima, passando pela caixa torácica, pelos ombros, pelo pescoço e pela cabeça. Ao segurar a torção, levante a lombar e alongue a coluna a cada inspiração. Aprofunde a torção cada vez que expirar.

TORÇÃO SENTADA DA COLUNA

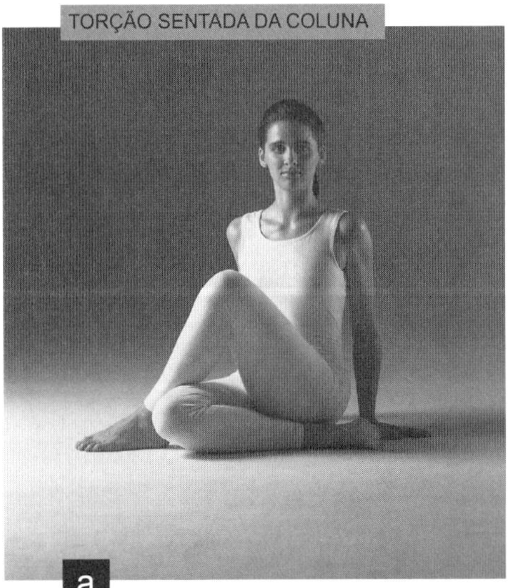

a

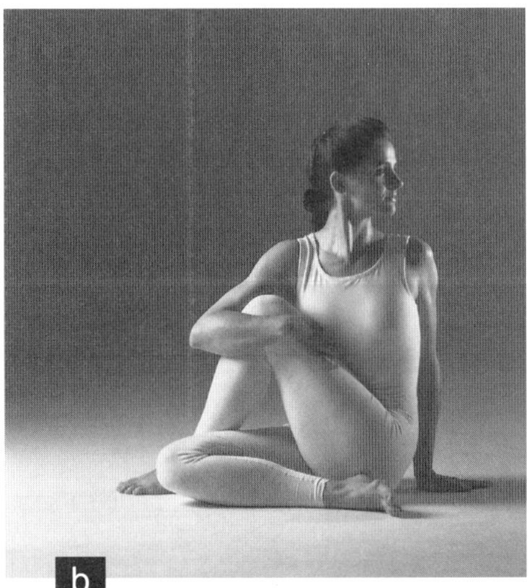

b

c) Para aprofundar ainda mais a torção, traga o cotovelo direito para fora do joelho esquerdo. Use a pressão do braço contra a perna para acentuar a torção. A mão direita pode ser colocada no peito, ou você pode abrir o cotovelo e virar-se para trás, para segurar o pé esquerdo ou o tornozelo. Em ambas as posições, mantenha a coluna alongada, os ombros para baixo e os dois ísquios colocados no chão. Inspire profundamente pelo abdômen, independentemente da resistência que você possa sentir na torção. Quando estiver pronto para sair da postura, solte a cabeça, depois os ombros, o peito, a pelve e as pernas. Repita o exercício do outro lado.

▶ Benefícios: Fortalece o diafragma; aumenta a circulação dos órgãos abdominais; estimula e equilibra os sistemas digestivos, reprodutivos e excretores; aumenta a flexibilidade dos quadris, dos ombros e da coluna; melhora todas as posturas sentadas.

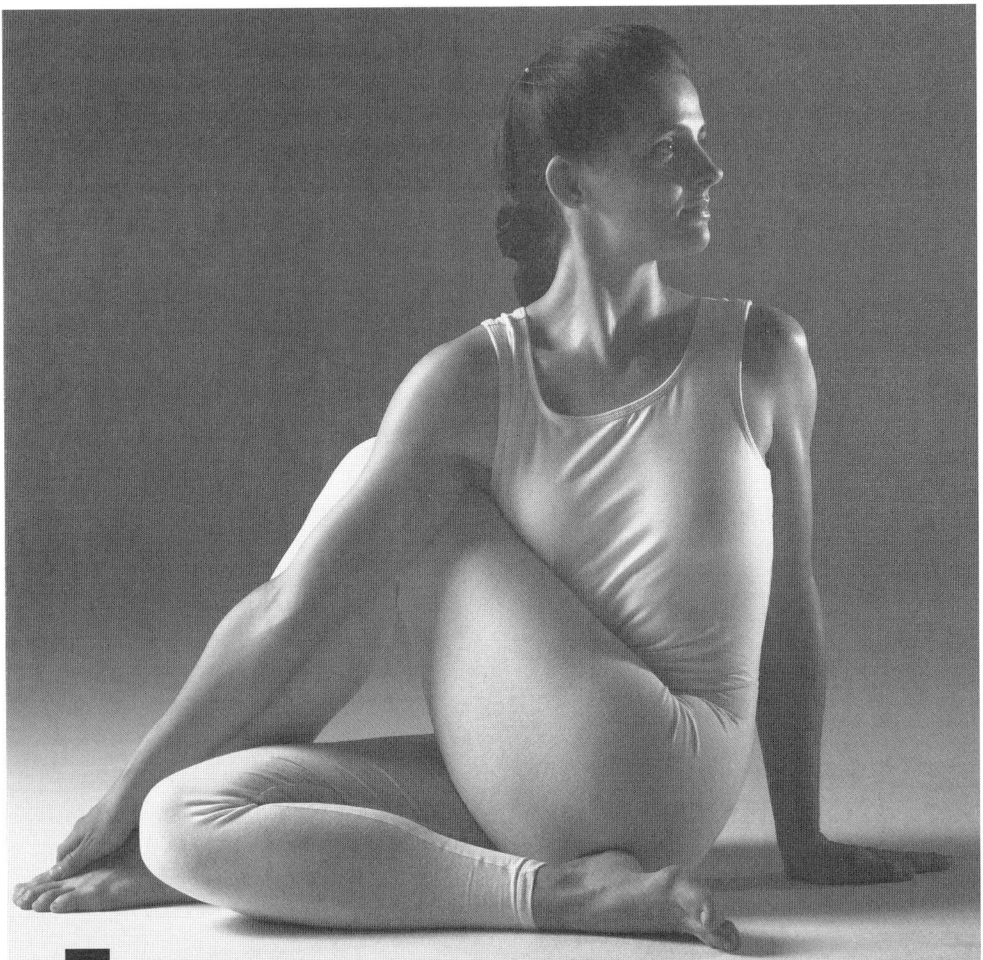
C

Inversões e Aliviadores das Costas

INVERSÕES E ALIVIADORES DAS COSTAS

Esta parte inclui duas posturas invertidas e três posturas para aliviar qualquer tensão muscular remanescente (especialmente na lombar), priorizando o relaxamento.

As posturas invertidas são uma parte singular e importante da prática da yoga. Quando se fica de ponta-cabeça, o efeito da gravidade no sistema circulatório é invertido e um suprimento rico de sangue arterial é trazido para o cérebro, para os nervos cranianos e para as glândulas da parte superior do corpo. As inversões também drenam sangue venoso estancado nas pernas e no abdômen, trazendo-o de volta ao coração. Com a prática regular, a respiração é aprofundada e os órgãos internos são massageados. Psicologicamente, as posturas invertidas são relaxantes e desenvolvem confiança. Se pudermos permanecer centrados enquanto o mundo estiver virado de cabeça para baixo, desenvolveremos a força interior e o equilíbrio.

Cuidado: As posturas invertidas são importantes, mas precisam ser aprendidas gradativamente a fim de evitar lesões. Siga as instruções cuidadosamente, e, caso você sinta tensões na cabeça, no pescoço, nos olhos e nas orelhas, saia da postura.

Antes de terminar a sequência, é aconselhável fazer alguns alongamentos que ajudarão a desenrolar o corpo. Isso proporcionará uma oportunidade para descanso, revitalização e também para colher os frutos de sua prática. Esses alongamentos aliviam qualquer estresse remanescente, de modo que você vai se sentir completamente confortável e equilibrado na hora de começar o relaxamento final na Postura do Cadáver. Trabalhando com isso em mente, evite esforço desnecessário. Permita que o corpo, o sistema nervoso e a mente fiquem calmos, quietos e equilibrados.

24 CADEIRA DE BALANÇO

Sente-se em uma superfície com carpete ou tapete, com os joelhos levantados e os pés apoiados no chão. Assegure-se de que exista espaço suficiente atrás de você, assim como à sua frente. Segure cada coxa bem atrás dos joelhos e curve toda a coluna (incluindo a lombar) como um balancim de uma cadeira de balanço. Mantendo a coluna curvada, role suavemente para trás em direção aos ombros, à medida que levanta e estica as pernas. Então role de volta ao ponto inicial, acrescentando impulso enquanto dobra os joelhos. Mantenha a lombar curvada ao vir para a frente, para facilitar o retorno à postura ereta. Repita dez vezes ou mais.

▶ Benefícios: Massageia as costas e a coluna vertebral, aumenta a coordenação e o equilíbrio, prepara o corpo para as posturas invertidas.

CADEIRA DE BALANÇO

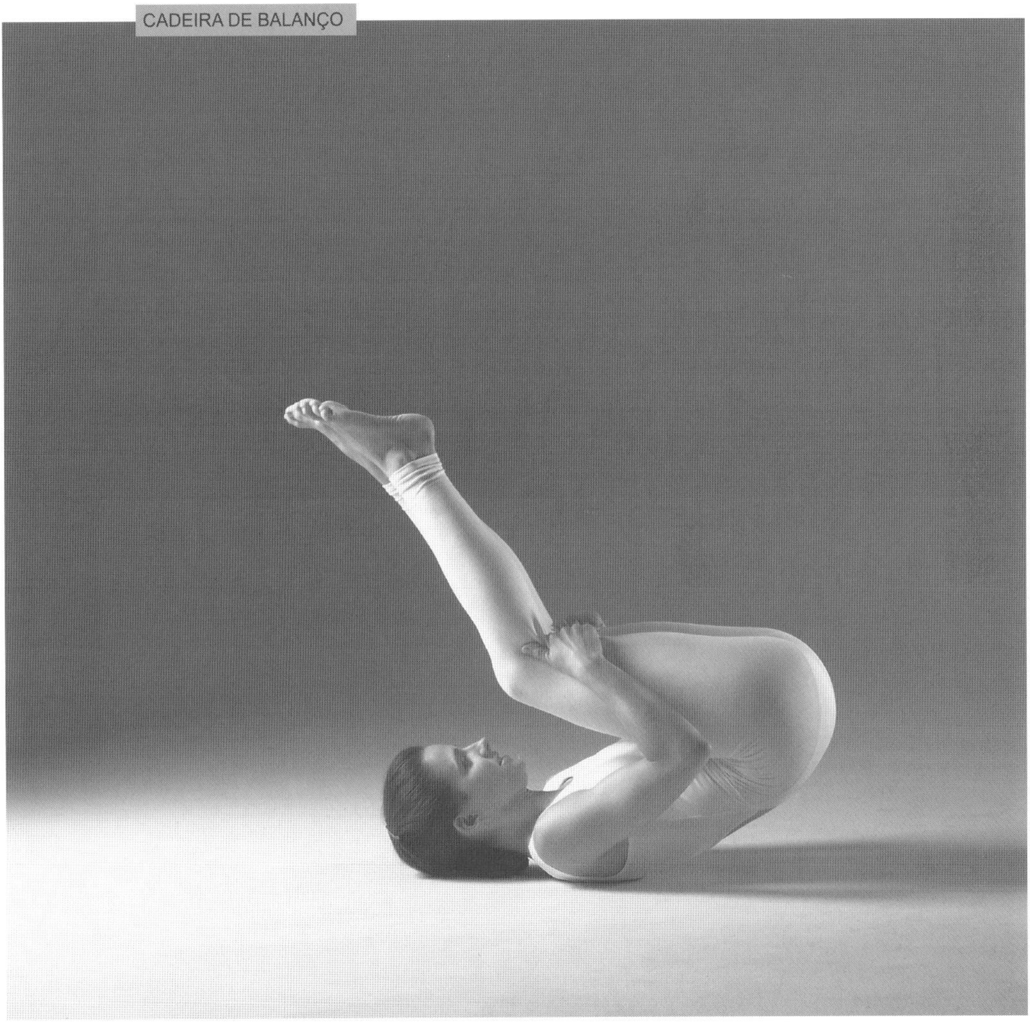

25 POSTURA DE AÇÃO INVERTIDA (VIPARITA KARANI)

a) Para se preparar para posturas invertidas e ganhar alguns de seus benefícios sem ter de fazer um esforço exagerado, deite-se no chão com as pernas encostadas na parede. Para chegar a essa posição, sente-se no chão com o quadril e os ombros encostados na parede e com as mãos no chão atrás de você. Dobre os joelhos em direção ao peito e gire o corpo de modo que o cóccix permaneça próximo à parede, mas o topo da cabeça passe a apontar para longe dela. Estenda as pernas verticalmente contra a parede e repouse as costas e a cabeça no chão. Os braços devem estar ao lado do corpo ou acima da cabeça, com os cotovelos abertos. Mantenha a postura e respire, permanecendo nela pelo intervalo de um a três minutos. Saia da postura dobrando os joelhos e rolando para o lado.

POSTURA DE AÇÃO INVERTIDA

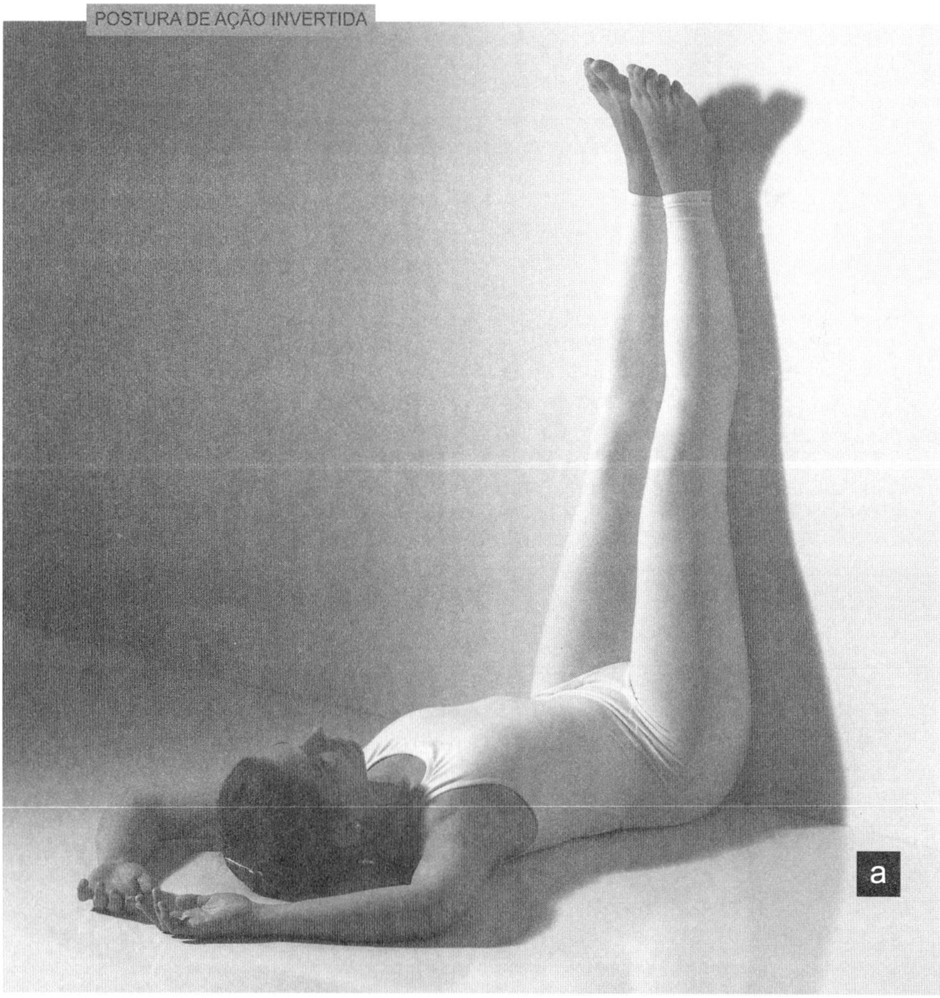

b) Quando estiver preparado para colocar em prática a postura de ação invertida, comece a partir da posição inicial da Postura da Cadeira de Balanço. Role para trás, esticando as pernas e trazendo-as acima da cabeça, próximas do corpo e na posição horizontal; então, deslize seus cotovelos para baixo e apoie a lombar com as mãos. A parte superior dos braços deve repousar no chão. Cuidadosamente, desloque seu peso colocando a parte superior dos braços abaixo do corpo, aproximando as escápulas uma da outra. O torso estende-se cerca de 45° com relação à cabeça.

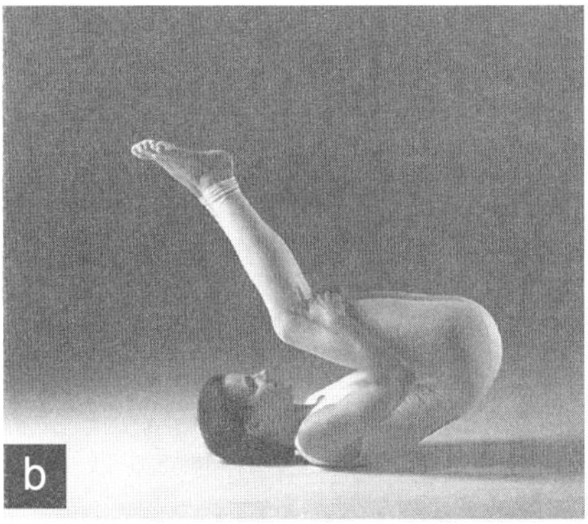
b

c) Desloque o peso da bacia para as mãos. Note que o peito jamais se elevará verticalmente durante essa postura. Quando a bacia estiver firmemente apoiada nos antebraços, levante as pernas até que elas estejam em posição vertical em relação ao chão. A região hipotenar da palma da mão (logo abaixo do dedo mínimo) estará contra a crista ilíaca (a crista óssea na parte de trás do quadril). Embora seu peso seja sentido nos cotovelos, ele é distribuído por toda a superfície superior dos braços e dos cotovelos para os ombros. Ajuste as mãos e os cotovelos, abra o peito e relaxe o pescoço, tornando assim a postura mais confortável. Aprofunde-se nas respirações ao longo da postura. Então, observe sua respiração e mantenha-se concentrado nela. A mudança nos padrões de circulação irá produzir uma leve pressão sobre a cabeça (o que deve passar rapidamente) seguida de uma sensação de plenitude agradável. Se a pressão se agravar,

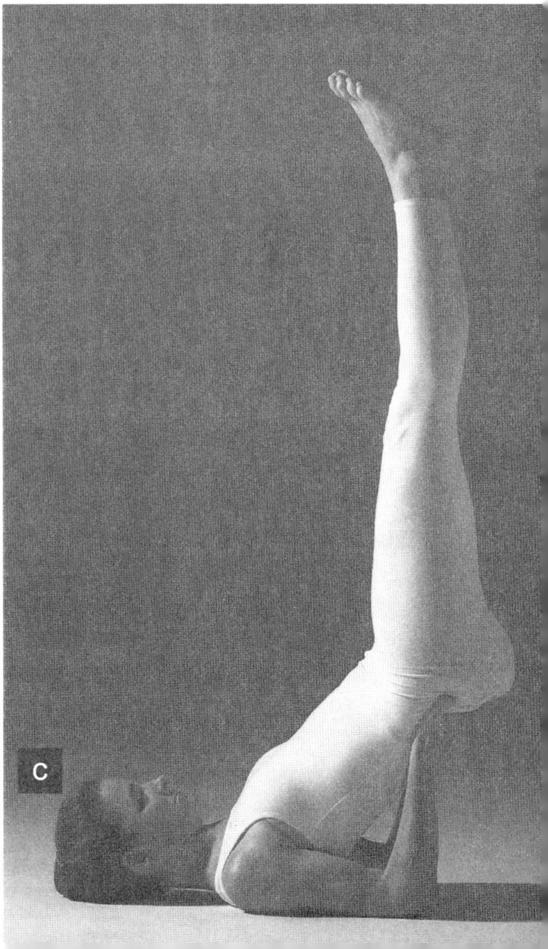
c

Inversões e Aliviadores das Costas

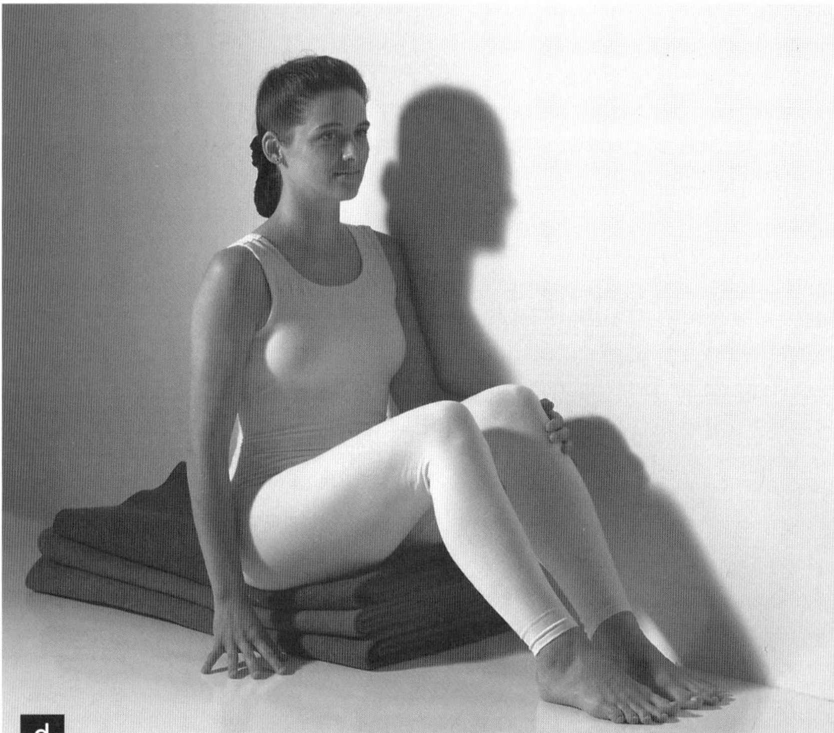

d

saia imediatamente da postura e consulte um professor qualificado ou um médico. Comece segurando pelo intervalo de dez a vinte segundos. Gradualmente, aumente o tempo para um minuto ou mais.

Quando estiver preparado para sair da postura, traga novamente as pernas para cima da cabeça. Dobre os joelhos e apoie as costas com suas mãos, descendo uma vértebra por vez. Por fim, solte as pernas em direção ao chão. As pernas também podem ser mantidas em linha reta e trazidas para baixo, em direção ao chão. Nesse caso, prenda-se ao chão com a lombar à medida que suas pernas estiverem descendo. Se as costas se afastarem do chão, dobre as pernas.

d) A postura de ação invertida também pode ser praticada contra uma parede, usando cobertores ou almofadas para elevar a pelve e a lombar. Essa variação torna essa postura mais acessível para aqueles que não conseguem sustentar o quadril com os braços. Comece sentado de lado em almofadas ou em uma pilha de cobertores dobrados. Tente encontrar a altura e a colocação correta se for usar almofadas.

e) Vire o corpo e levante as pernas na parede, ajustando os cobertores abaixo do quadril e da lombar – só assim elas irão fornecer um suporte confortável para a postura. Os quadris devem estar retos, e as duas nádegas, tocando a parede. Os braços devem repousar sobre a cabeça, com os cotovelos abertos para os lados. Relaxe e respire. Comece mantendo a postura por 30 segundos e gradualmente aumente para um a três minutos.

Cuidado: Não pratique nenhuma versão da postura de ação invertida se estiver menstruada, se estiver grávida, se tiver pressão alta ou problemas cardíacos. Outras contraindicações conhecidas incluem deslocamento da retina, cirurgia abdominal recente ou lesões na coluna (consulte seu instrutor ou seu médico).

▶ Benefícios: o fluxo descendente de sangue purifica os membros inferiores e nutre a parte superior do corpo, pescoço e cabeça; aumenta a concentração; elimina a fadiga; alivia varizes; fortalece o diafragma. É uma postura muito benéfica para a prática diária.

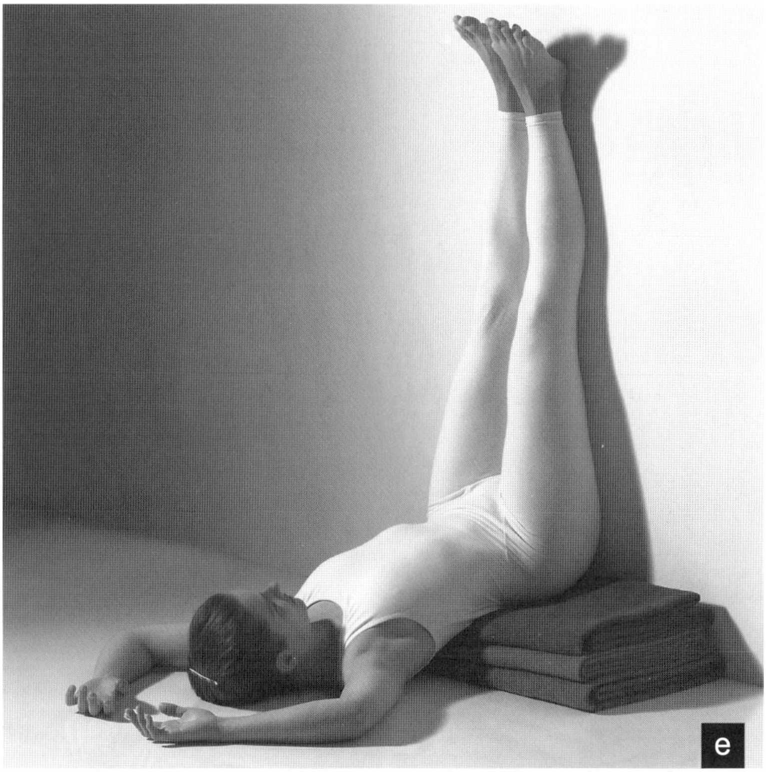

26 VARIAÇÕES DA TORÇÃO DEITADA

Deite-se de costas, com os braços no chão diretamente afastados dos ombros e com as palmas das mãos para baixo. Mantenha a perna direita em linha reta, dobre o joelho esquerdo e coloque o pé próximo à pelve. Levante a pelve e deslize o quadril direito mais embaixo para realinhar o torso, permitindo assim uma torção profunda. Agora levante o joelho esquerdo e torça a pelve para a direita, trazendo o joelho em direção ao chão. Vire a cabeça para a esquerda e pressione o ombro esquerdo em direção ao chão para aprofundar a torção. Respire profundamente a cada alongamento. Comece mantendo a postura de 15 a 20 segundos, então repita o procedimento do lado oposto.

▶ Benefícios: Aumenta a flexibilidade em toda a coluna; melhora a digestão e tonifica os órgãos do abdômen. Este e os dois alongamentos seguintes irão aliviar o desconforto das costas e ajudarão a fechar esta sequência de Asanas.

VARIAÇÕES DA TORÇÃO DEITADA

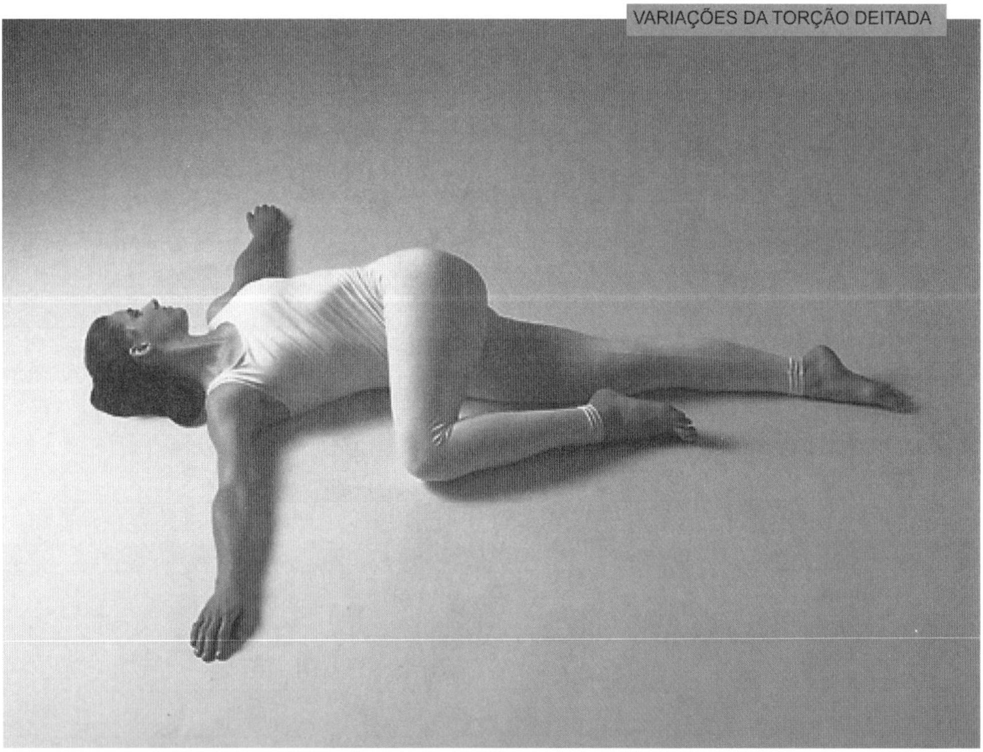

Inversões e Aliviadores das Costas

27 POSTURA JOELHOS NO PEITO (PAVANAMUKTASANA)

Deite-se de costas com as pernas juntas. Levantando o joelho direito, entrelace as duas mãos em volta da perna e puxe o joelho em direção ao peito. Mantenha a lombar firme e não levante do chão a perna esquerda, a pelve, a parte superior das costas e os ombros. Mantenha a postura por dez a 15 segundos e repita o mesmo procedimento do lado oposto. Então, levante os dois joelhos e entrelace as mãos em volta de ambas as pernas, puxando os joelhos em direção ao peito. Descontraia a lombar e o abdômen. Respire uniformemente pela parte inferior do abdômen e mantenha a postura por dez a 15 segundos.

▶ Benefícios: Alivia a tensão na lombar e massageia o abdômen.

28 POSTURA DO ARCO

Deite-se de costas, com os joelhos levantados e pés a um quadril de distância um do outro. Os braços repousam em direção aos pés, as palmas das mãos viradas para baixo. Expire, pressione o abdômen e a lombar no chão, projetando a pelve para a frente até que as vértebras inferiores da região lombar comecem a se elevar. Role a coluna para cima e para baixo, uma vértebra por vez, começando pela parte inferior da coluna e gradualmente se mova mais alto. Desprenda-se suavemente, alongando a lombar e relaxando as nádegas. Repita de cinco a sete vezes até que a tensão das costas esteja aliviada.

▶ Benefícios: Aumenta a flexibilidade da coluna, alivia a tensão da lombar, desenvolve um controle mais sutil dos músculos da lombar, do abdômen, das coxas e da pelve.

POSTURA JOELHOS NO PEITO

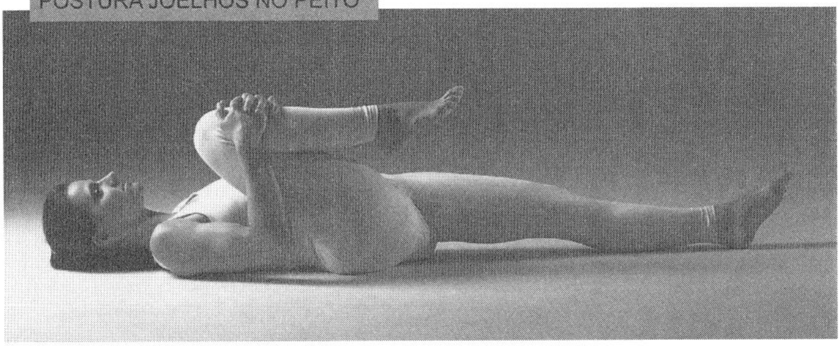

POSTURA DO ARCO

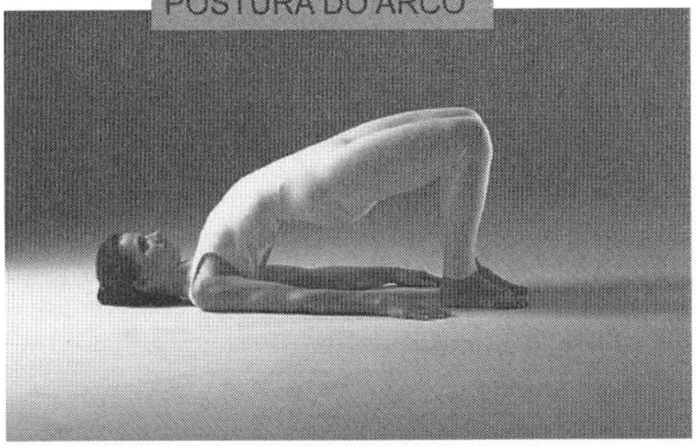

29 A POSTURA DO CADÁVER (SHAVASANA)

Deite-se de costas em uma superfície firme e plana, com as pernas afastadas cerca de 40 centímetros. Repouse os braços para os lados a cerca de 20 centímetros do corpo, com as palmas das mãos viradas para cima (elas poderão, no entanto, rolar para dentro). Aproxime levemente as escápulas, abrindo o peito e relaxando os braços. Use uma almofada fina para apoiar o pescoço e a cabeça. Se houver algum desconforto na lombar, apoie os joelhos com um cobertor dobrado. Feche seus olhos e deixe o corpo completamente imóvel. Use o exercício de relaxamento do capítulo oito ou simplesmente procure focar-se no fluxo de sua respiração. Relaxe por cerca de dez minutos, mas tome cuidado para não cair no sono.

Quando tiver terminado de relaxar, alongue os braços no chão, sobre a cabeça, junte os pés e inspire, passando pelas mãos e dedos em um alongamento simétrico. Quando estiver preparado, dobre os joelhos sobre o peito e role para seu lado esquerdo. Descanse por alguns instantes desse lado e, por fim, sente-se.

► Benefícios: Relaxamento profundo. Acalma a mente; rejuvenesce e revigora o corpo e a mente; equilibra o sistema nervoso. Pode finalizar todas as sequências da yoga.

A POSTURA DO CADÁVER

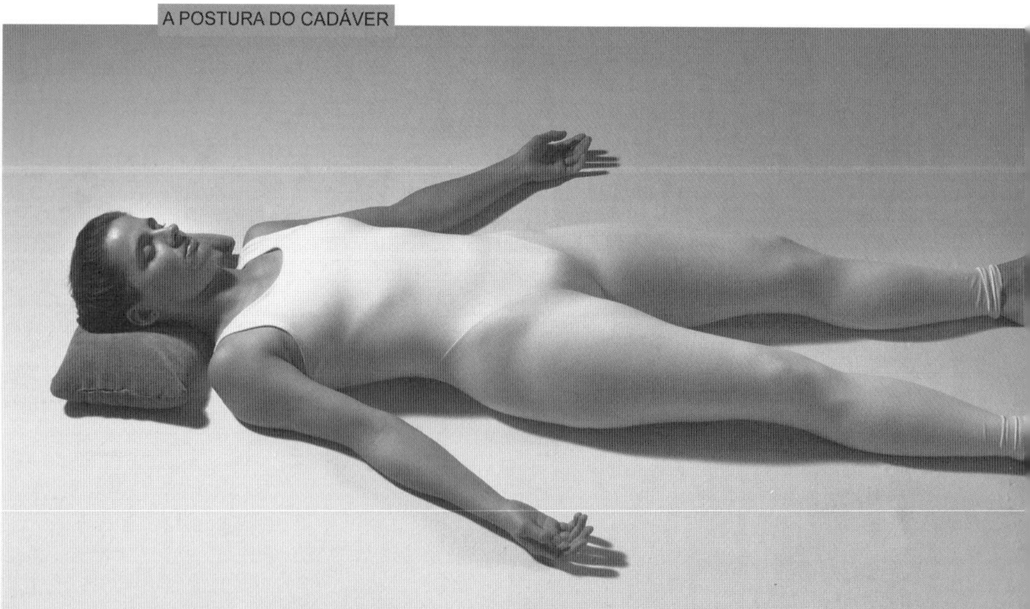

Inversões e Aliviadores das Costas

30 RESPIRAÇÃO CONSCIENTE SENTADA

Sente-se em qualquer postura confortável, com as duas pernas cruzadas (use uma almofada para ajudar). Feche os olhos e concentre-se em sua respiração. Observe o fluxo da respiração por alguns minutos, estabeleça uma respiração diafragmática suave. Então, relaxe o corpo e sente-se silenciosamente, com a consciência centrada no fluxo da respiração. Quando tiver aprendido os métodos de meditação no capítulo IX, irá incorporá-los aqui. Finalmente, quando estiver pronto para voltar sua atenção para fora, reconheça a presença da imobilidade e da consciência dentro de você, e gentilmente abra os olhos.

SEGUINDO EM FRENTE

A Sequência de Asana Dois pode ser tanto abrangente quanto sistemática, e você vai retornar a ela várias vezes. Mas talvez resolva variar a rotina, adequando as sessões práticas às suas necessidades individuais. Por exemplo, talvez você queira se concentrar em um problema particular, como ombros fracos, ou talvez prefira passar mais tempo em um aspecto particular da prática, como as inclinações frontais. Ou, se tiver pouco tempo durante a semana, como deve modificar a prática para que esta caiba em 20 minutos? O capítulo VI oferecerá sugestões para trabalhar com áreas problemáticas e um esboço para a concepção de sua própria prática.

RESPIRAÇÃO CONSCIENTE SENTADA

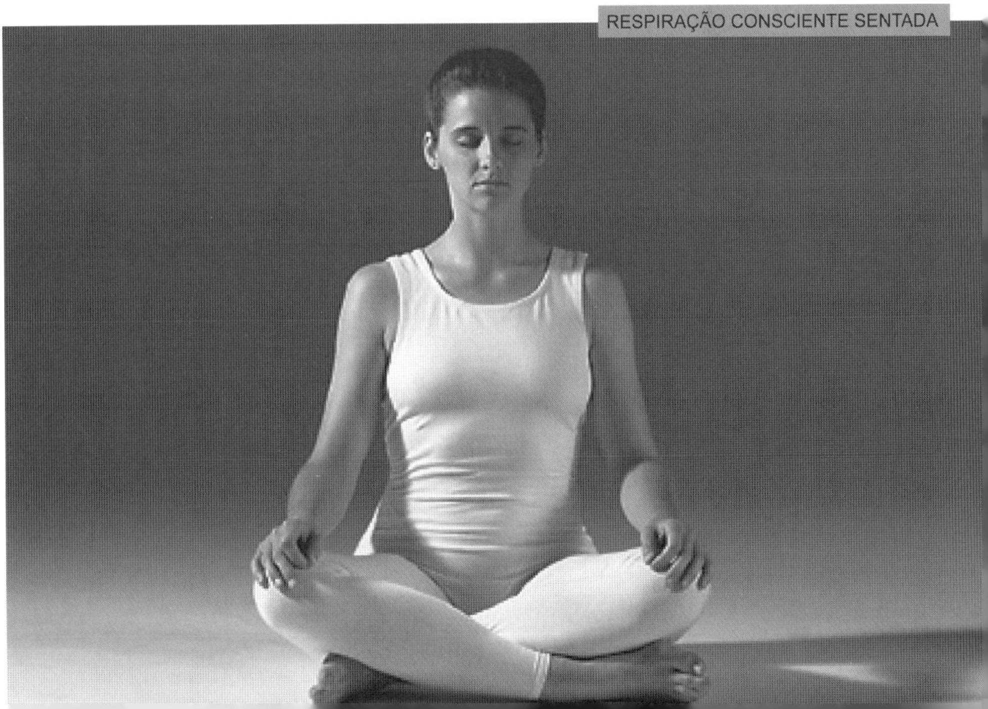

Inversões e Aliviadores das Costas

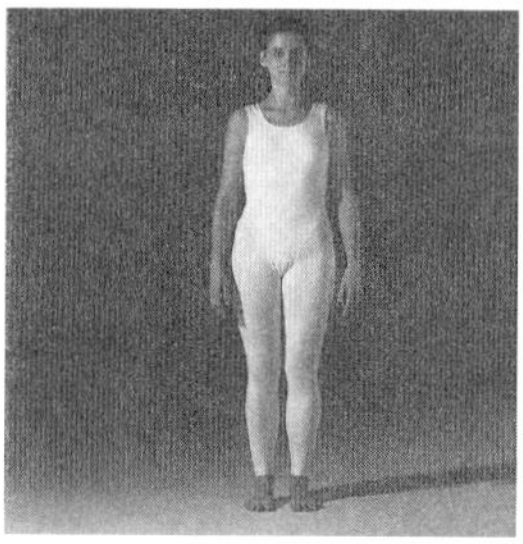
1

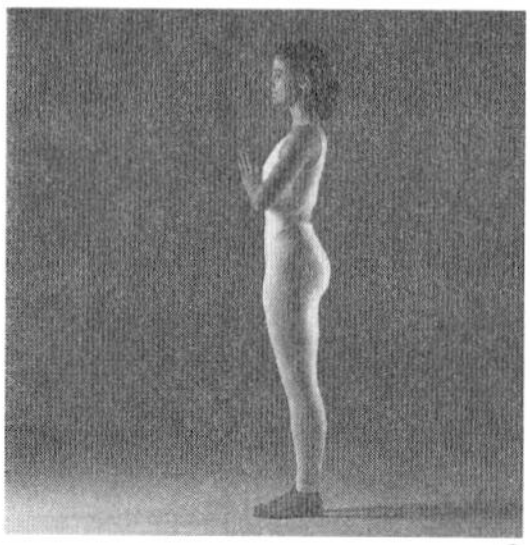
2

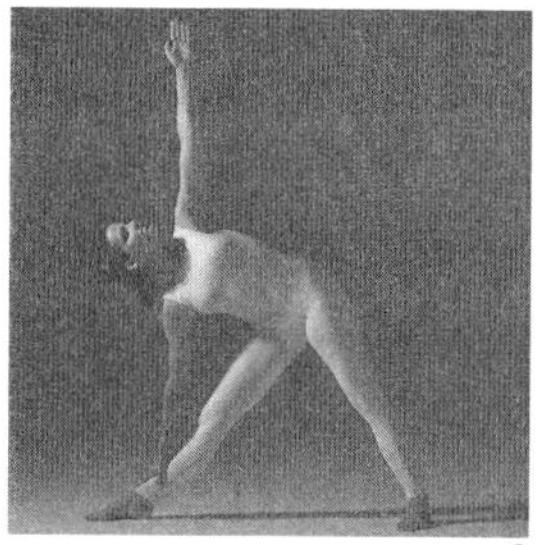
3

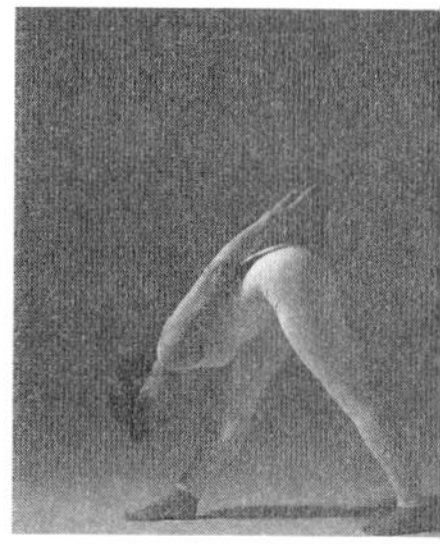

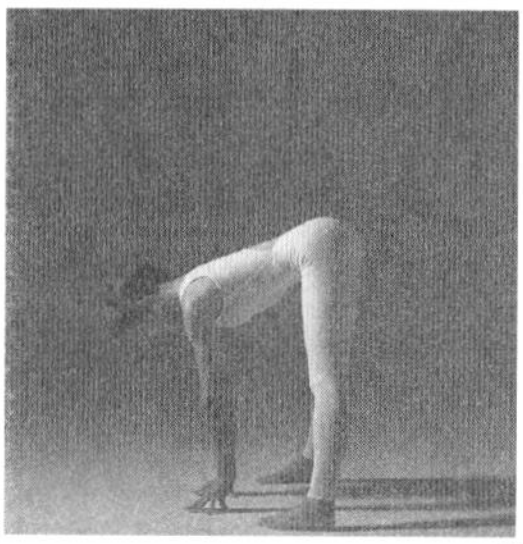
5

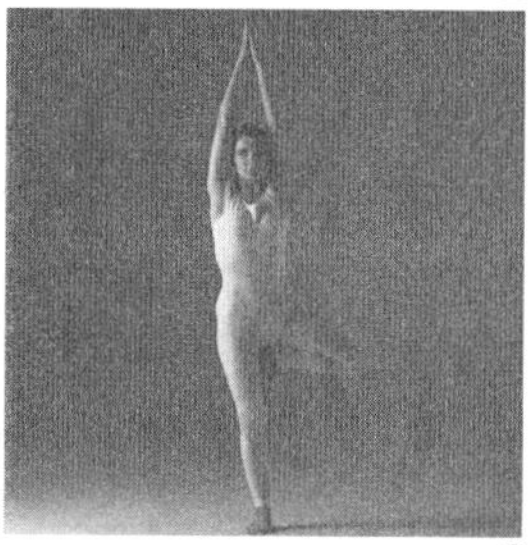
6

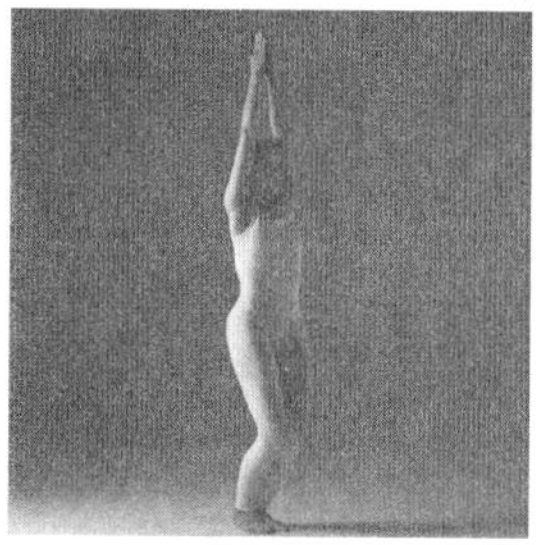
7

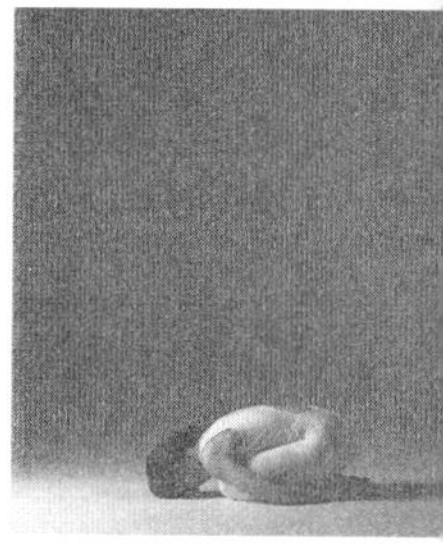

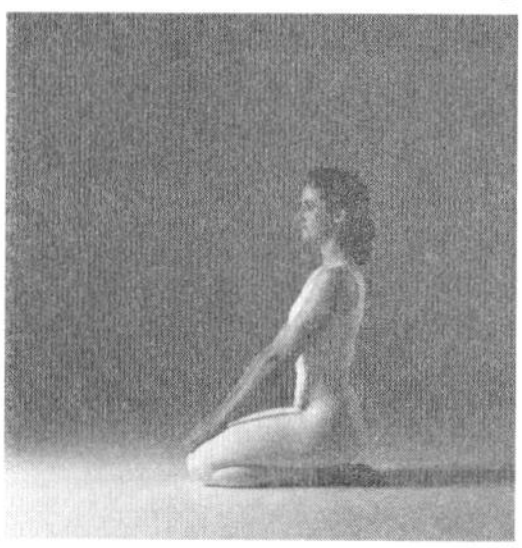
9

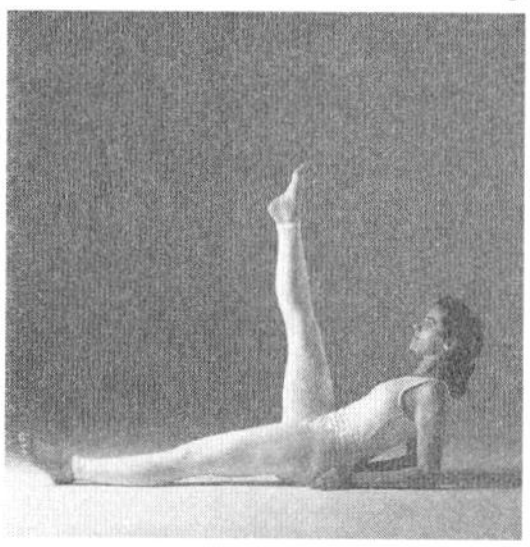
10

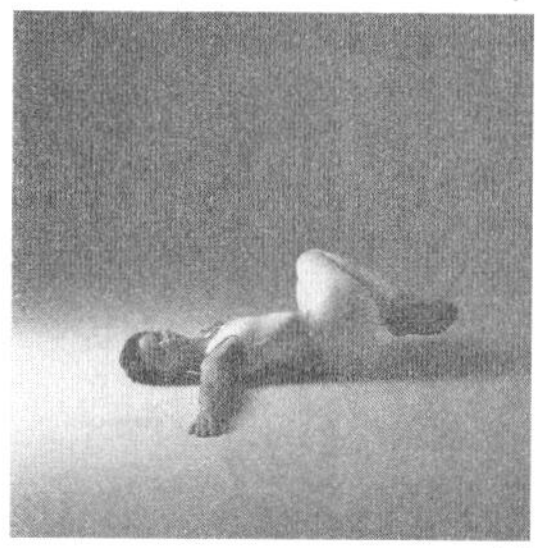
11

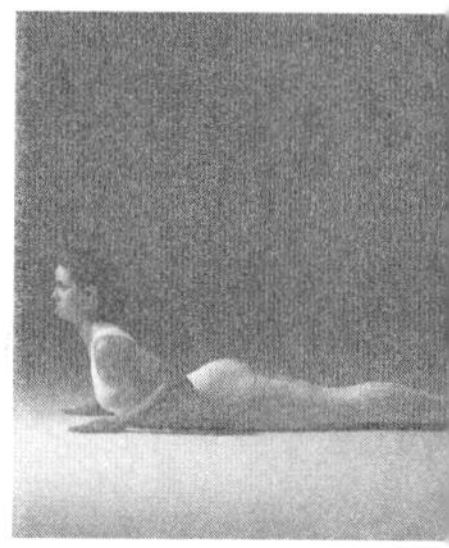

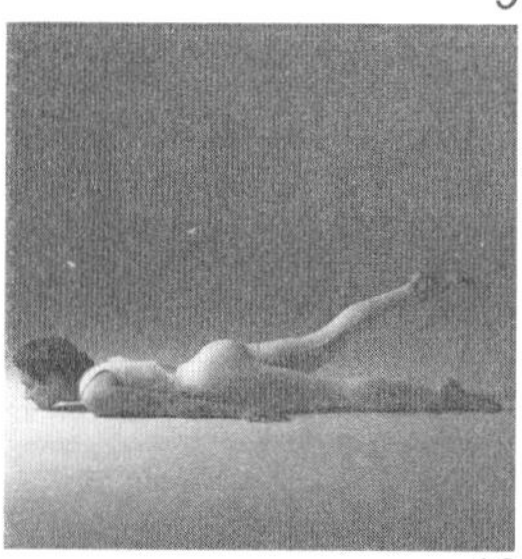
13

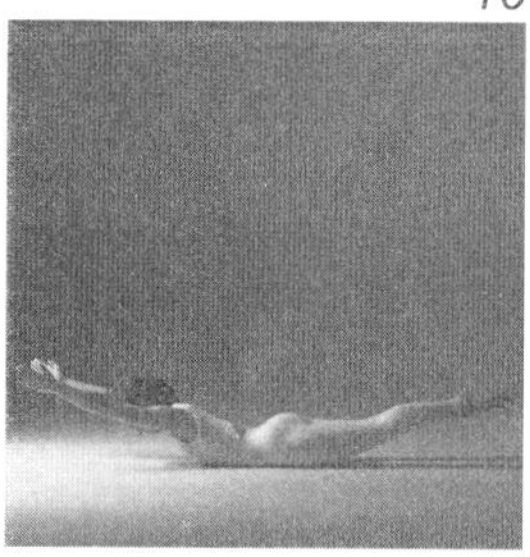
14

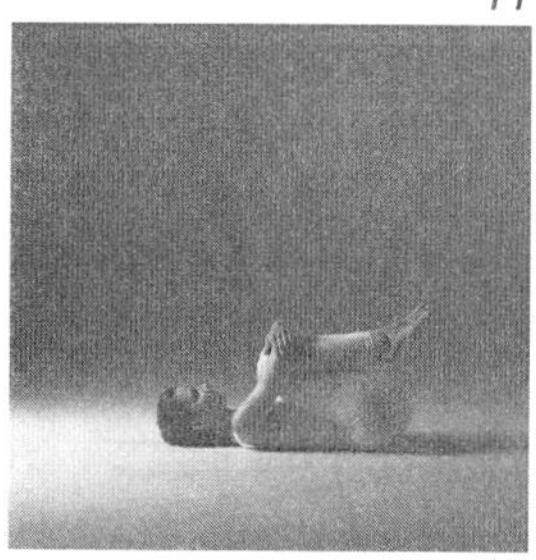
15

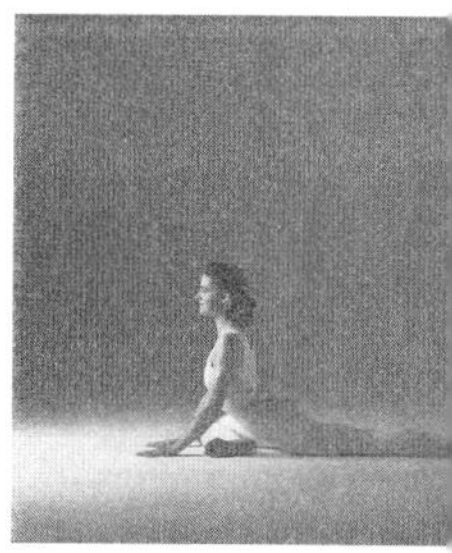

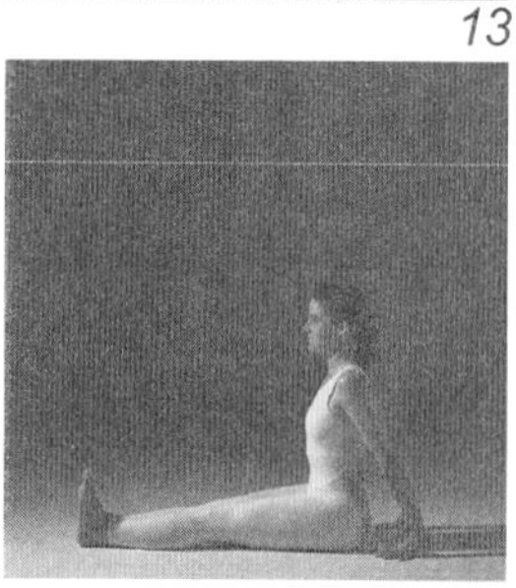
17

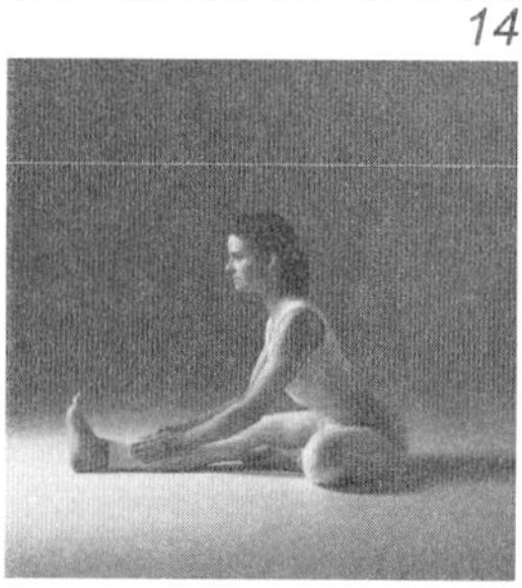
18

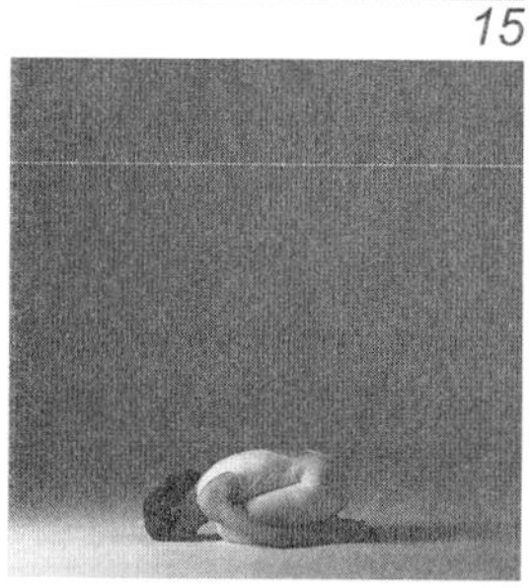
19

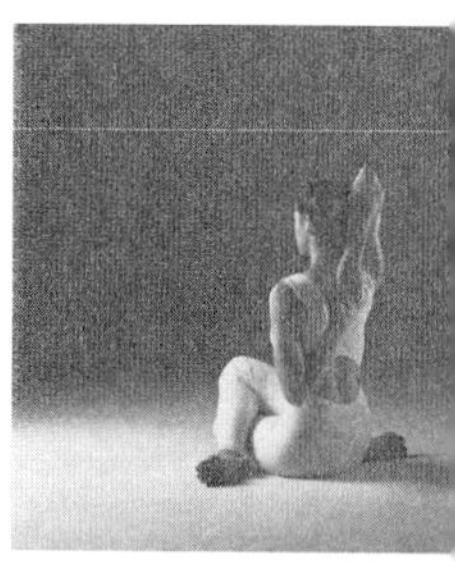

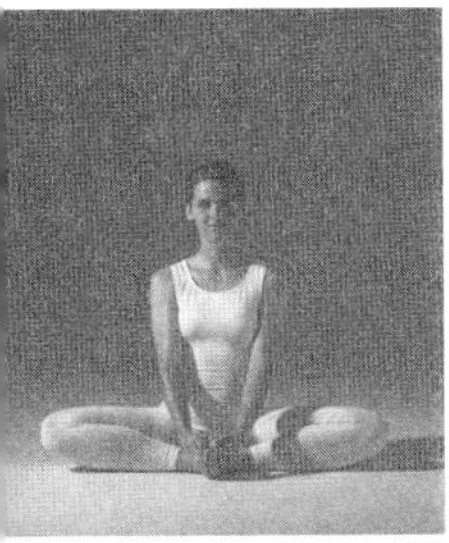

21

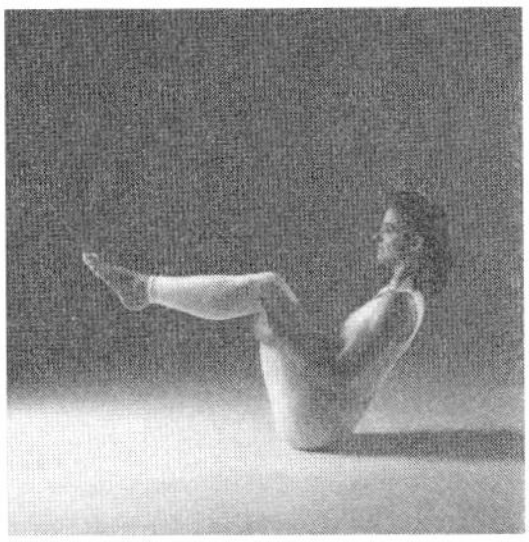

22

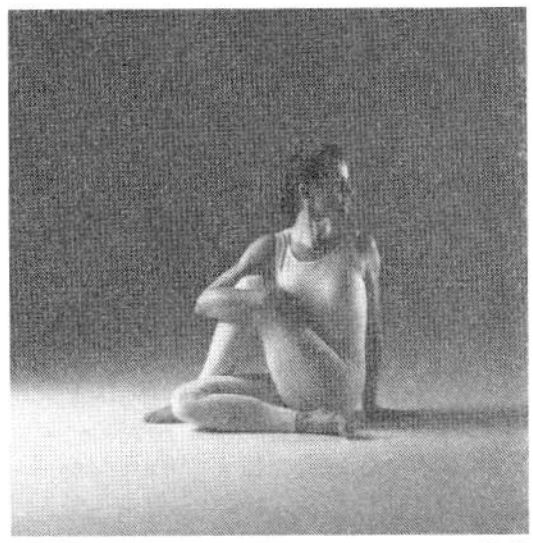

23

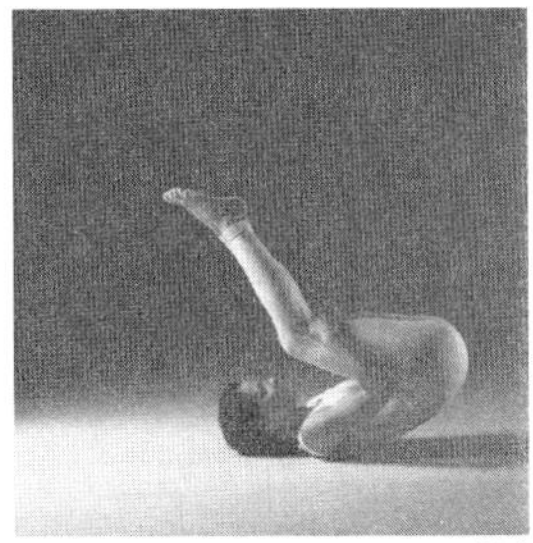

24

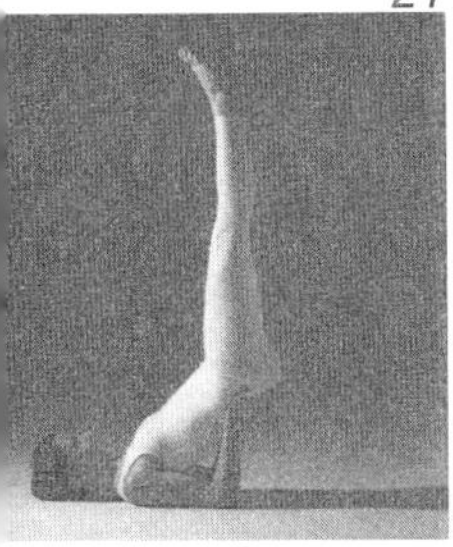

25

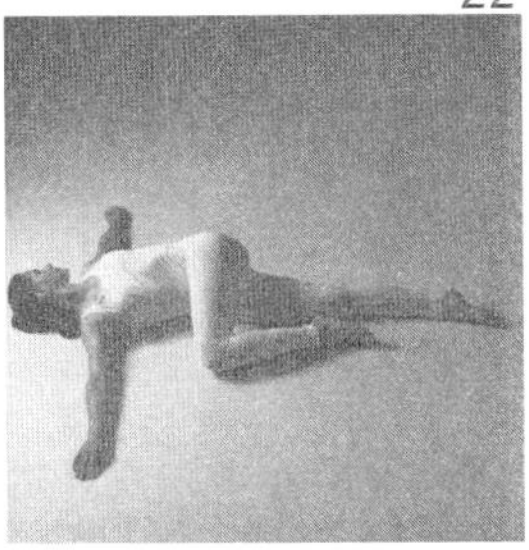

26

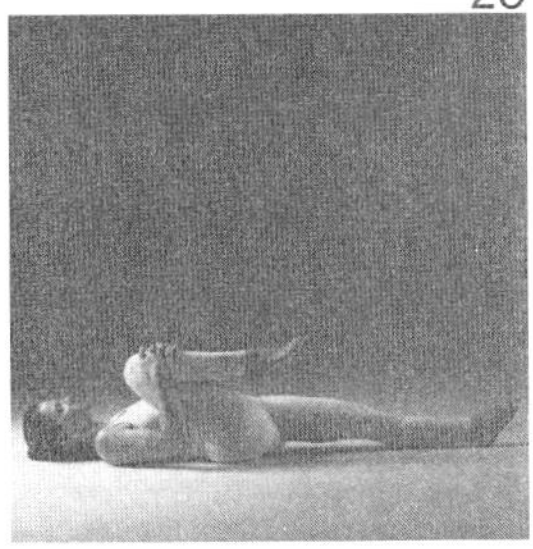

27

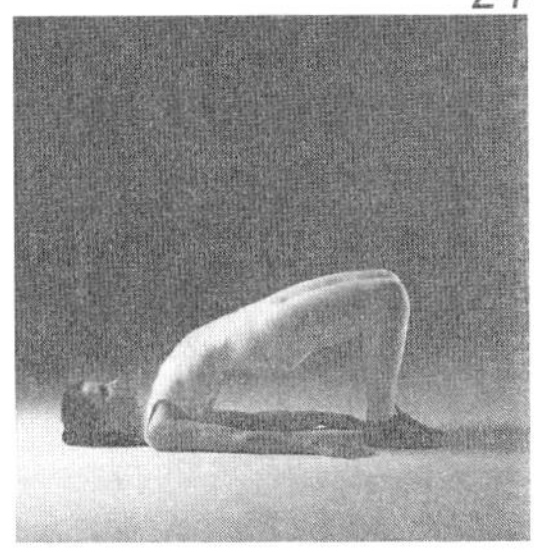

28

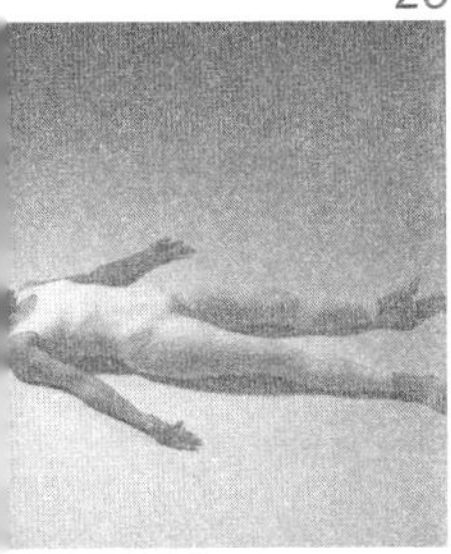

29

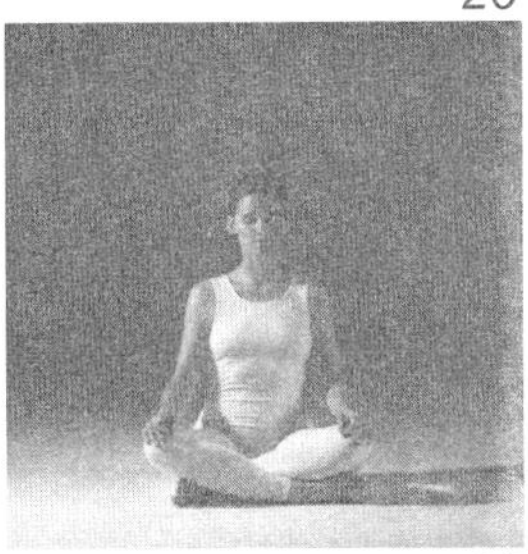

30

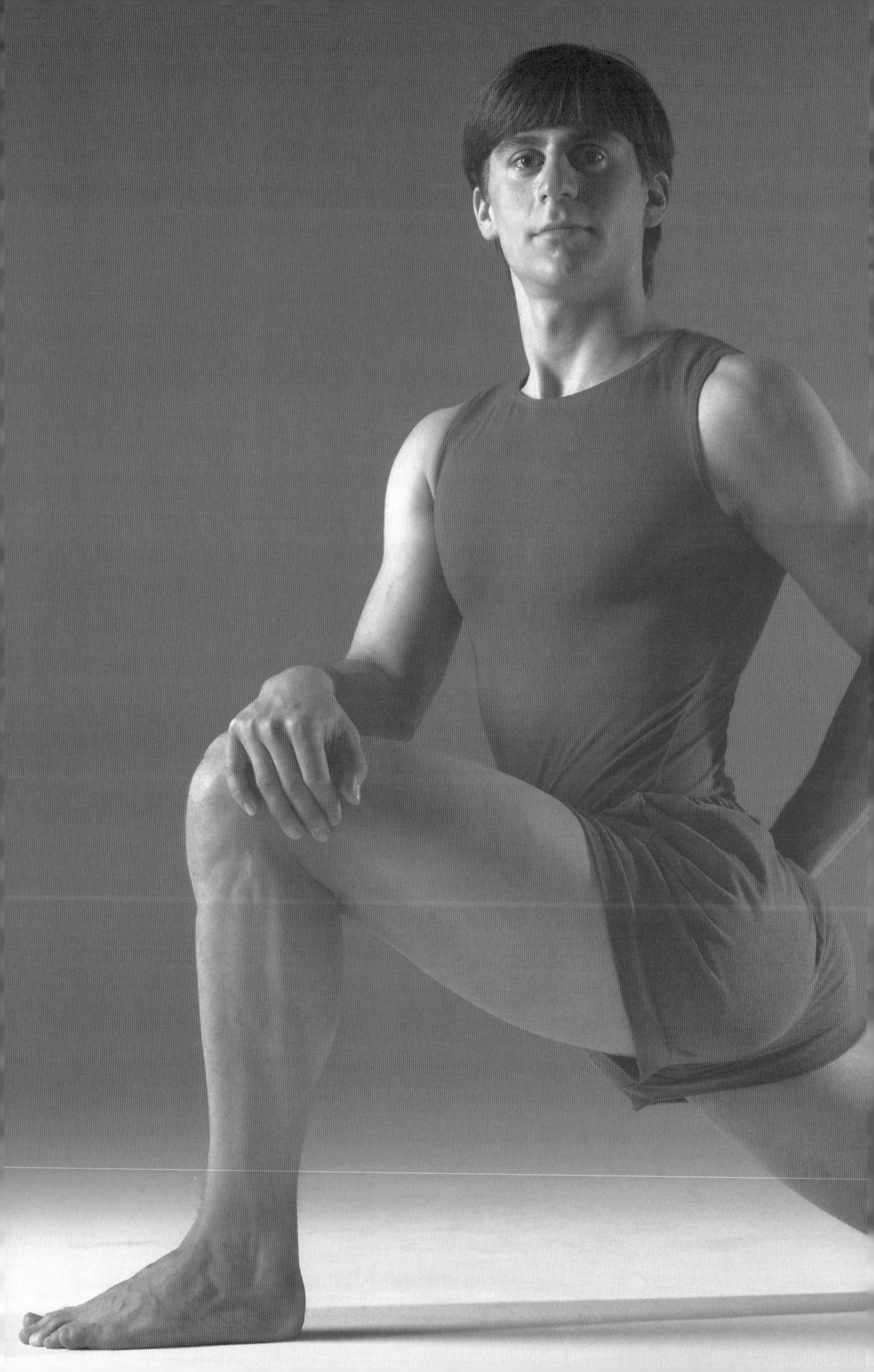

Progredindo na Prática

"Não sacrifique o instinto do corpo pela glória da postura."
– Vanda Scaravelli

CAPÍTULO VI

Se cultivarmos nossa prática da yoga, ela irá aproximar-nos cada vez mais de um ponto de equilíbrio, de um estado de estabilidade, conforto e tranquilidade interior no qual a saúde e a felicidade florescem. Mas se não damos continuidade aos desdobramentos da prática, ela acabará se enrijecendo.

Talvez você esteja preparado para aprofundar-se no pranaiama, na meditação e nas mudanças de estilo de vida (todas abordadas em capítulos a seguir), ou talvez também esteja preparado para avançar nas posturas. Neste capítulo, você encontrará orientação para personalizar sua prática de Asanas, bem como trabalhos adicionais para problemas comuns em certas áreas e dicas para aprofundar sua experiência em todas as posturas.

DESENVOLVENDO SUA PRÓPRIA PRÁTICA DE HATA

Após ter aprendido as sequências de Asanas um e dois, estando familiarizado com elas, você talvez sinta vontade de fazer um pouco mais. Deve ter, por exemplo, percebido tensões recalcitrantes nos ombros e no pescoço, ou pôde ver como isquiotibiais tensos dificultam todas as inclinações frontais, decidindo, assim, concentrar-se nas posturas direcionadas a essas áreas. As rotinas que aprendemos até agora podem funcionar muito bem, mas sua própria sequência sob medida o manterá inspirado e ao mesmo tempo aprofundará sua experiência nas posturas.

Para personalizar sua prática, primeiro pergunte a si mesmo: "Quais são minhas intenções e minhas metas? Quais são os obstáculos que eu preciso encarar?". Metas são termos associados a longo ou curto prazo. Por exemplo, uma meta a longo prazo pode melhorar sua saúde e uma meta a curto prazo pode fortalecer seu abdômen – em qualquer um dos casos, você deve incluir o levantamento das pernas e a Postura do Barco em sua rotina. Ou você pode ter como meta geral o aprimoramento de sua prática de meditação, e, como meta a curto prazo, a melhora da flexibilidade do quadril – então passará mais tempo com posturas de abertura do quadril. Considere também o tempo que você tem disponível. Se sua inclinação e seu interesse estiverem voltados às práticas da *pranamaya*, escolha Asanas que facilitem a respiração e o sentar, mas passe mais tempo no treinamento sistemático da respiração. Se seu interesse é a meditação, deixe sua preparação concentrada em Asanas, respirações e técnicas de relaxamento que aprofundam e apoiam esses objetivos. E esteja ciente de que os objetivos podem evoluir ao longo do tempo à medida que sua capacidade e entendimento crescem, então seja flexível com seus pensamentos e com seu corpo – e mude sua prática, se for necessário.

O próximo passo é avaliar o tempo disponível para si também e suas preferências e tendências. Se você for do tipo que de repente percebe que já é hora de seu café da manhã e que mal começou a prática, será útil estabelecer uma sequência de posturas (anote-as!) que possa ser feita facilmente em uma hora. Por outro lado, se seu padrão é fazer tudo com pressa e sem muito aprofundamento, você deverá se focar em alguns poucos alongamentos profundos, aumentando sua permanência em cada um deles. Essa estratégia de personalização de sua prática requer uma honesta autoavaliação.

Seja qual for seu objetivo e situação, planeje sua prática tendo em mente a sequência geral de posições a seguir:

- Foco e Aquecimento
- Posições em Pé
- Fortalecimento e Energização Abdominal
- Posições Sentadas, Inclinadas ou Supinas
- Inclinações Traseiras
- Inclinações Frontais
- Torções
- Posições Invertidas
- Relaxamento

Dentro desse quadro você poderá construir uma sequência sob medida para suas necessidades individuais. Essa sequência poderá ser longa ou curta, poderá estar focada em um fortalecimento abdominal com algumas poucas posturas de outras categorias, ou pode concentrar-se nos vários tipos de abertura abdominal e inclinação frontal, com pouco tempo dedicado a outras posturas – há diversas possibilidades. Mas independentemente de seu foco, em cada conjunto de posturas deve-se buscar o equilíbrio. Precisamos trabalhar todas as grandes áreas e em todas as direções. E lembre-se de que muitas posturas requerem preparação e/ou posturas de compensação. Uma inclinação posterior, como a Postura do Gafanhoto ou a Postura da Cobra, por exemplo, pede logo depois uma inclinação frontal suave e gentil para compensar, como a Postura da Criança. Portanto, não se esqueça de incluir posturas de todas as principais categorias, seja qual for seu foco.

Ponha-se no papel de professor. Se você desenvolver uma sequência (ou pelo menos um esboço), achará mais fácil praticar nos dias em que não tiver energia o bastante para decidir o que fazer em seguida. Trabalhar a partir de um plano exige menos disciplina do que simplesmente fazer sequências de vez em quando. Você pode criar sua própria sequência ou poderá modificar uma das que já aprendeu.

As sessões a seguir são focadas em exercícios adicionais para áreas particularmente problemáticas: os quadris, os isquiotibiais, a parte inferior das costas, o abdômen e os ombros. Cada sessão começa com uma breve descrição, seguida de uma lista de posturas relevantes que você já aprendeu nas sequências de Asanas um e dois. Use essa lista para desenvolver uma prática centrada em uma rotina de alongamentos, ou para o fortalecimento de uma região em particular; então, adicione novas posturas que conduzam a um aprofundamento de seu trabalho.

EXERCÍCIOS ADICIONAIS PARA ÁREAS PROBLEMÁTICAS

Quadril e Pelve

A pelve, a parte inferior da coluna e as articulações do quadril suportam o peso da parte

A PELVE

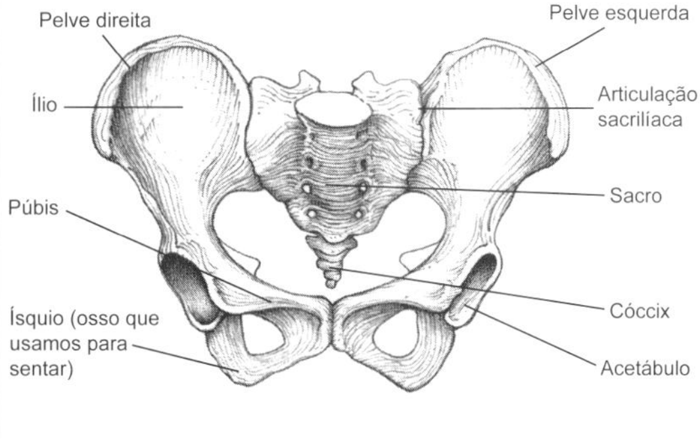

MÚSCULOS PROFUNDOS DA PELVE

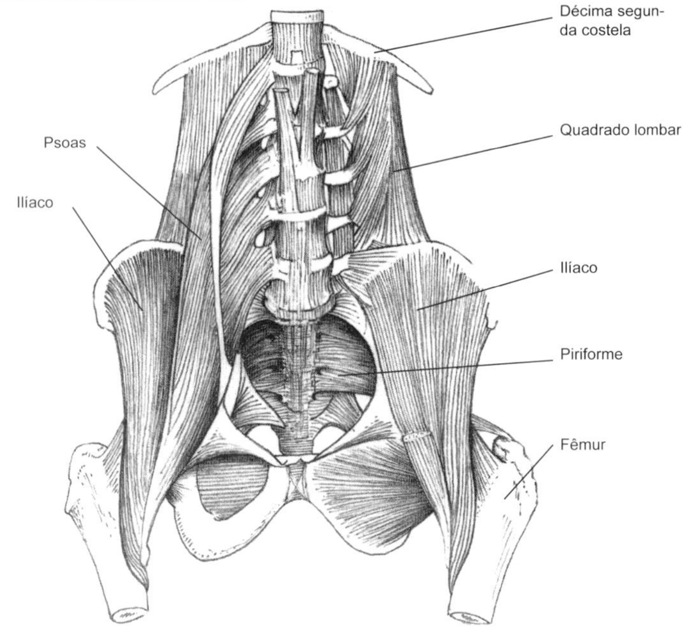

MÚSCULOS DA PÉLVIS E COXA

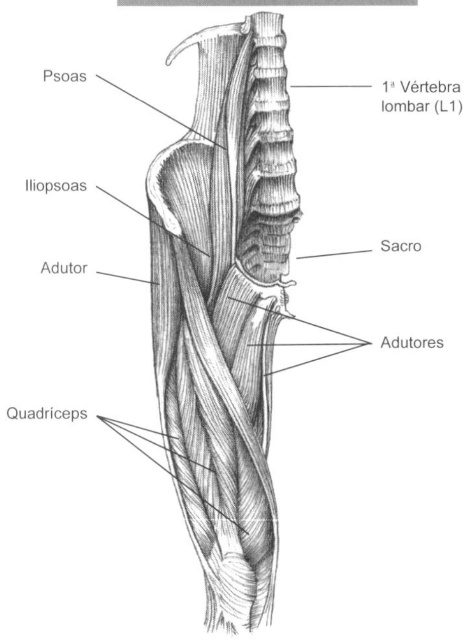

superior do corpo, estabilizam a relação entre o torso e as pernas e formam a estrutura necessária para andar, correr, torcer-se e inclinar-se em todas as direções. As conexões primárias entre a pelve e a parte inferior da coluna tomam lugar na articulação sacrilíaca que se encontra em ambos os lados do sacro e é relativamente imóvel. Sua construção semirrígida ancora firmemente a base da coluna e a maioria da parte inferior da coluna e função pelve como uma unidade.

As coxas, por outro lado, são ligadas à pélvis em articulações do tipo bola e soquete, que estão entre as mais flexíveis do corpo. Isso permite que o quadril tenha uma ampla variedade de movimentos – a coxa pode se movimentar para a frente e para trás, de um lado a outro, e pode ser rotacionada para dentro e para fora. Como é de se esperar em uma região com tantas funções diferentes, muitos dos grupos de músculos contribuem para a flexibilidade e força. Os tendões na parte traseira das coxas, os quadrícepes à frente, os adutores na parte das coxas, o adutores na parte interna das coxas e os abdutores na parte traseira e aos lados, os rotatores e os flexores do quadril (músculos iliopsas), que estão localizados no interior da pélvis, movimentam as coxas em relação à pélvis. Por fim, os músculos abdominais dão apoio à frente do corpo e ajudam a manter o alinhamento adequado da pélvis e da parte inferior da coluna.

A menos que as juntas do quadril sejam exercitadas regularmente em todas as direções, problemas como rigidez, dor ou o encurtamento crônico de seus músculos surgirão. Muitos dos exercícios a seguir são alongamentos desenvolvidos para abrir essa área. No entanto, quando o problema de juntas rígidas é acompanhado de tendões tensos e rigidez na coluna, será necessário trabalhar também essas áreas. Tenha em mente que músculos tensos geralmente estão compensando os músculos mais fracos; um plano de exercícios bem estruturado, que inclua alongamentos (como, por exemplo, as posições de pé acrescidas de alongamentos profundos) recuperará o equilíbrio da musculatura e proporcionará uma variedade normal de movimentos mais rapidamente do que exercícios específicos e isolados. Uma série de posições nas Sequências de Asanas Um e Dois é direcionada a esses problemas:

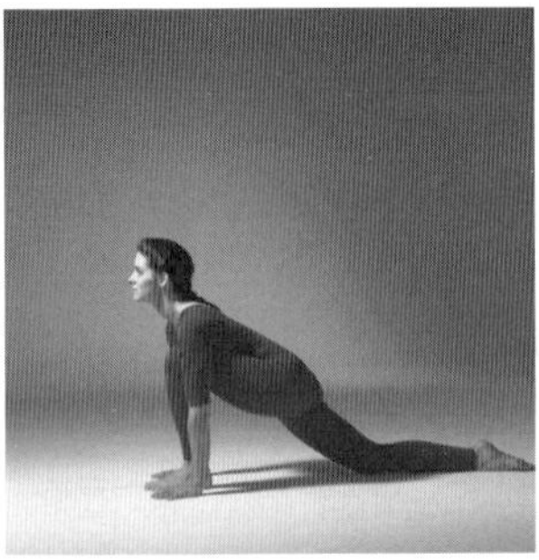

Posição do Arremesso (p. 56)

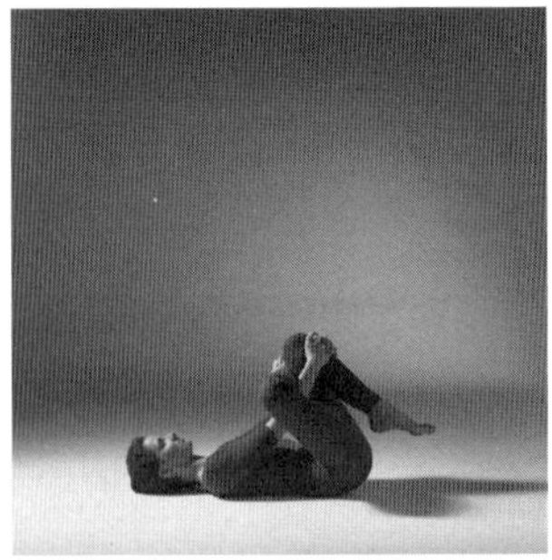

Balanço das Pernas (p. 62)

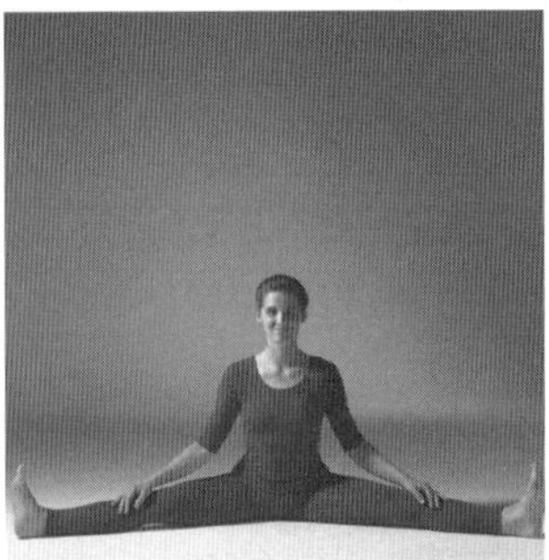

Alongamento Dianteiro (sentado) (p. 64)

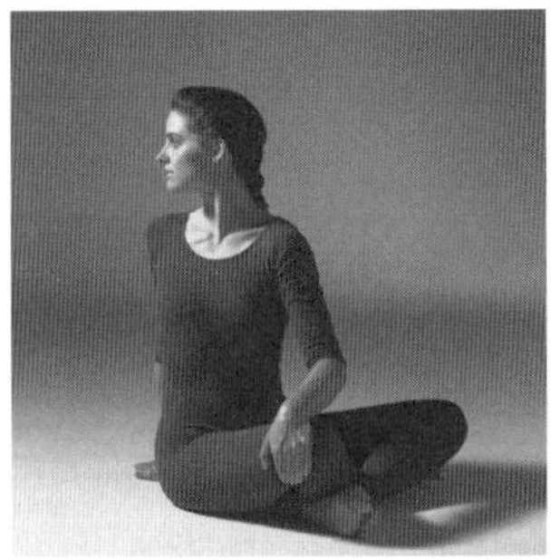

Torções da Coluna (p. 64, 68, 126, 144)

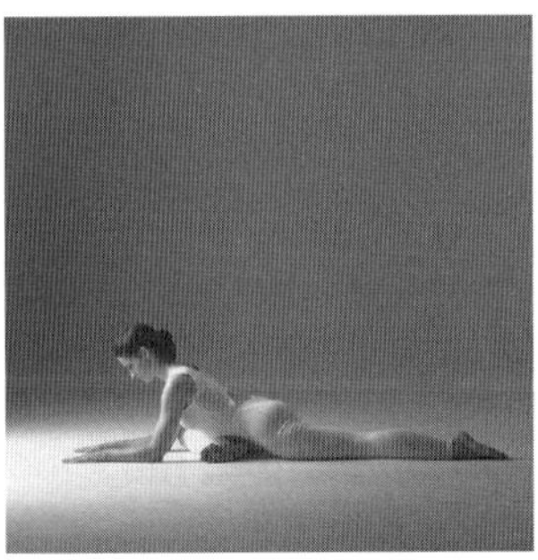

Preparação para a posição do pombo (p. 134)

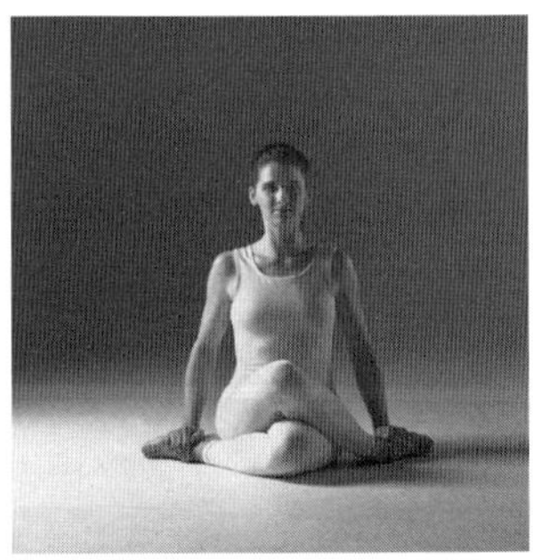

Posição da Cara de Vaca (p. 139)

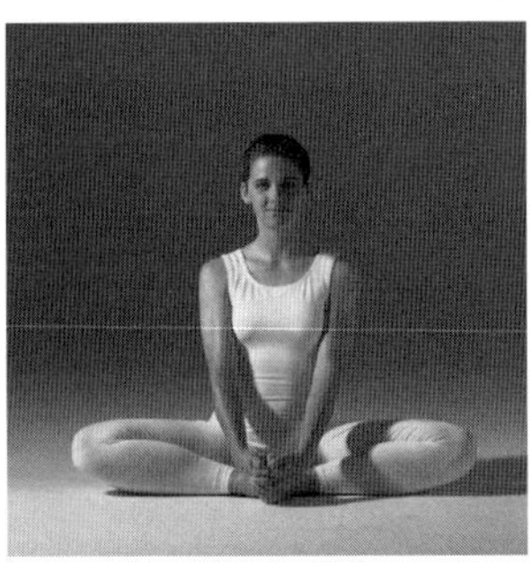

Posições de pé nos capítulos 3 e 5.

Posição da Borboleta (p. 140)

Quadris e Pelve

POSTURA ANGULAR LATERAL

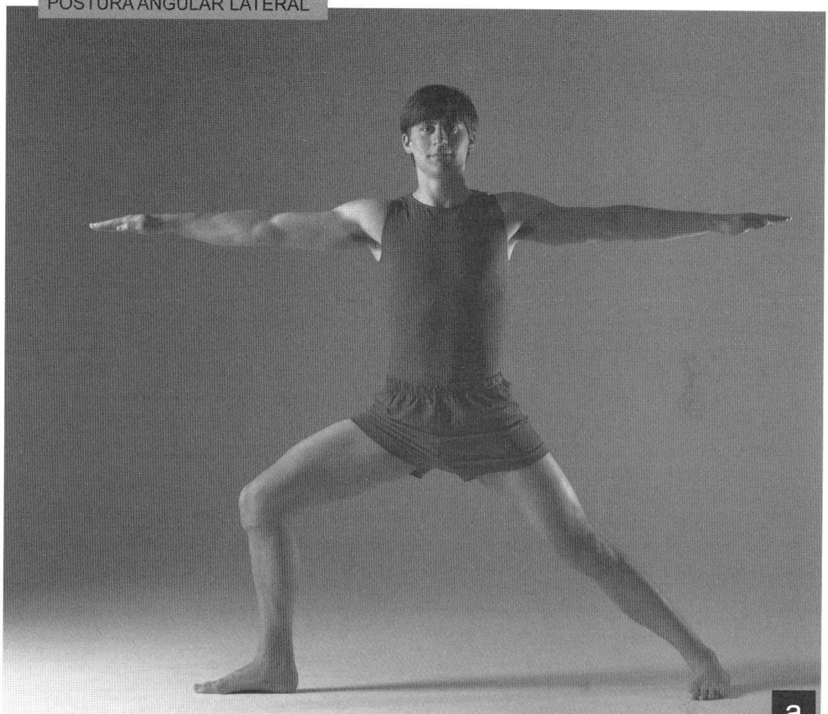

a

Posturas Adicionais e Alongamentos para o Quadril e a Pelve

POSTURA ANGULAR LATERAL (PARSHVAKONASANA)

As posturas de pé são excelentes para os quadris e para a pelve, pois desenvolvem força e flexibilidade e integram movimentos posturais conscientes. A postura angular lateral aumenta profundamente a mobilidade nas articulações do quadril; fortalece o quadríceps e outros músculos das pernas e da pelve; alonga os músculos de toda parte lateral do corpo e expande o peito.

a) Fique de pé com os pés a uma perna de distância um do outro. Gire o pé direito cerca de 90 graus, e gire o esquerdo apenas um pouco; os quadris e o peito ficam virados para a frente. Inspire, alongue os braços em linha reta, afastando-os dos ombros, com as palmas das mãos viradas para baixo, mantendo os ombros esticados e longe dos ouvidos. Expirando, dobre o joelho direito

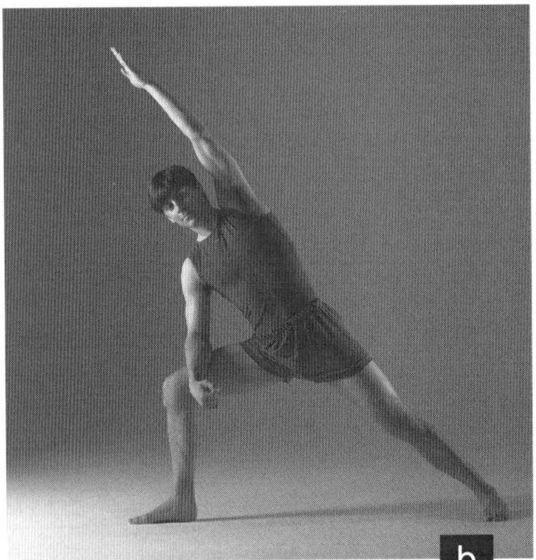

b

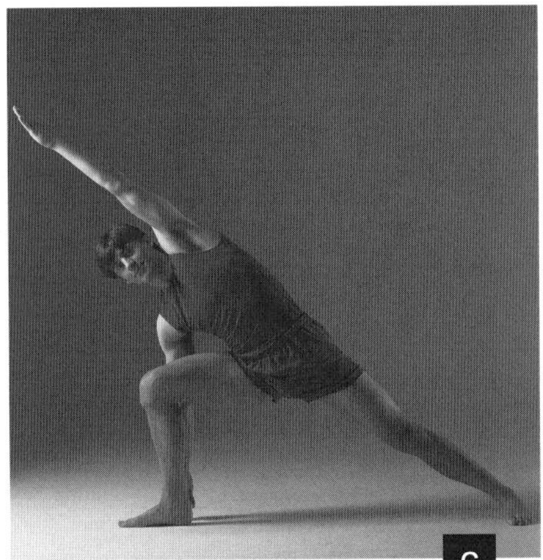

c

até que ele esteja diretamente sobre o tornozelo. Firme-se na postura e relaxe a respiração.

b) Com a parte do tronco ainda virada para a frente, inspire, alongue a coluna e dobre o corpo para a direita, descansando o antebraço direito no joelho enquanto vira a palma da mão esquerda para cima e levanta o braço esquerdo paralelo à lateral da cabeça. Em seguida, abra um pouco mais o tórax e o abdômen, aconchegando ligeiramente o cóccix e puxando as escápulas para dentro. Pressione firmemente o pé no chão e alongue a partir do calcanhar esquerdo até a ponta dos dedos da mão esquerda. Para manter a estabilidade da postura, mantenha o joelho direito diretamente sobre o tornozelo e o pé esquerdo pressionado firmemente no chão.

c) Para se aprofundar na postura, alongue a parte interna das coxas, distanciando-as uma da outra. Então retire da coxa o braço direito e coloque a mão na parte externa do pé direito. Abaixe o quadril esquerdo até que ele esteja alinhado com as pernas e os braços esticados, prolongando o alongamento por todo o lado esquerdo do corpo. Mantenha o braço e a perna direita juntos, abrindo a caixa torácica e o abdômen e levantando o peito para longe da pelve. Alongue o braço esquerdo, abra mais o ombro esquerdo, mantenha o pescoço alongado, olhando para a frente, ou levante a cabeça e olhe para cima. Agora respire firmemente ao centrar-se na postura, mantendo-a por três a cinco respirações ou até se sentir preparado para sair dela. Então, pressione a planta do pé direito no chão, levante o torso e endireite a perna. Troque a postura do pé e repita o exercício do outro lado.

Quadris e Pelve

VARIAÇÕES DA POSTURA DO ARREMESSO (BANARASANA)

O Arremesso e suas variações são excelentes posturas para correção do alinhamento pélvico e de problemas na lombar. Os músculos iliopsoas, essenciais para a flexão dos quadris, conectam a parte inferior da coluna e da pelve aos ossos da coxa. Esses músculos às vezes são rígidos, fracos ou mais flexíveis de um lado do que de outro, prejudicando o alinhamento da pelve, das pernas e da coluna. Para ser bem-sucedido nas posturas de inclinação posterior, é um pré-requisito ter músculos psoas saudáveis e flexíveis.

a) Se a Postura básica do Arremesso é difícil, tente o seguinte: fique a cerca de 90 centímetros de distância de uma cadeira e coloque o pé esquerdo no assento da cadeira. Dobre o joelho esquerdo e

VARIAÇÕES DA POSTURA DO ARREMESSO

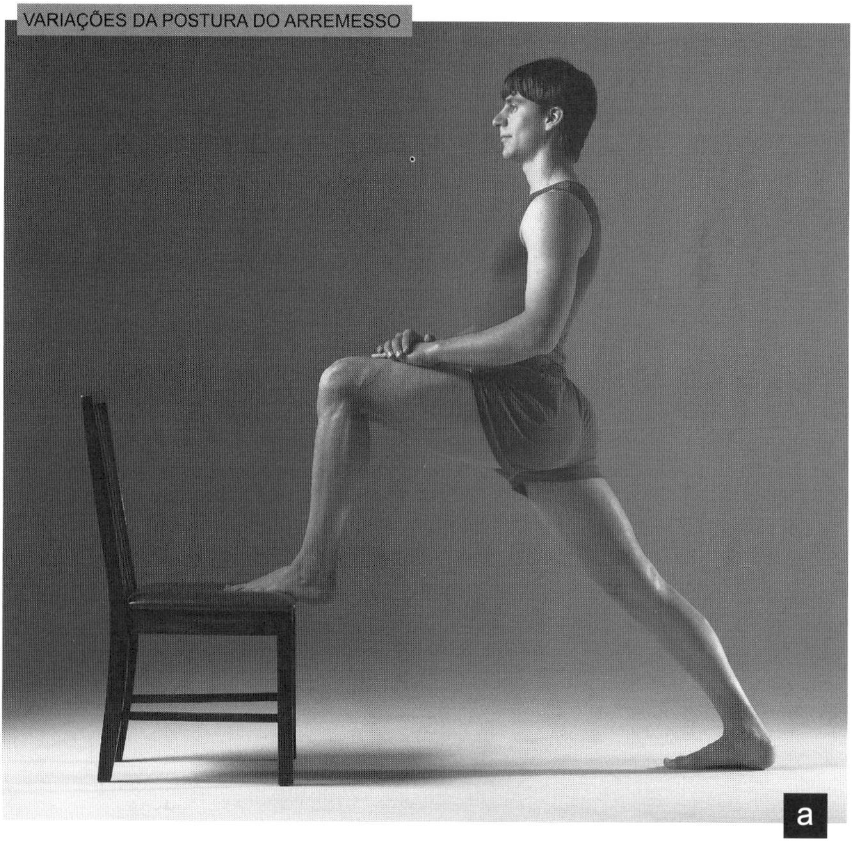

a

distribua seu peso entre as duas pernas, mantendo a coluna ereta. Coloque as mãos na coxa esquerda. Mantenha a perna direita em linha reta, o calcanhar repousado sobre o pé, que deve estar direcionado para a frente. Gradualmente, aprofunde a inclinação da articulação do quadril, baixando a pelve no chão. Relaxe e respire nessa postura e então repita o exercício, desta vez do lado oposto.

b) A seguinte variação aprofunda a Postura do Arremesso. Comece apoiado nas mãos e nos joelhos, então traga seu pé esquerdo para a frente e coloque-o entre as mãos, de forma que os dedos dos pés fiquem alinhados com os dedos das mãos. Estenda a perna direita em linha reta e atrás de você, apoiando no chão o joelho e a parte superior do pé. Mantenha o joelho esquerdo diretamente sobre o calcanhar com a tíbia perpendicular ao chão. Abaixe a pelve, alongando as duas coxas em direções opostas e pressionando o peito para a frente e para cima. Agora traga os dedos do pé direito para baixo. Levante o joelho direito, endireite a perna e pressione o calcanhar para longe do corpo. Com o joelho levantado, continue abaixando a pelve em direção ao chão ao pressionar a coxa esquerda para a frente e a coxa direita para trás. Mantenha a postura e respire, então repita o exercício do outro lado.

c) Você também pode usar o peso do torso para aprofundar ainda mais o alongamento. Comece na Postura do Arremesso básica, com o joelho direito e a parte superior do pé no chão. A seguir, levante o torso perpendicularmente ao chão e centre-o sobre a pelve. Após estabelecer seu equilíbrio, lentamente abaixe mais a pelve. Agora mantenha a coluna ereta e gire para a

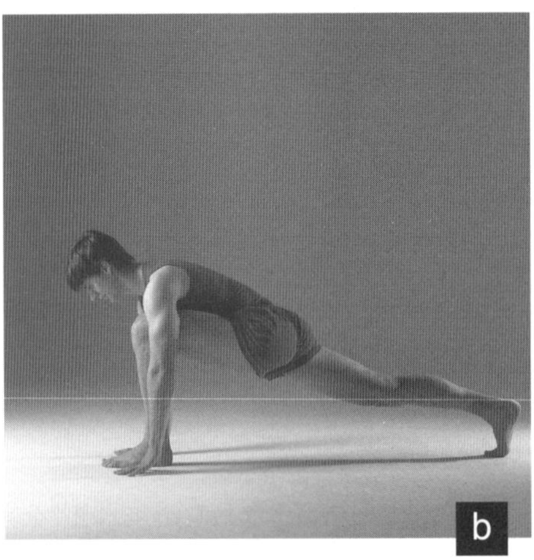

b

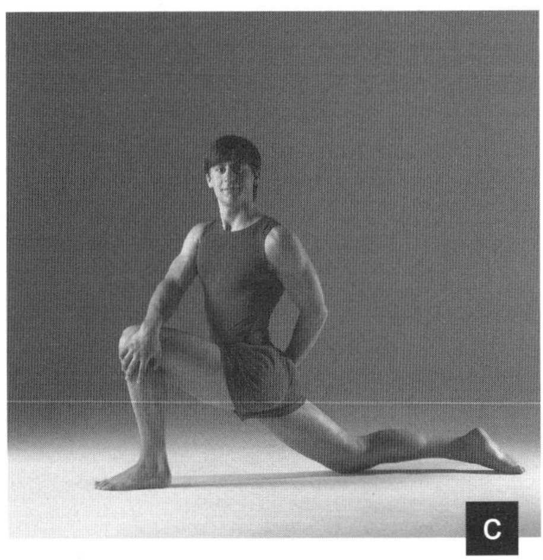

c

esquerda. Traga a mão direita para o lado de fora do joelho esquerdo e envolva as costas com o braço esquerdo, mantendo a mão no quadril direito. Mantenha a postura e respire profundamente algumas vezes durante o giro, então saia da postura e repita o exercício do outro lado.

d) Para aprofundar o alongamento no quadríceps, comece na Postura do Arremesso básica, com a perna direita estendida para trás. Levante o torso e centre-se sobre a pelve. A seguir, dobre o joelho direito, levante o pé, agarrando-o com a mão direita. Segure o pé e estabeleça seu equilíbrio, mantendo a pelve puxada para a frente. Então expire e incline-se para a frente, levantando a mão esquerda do chão (ou usando-a como apoio). Puxe o pé esquerdo em direção à nádega, alongando o quadríceps. Centre-se na postura e respire suavemente. Então repita o exercício do lado oposto.

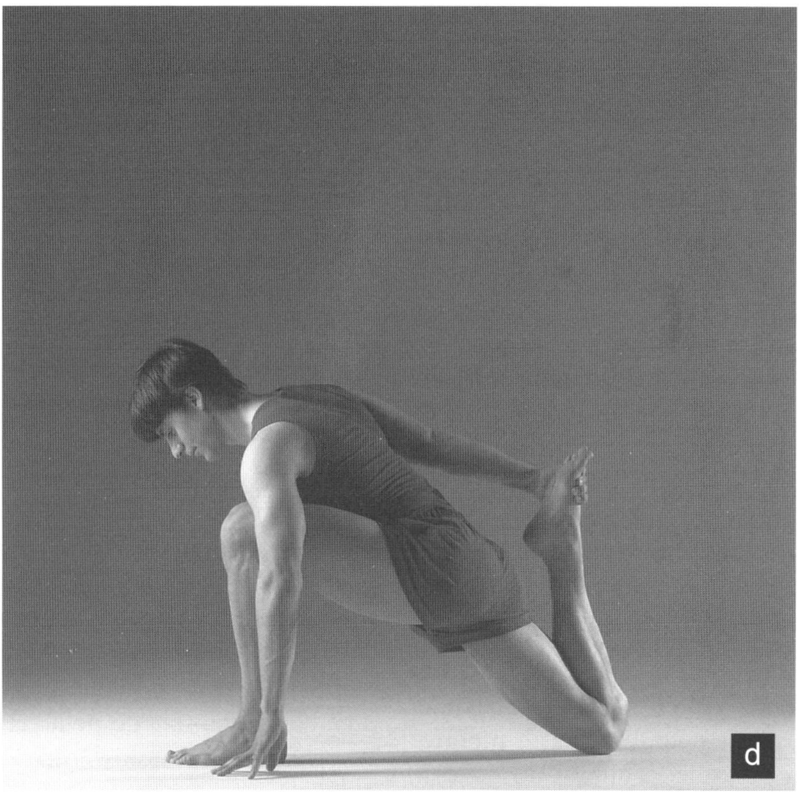
d

Quadris e Pelve

VARIAÇÕES DA MEIA POSTURA DO HERÓI

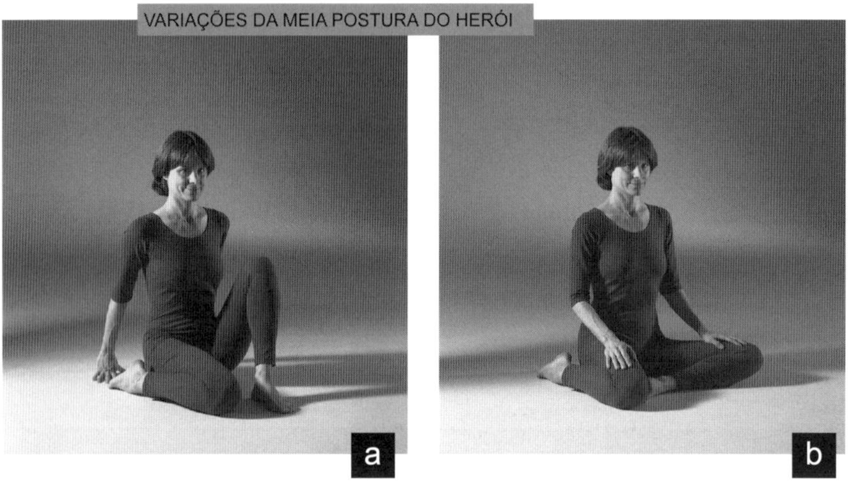

VARIAÇÕES DA MEIA POSTURA DO HERÓI (VIRASANA)

Se os quadríceps estão tensos e os quadris, joelhos e tornozelos estão rígidos, essas variações da Postura do Herói irão ajudar. Mas exercite-a com cautela e trabalhe lentamente com esses alongamentos, pois eles exercem uma considerável pressão sobre os joelhos e tornozelos. Ao longo de todas as variações, fique atento se sentir dor ou desconforto excessivo nos tornozelos, joelhos e na lombar.

a) Sente-se no chão com ambas as pernas à sua frente. Dobre o joelho direito e coloque a parte superior do pé ao lado direito do quadril, com os dedos apontando para trás (sente-se em uma almofada para suporte, se necessário). Dobre o joelho esquerdo, trazendo a sola do pé para a parte interior da coxa e soltando o joelho esquerdo para o lado. Agora pressione o joelho direito gentilmente no chão e alongue a parte superior da coxa. Mantenha a postura e respire, procurando relaxar (se não deseja continuar adiante, então solte o corpo vagarosamente e repita o exercício do outro lado).

b e c) As seguintes variações inclináveis da Postura do Herói aprofundam o alongamento. Comece colocando as mãos no chão atrás de você. Levante o joelho esquerdo e coloque a sola do pé no chão em frente aos ísquios (ossos do quadril). Mantenha a perna direita dobrada ao lado do quadril.

Incline-se para trás e levante momentaneamente a pelve para puxar o cóccix mais acima; alongue a lombar, pressionando o joelho para baixo. Em seguida, abaixe a pelve no chão e incline-se para trás, sobre os cotovelos. Não deve haver nenhuma tensão nos joelhos. Finalmente, deite-se completamente, de novo ajustando a pelve e a lombar, e alongando a parte superior da coxa. Coloque as mãos sobre o abdômen, concentre-se e respire nessa postura. Quando estiver preparado para sair dela, levante seu torso, apoiando-o com os braços. Repita o exercício com o outro lado do corpo.

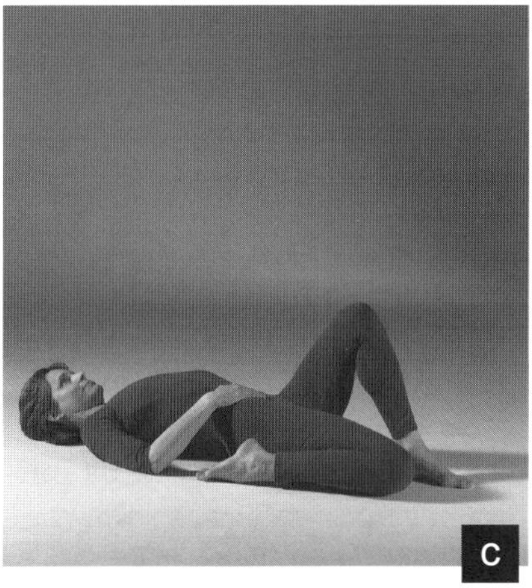

c

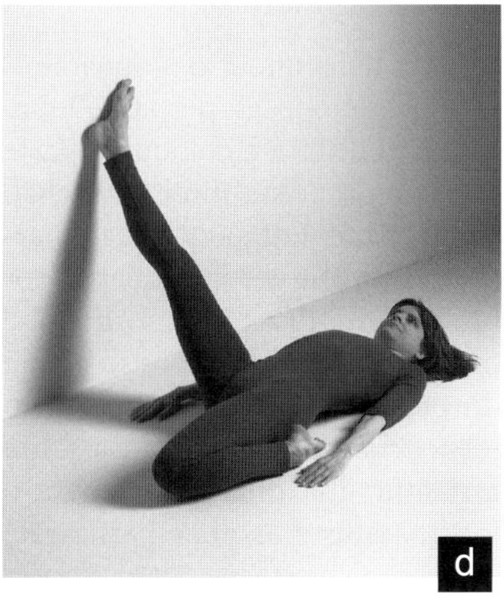

d

d) Você pode aprofundar o trabalho na postura deitada colocando um dos pés na parede, permitindo assim a pressão da pelve para baixo e a abertura da coxa. Sente-se com a parte direita do quadril e o ombro a poucos centímetros da parede; então traga a parte superior do pé esquerdo para o lado do quadril, repouse o pé direito no chão com o joelho levantado e abaixe-se na postura deitada, como fez antes. A seguir, estique a perna direita e coloque o pé direito na parede, pressionando-a gentilmente. Mova o pé para cima e para baixo na parede, ou próximo à cabeça para explorar o alongamento da coxa e da pelve. Reposicione-se perto ou longe da parede conforme sua necessidade, a fim de tornar a postura mais eficaz e confortável. Para sair da postura, abaixe o pé direito no chão e vagarosamente retorne à posição sentada. Repita o exercício do outro lado.

Quadris e Pelve

INCLINAÇÃO FRONTAL FACILITADA

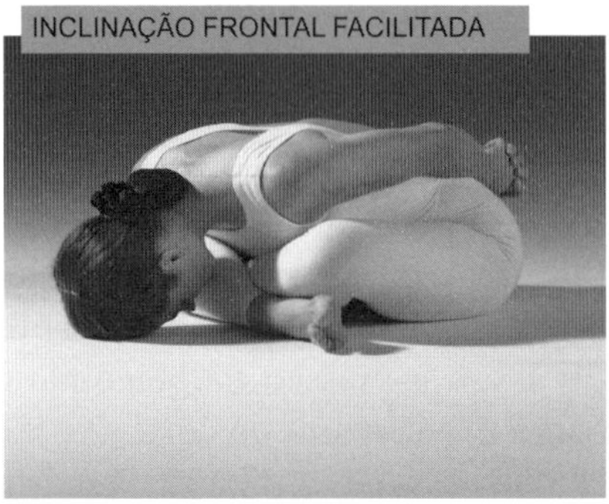

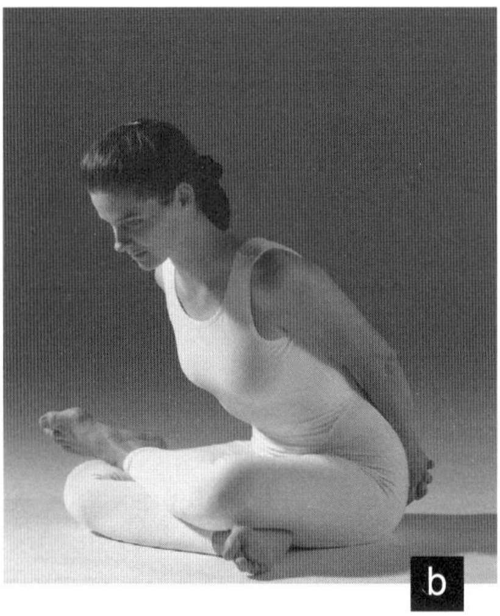

INCLINAÇÃO FRONTAL FACILITADA

Essa simples inclinação frontal alonga o músculo piriforme e outros rotadores externos dos quadris. Às vezes esses músculos estão tensos e prejudicam a mobilidade do quadril, além de causarem dores no nervo ciático. A postura também se estende aos músculos das costas e por toda a extensão da coluna, até a base do crânio.

a) Sente-se no chão com as pernas cruzadas na Postura Fácil (ou sente-se em uma almofada para apoiar a lombar). Entrelace as mãos por trás das costas e endireite a coluna até a parte superior da cabeça. Coloque a pelve no chão, incline-se para a frente, partindo dos quadris, e expanda o peito para fora e por cima das pernas. Continue inclinando-se para a frente, mantendo as costas o mais reto que conseguir antes de soltar o abdômen, depois os ombros e, finalmente, a cabeça em direção ao chão. Os braços devem ser trazidos para o chão à frente ou permanecer atrás. Concentre-se e respire nessa postura. Ao inspirar, deixe as costas expandirem-se, e ao expirar, solte-se ainda mais em direção ao chão. Para sair da postura, levante a cabeça, os ombros e finalmente a lombar, retornando a uma posição vertical.

b) Para aprofundar o alongamento, reposicione as pernas. Dobre o joelho direito e coloque a parte inferior da perna direita no chão à sua frente. Então coloque a parte inferior da perna esquerda sobre a perna direita, de forma que o joelho esquerdo repouse acima do pé direito. O lado externo do tornozelo esquerdo repousa sobre a panturrilha direita, ou sobre o joelho. Ajuste as duas pernas até que ambas estejam estáveis, aterre a pelve e alongue-se por toda a extensão da coluna. Então, entrelace as mãos por detrás das costas e incline-se para a frente como antes (quando estiver para baixo, mantenha as mãos nas costas ou solte-as para a frente). Observe que, conforme você intensifica a inclinação frontal nessa e na postura anterior, os ossos púbicos inclinam-se para a frente e para o chão, o sacro move-se para trás e para longe do chão e o abdômen é pressionado em direção às pernas. Relaxe e concentre-se na postura; então, repita do lado oposto.

ALONGAMENTO RECLINADO DO QUADRIL

Esse alongamento passivo melhora a gama de movimentos do quadril, alonga os isquiotibiais e os músculos adutores da parte interna da coxa.

a) Deite-se de costas, dobrando os joelhos e levando-os em direção ao peito. Passe os braços ao redor das pernas e segure cada um dos pés. Levante os pés até que as solas estejam apontando em direção ao teto e até que as tíbias estejam perpendiculares ao chão. Então, puxe firmemente os pés e pressione os joelhos em direção ao chão em qualquer um dos lados do torso. Conforme os joelhos são puxados para baixo, pressione a lombar e o sacro também em direção ao chão. Mantenha a coluna ereta e relaxe profundamente as articulações do quadril.

b) Para aprofundar o alongamento, mude a aderência para os pés (ou segure as panturrilhas ou as coxas com as mãos). Em seguida, endireite lentamente os joelhos e abra as pernas para os lados, afastando os pés com as mãos. Novamente, pressione a lombar e o sacro em direção ao chão. Mantenha a postura por cinco a dez respirações, aliviando qualquer resistência na parte interna das coxas. Junte as pernas, dobre os joelhos e então saia da postura.

ALONGAMENTO RECLINADO DO QUADRIL

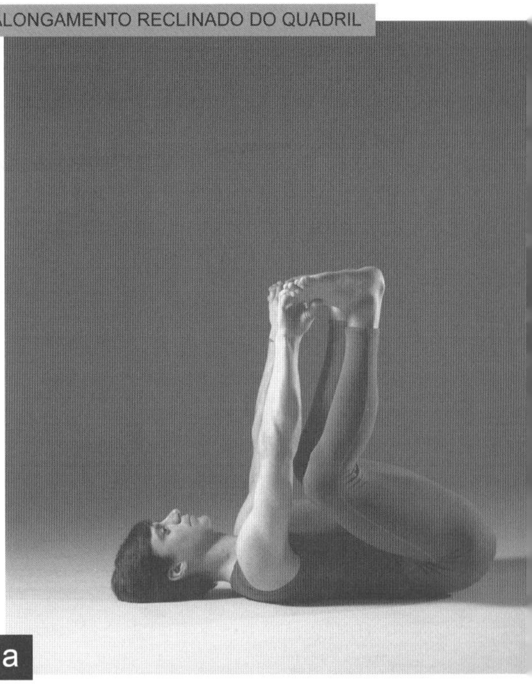

a

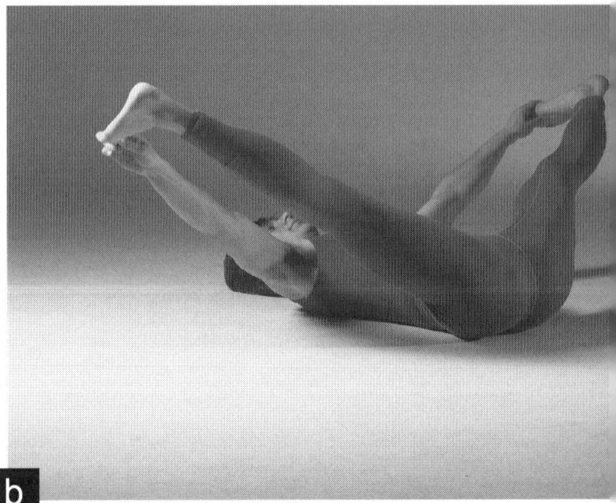

b

Quadris e Pelve

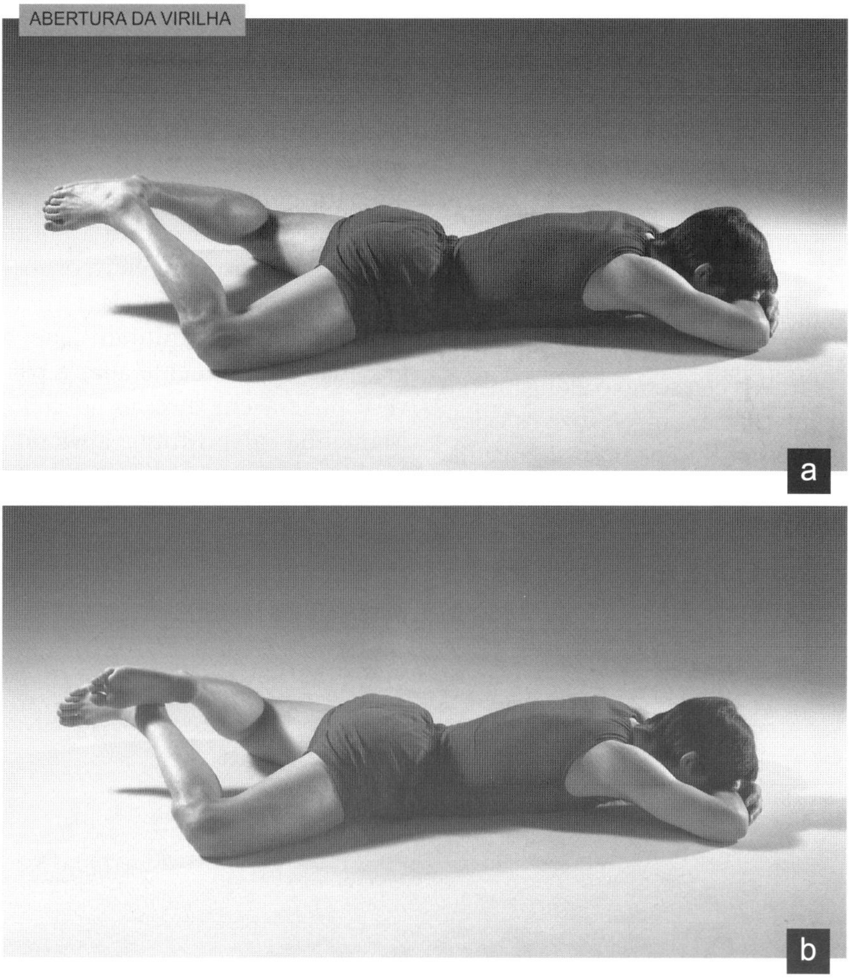

ABERTURA DA VIRILHA

Para muitos, esses são alongamentos intensos. Eles aproveitam a gravidade e o peso das pernas para alongar a parte interna das coxas e das virilhas, então relaxe e solte o peso da pelve no chão em todas as variações desses alongamentos.

a) Deite-se com o estômago e o queixo no chão (ou deite-se com a testa sobre os braços cruzados). Dobre os joelhos e separe-os ao máximo; então, junte as solas dos pés. Sem levantar a pelve ou mudar a postura dos joelhos, relaxe a parte interna das coxas e os músculos em volta das articulações do quadril. Deixe os pés abaixarem em direção ao chão e mantenha a sola dos pés juntas. Relaxe profundamente na postura e respire, permitindo assim que o peso das pernas abra gentilmente a parte interna das coxas e da virilha.

b) Em seguida, aumente levemente a inclinação dos joelhos e cruze os calcanhares um sobre o outro. Novamente, relaxe a tensão das articulações do quadril, da virilha e da pelve. Perceba como o alongamento se intensifica. Então cruze os calcanhares na direção oposta. Mantenha a postura de cada lado, até que esteja preparado para deixá-la.

c) Por fim, com as solas dos pés juntas mais uma vez, coloque as mãos no chão, abaixo dos ombros. Levante a cabeça e o peito como na Postura da Cobra. Então, vagarosamente, endireite os braços e continue arqueando o tronco para cima, endireitando a coluna e alongando a parte frontal do torso. Mantenha os ombros e as escápulas para baixo e as solas dos pés pressionadas uma contra a outra. A pelve fica suspensa entre os joelhos. Solte cada lado da virilha, suavizando e permitindo que a gravidade gentilmente abra a pelve e puxe-a em direção ao chão. Mantenha a postura, aliviando qualquer resistência e respirando suavemente; então, incline os braços e retorne vagarosamente para o chão quando estiver preparado para sair da postura.

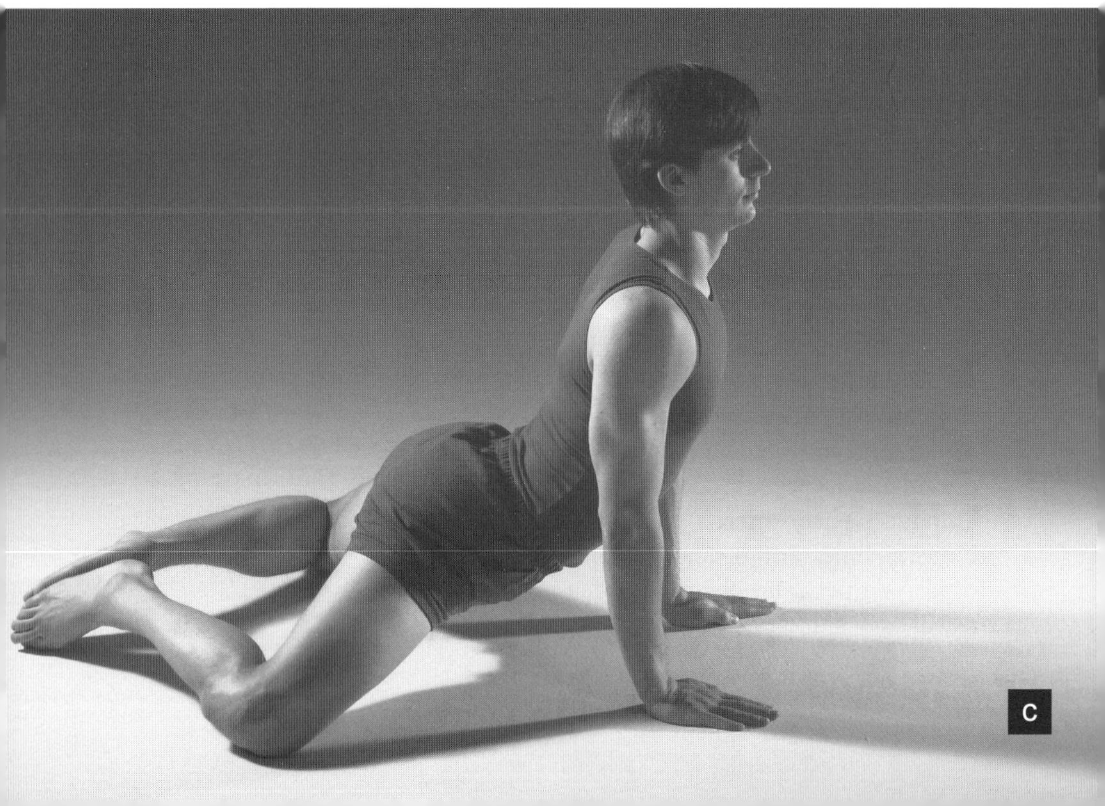

C

Quadris e Pelve

A POSTURA DO SAPO

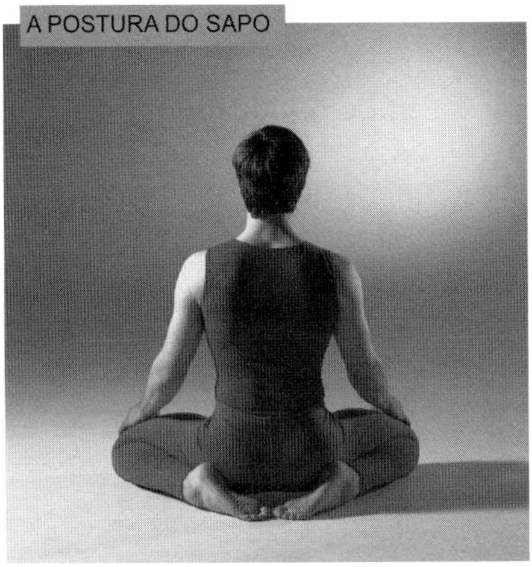

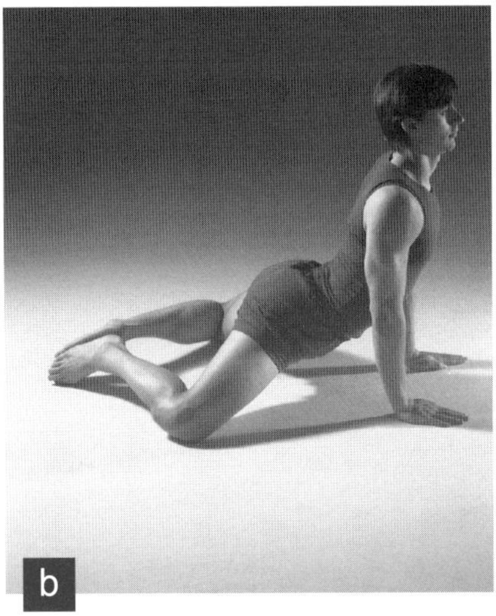

A POSTURA DO SAPO (MANDUKASANA):

a) A Postura do Sapo alonga o quadríceps assim como os músculos das partes internas das coxas e da virilha. Você pode entrar na postura de abertura das virilhas por meio dessa postura. Comece sentando-se entre os calcanhares, com os joelhos abertos para os lados e com os dedões dos pés se tocando (se necessário, use almofadas para apoiar os quadris e reduzir a tensão nos joelhos). Alongue a coluna para cima, partindo da pelve em direção ao topo da cabeça. Concentre-se e respire suavemente, alongando gradualmente a parte interna das coxas e das virilhas em cada um dos lados, permitindo assim que os ísquios se soltem em direção ao chão.

b) A seguir, mantenha a parte interna das pernas no lugar, levante a pelve e incline-se para a frente, colocando suas mãos no chão. Leve as mãos para longe das pernas, mantendo as solas dos pés juntas e pressionando a pelve para a frente e para baixo, até que esteja voltado para cima, na postura de abertura das virilhas (sequência anterior). Como antes, deslize os ombros para baixo e para trás, levante a cabeça e o pescoço para cima, para longe das costas, levante o esterno e arqueie a coluna conforme a pelve se solta em direção ao chão. Mantenha a postura e respire, relaxe as áreas da virilha, a parte interna das coxas e a parte inferior do abdômen. Para sair da postura, levante vagarosamente a pelve. Deslize as mãos em direção às pernas e retorne à Postura do Sapo. Então junte os joelhos e sente-se de lado.

POSTURA DA BORBOLETA E VARIAÇÕES (BADDHA KONASANA):

A combinação da abertura do quadril e a inclinação frontal conquistadas nessas posturas alongam a parte interna das coxas, dos isquiotibiais e dos músculos de rotação dos quadris (que podem ser sentidos profundamente nas nádegas). A lombar deve permanecer firme. Mantenha a consciência de sua circulação ao longo da pelve, da parte interna das coxas e preste atenção especial ao relaxamento da tensão nas articulações dos quadris.

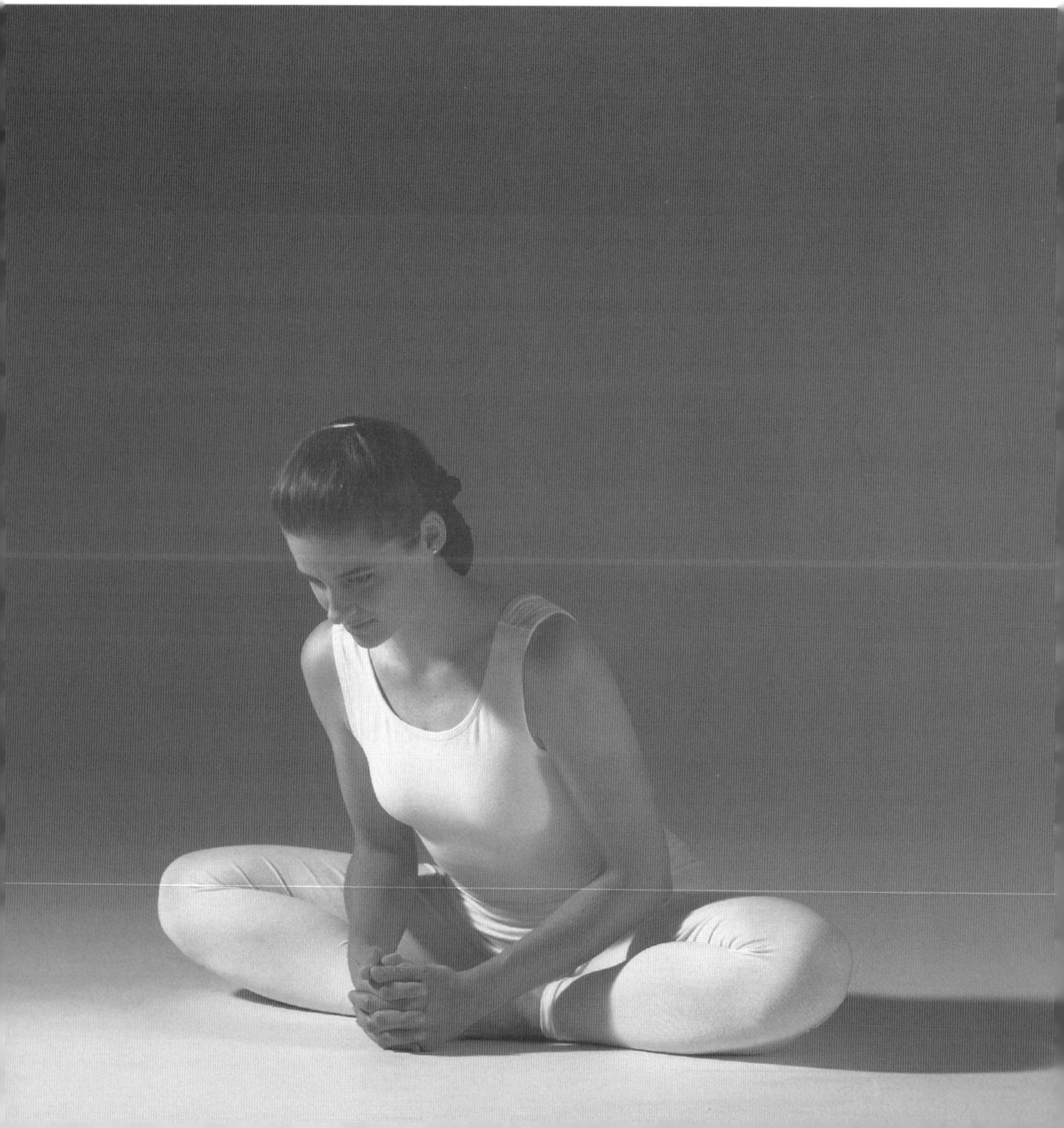

Quadris e Pelve

POSTURA DA BORBOLETA E VARIAÇÕES

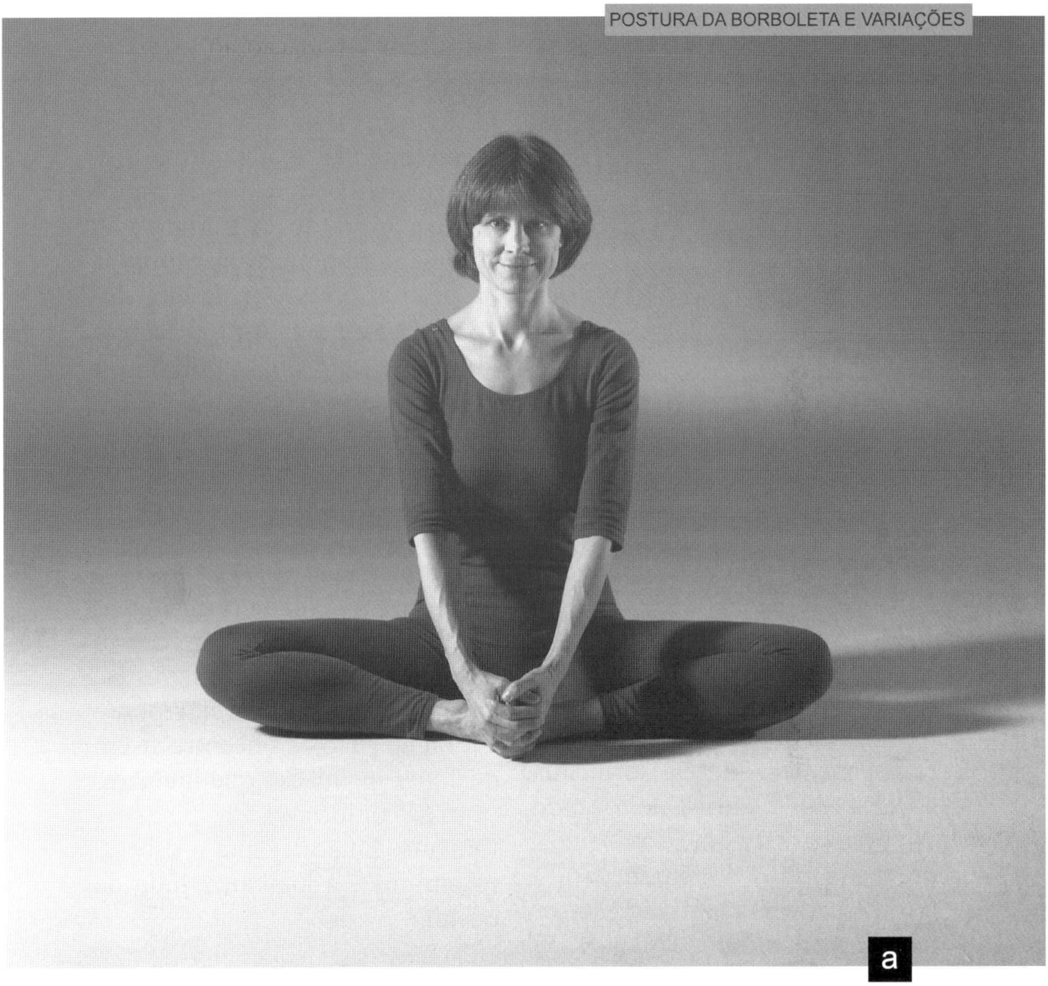

a

a) Sente-se no chão (ou sobre uma almofada para evitar que a lombar encurve). Junte a sola dos pés e puxe os calcanhares em direção à pelve. Segurando os pés com as mãos, abra os joelhos e pressione-os em direção ao chão. Então, levante a lombar e alongue-se até o topo da cabeça, apoiando firmemente os ísquios no chão. Concentre-se na postura e respire suavemente, relaxando gradualmente qualquer resistência e baixando ainda mais os joelhos em direção ao chão.

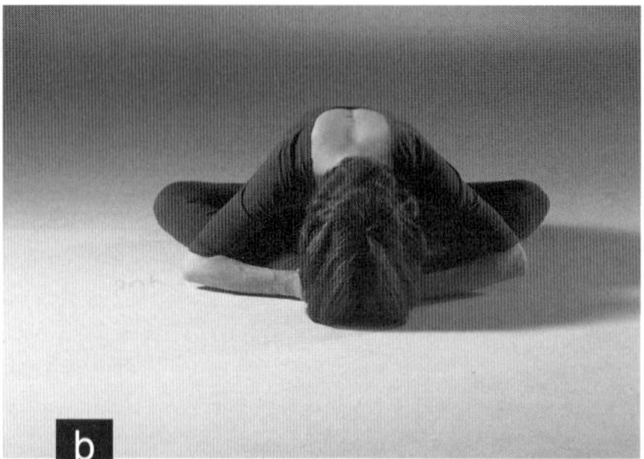

b

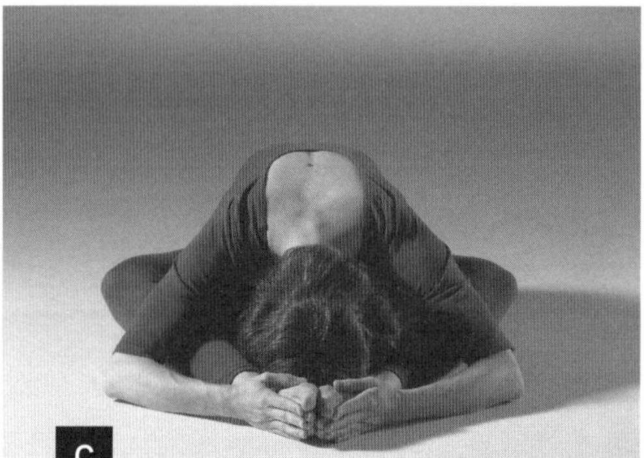

c

b) Para aprofundar o alongamento, eleve a lombar e mantenha-a reta à medida que ela se inclina a partir dos quadris, deslocando seu peso para a fronte dos ísquios, pressionando o abdômen para a frente e para baixo, em direção aos pés e à parte interna das coxas. Se você for bastante flexível, será capaz de baixar a cabeça em direção ao chão; se não for, concentre-se no alongamento de modo que ele seja confortável e respire profundamente pelo abdômen e nas laterais da caixa torácica.

c) Para explorar a inclinação frontal e o alongamento que ele proporciona às costas, pernas e nádegas, retorne o torso para o centro e mova os pés a cerca de 20 centímetros de distância da pelve. A seguir, segure os pés com as mãos, estenda-se mais uma vez, alongando a coluna e inclinando-se a partir dos quadris. Mantenha a sola dos pés juntas ao segurar-se na postura e respirar. Então, eleve o torso e repita o processo em uma série de passos, movendo o pé mais alguns centímetros de distância e inclinando-se para a frente a cada passo sucessivo. Perceba como os alongamentos se alteram conforme a posição dos pés. Por fim, movimente os pés o mais à frente possível, ainda com as solas juntas. Leve o rosto em direção ao chão, por trás dos calcanhares (se você for bastante flexível, repouse a testa no chão). Concentre-se em qualquer inclinação que lhe pareça mais confortável e respire suavemente. Então levante a cabeça, os ombros e a lombar, saindo da postura.

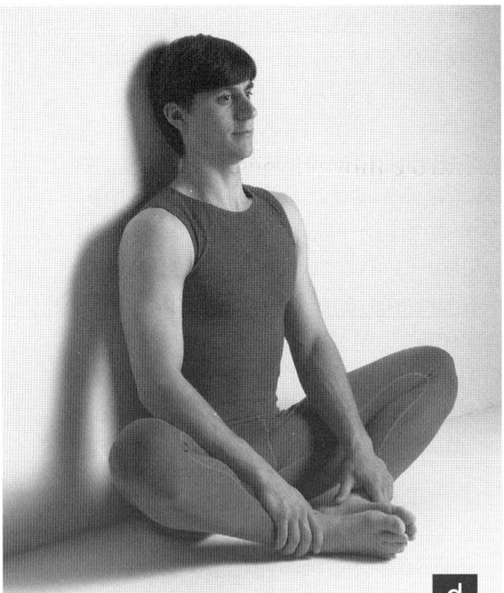

d

d) A Postura da Borboleta é complicada para muitos estudantes por causa da tensão na parte interna das coxas. Uma boa forma de alongar esses músculos é sentar-se no chão, colocando as costas contra a parede. Mantenha a parte de trás da pelve e a base da coluna o mais próximo da parede que puder e alongue-se em direção ao topo da cabeça. Dobre os joelhos, entrelace as mãos em volta dos pés e solte os joelhos em direção ao chão. Então, use a palma das mãos para massagear firmemente o interior das coxas, partindo da virilha em direção ao joelho. Por fim, dentro de sua capacidade, pressione cuidadosamente com as mãos as coxas e os joelhos em direção ao chão. Mantenha a postura, respire de maneira suave e uniforme, como se a respiração estivesse fluindo dentro de você. Se preferir, pode também inclinar-se para a frente, partindo dos quadris, aprofundando ainda mais o alongamento.

Quadris e Pelve

POSTURA ANGULAR SENTADA (UPAVISHTA KONASANA)

A Postura Angular Sentada é similar à Postura da Borboleta. Ela também alonga os músculos adutores da parte interna das coxas e os isquiotibiais, abrindo a parte traseira das pernas e a lombar.

a) Comece sentando-se no chão, com as pernas esticadas para a frente (se achar útil, coloque uma almofada abaixo da pelve, mantendo a rotação da lombar). Abra as pernas, mantenha-as esticadas e equidistantes do centro da linha do torso. Os joelhos e a ponta dos dedos dos pés apontando para cima e a parte de trás dos joelhos pressionada em direção ao chão. Com as mãos nos quadris em ambos os lados, levante a pelve do chão momentaneamente. Abra as pernas e deixe-as um pouco mais distantes, alinhando a pelve e levantando a lombar. Então desça a pelve de volta ao chão e sente-se firmemente sobre os ísquios, com as mãos repousadas sobre as pernas.

b) Em seguida, coloque as mãos no chão, entre as pernas. Erga a lombar e incline-se para a frente, partindo dos quadris, e deslize as mãos para a frente. À medida que o torso se estende para a frente,

POSTURA ANGULAR SENTADA

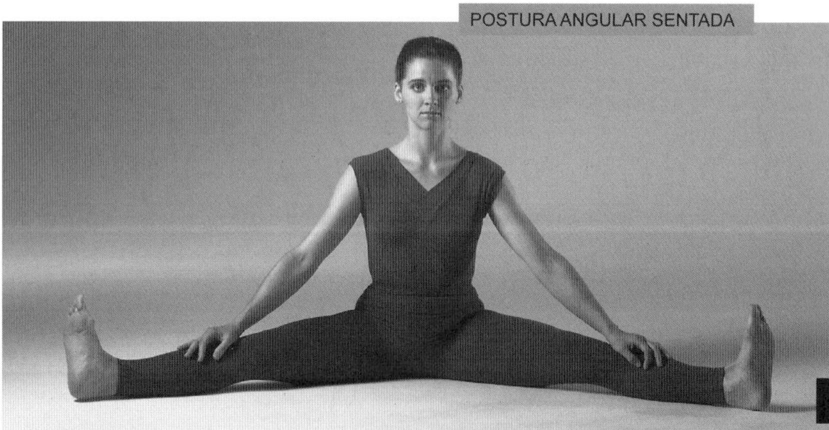

a

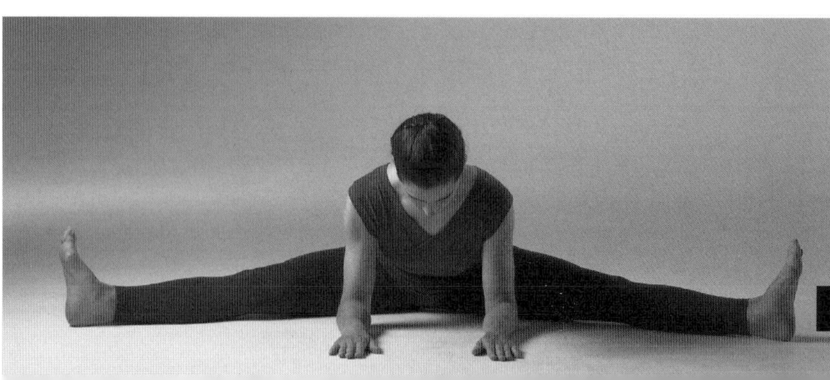

b

mantenha os dedos e as patelas dos joelhos apontados diretamente para cima. Mantenha-se em qualquer ponto em que se sentir mais à vontade, respirando e concentrando-se na postura. Descontraia o abdômen e alongue a parte de trás das pernas até os calcanhares, mantendo a lombar firme. Sinta o sacro sendo levantado pela inclinação frontal da pelve, enquanto os ossos púbicos são puxados entre as coxas. Mantenha a postura por algumas respirações, relaxando qualquer tipo de resistência e aprofundando-se na postura. Então solte o corpo lentamente e junte as pernas.

ALONGAMENTO DA PARTE INTERNA DA COXA (NA PAREDE)

Esse alongamento é similar à postura angular sentada, mas ele funciona particularmente bem para aqueles que sofrem de rigidez na região lombar ou na parte interna das coxas e que têm dificuldade para sentar-se de forma ereta com as pernas abertas para os lados. Com a coluna e a lombar apoiadas no chão, a gravidade funciona na abertura das pernas e alonga gentilmente os músculos adutores.

ALONGAMENTO DA PARTE INTERNA DA COXA

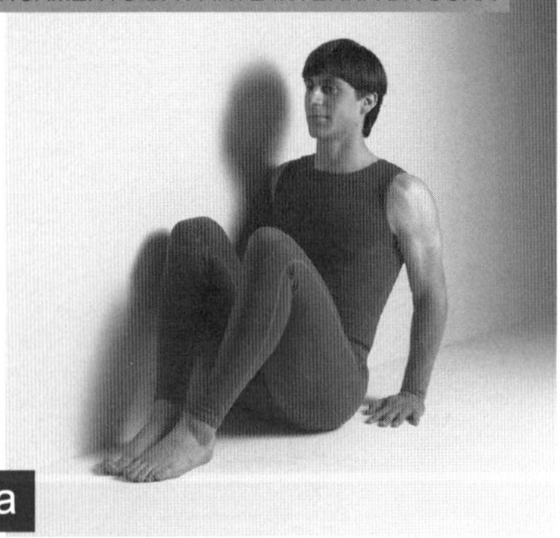

a

a) Comece sentando-se no chão com a parte exterior do quadril e dos ombros encostadas contra a parede e com as mãos no chão atrás de você.

b) Para entrar na postura, incline-se para trás, trazendo os joelhos em direção ao peito e levantando os pés. Então gire o corpo de modo que você fique deitado de costas com o cóccix perto da parede e o topo da cabeça apontando na direção oposta. Estenda as pernas verticalmente contra a parede e repouse as costas no chão. Apoie a cabeça e o pescoço, entrelaçando os dedos atrás da cabeça, abrindo os cotovelos. Então abra as pernas para os lados, mantendo-as apoiadas na parede. Relaxe e deixe que a gravidade puxe as pernas para baixo e alongue a parte interna das coxas. Evite colocar tensão na parte de trás dos joelhos; dobre-os levemente caso sinta desconforto. Para tornar o alongamento mais ativo, alongue a

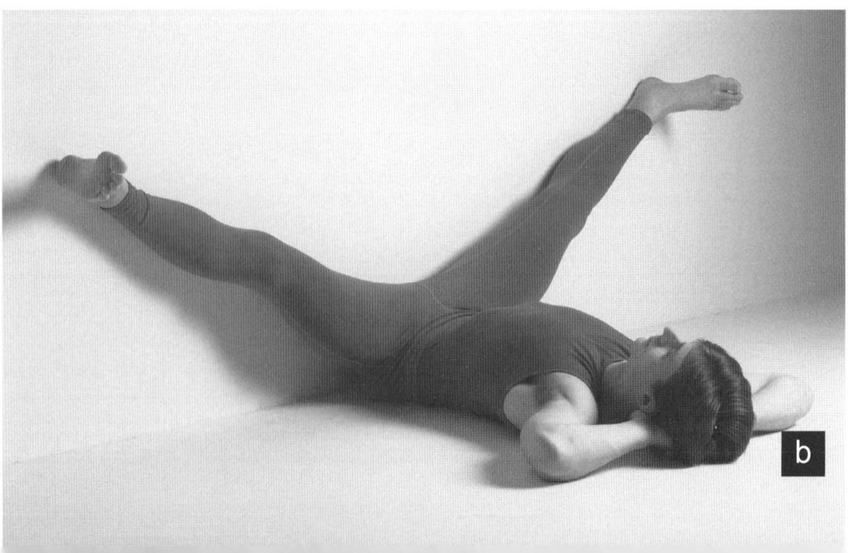

b

coluna e pressione o cóccix na parede, alongue a parte de trás das pernas e pressione os calcanhares para longe da pelve; mantenha os joelhos e os calcanhares firmes contra a parede sem girar as pernas em nenhuma direção. Respire enquanto se concentra na postura, aumentando gradualmente o tempo da prática de acordo com o número de sessões de treinamento e relaxando mais profundamente.

Saia da postura juntando novamente as pernas contra a parede, dobrando os joelhos em direção ao peito e deslizando a sola dos pés para baixo na parede. Relaxe, descanse as pernas, a lombar e alivie a tensão no interior dos joelhos. Por fim, role para um dos lados e saia da postura.

Alongamento

ISQUIOTIBIAIS TENSOS

Os isquiotibiais tensos são um grande problema para muitos estudantes, pois restringem muitos dos mais importantes movimentos da hata-yoga. Esses músculos se originam nos ísquios na pelve; estendem-se à parte de trás das coxas e ligam-se à parte logo abaixo dos joelhos. De pé, se você se inclinar para a frente partindo das articulações do quadril enquanto mantém os joelhos e costas retos, alongará esses músculos. Por outro lado, se eles estiverem tensos, a lombar irá se curvar para compensar. A tensão nos isquiotibiais pode causar problemas crônicos de alinhamento vertebral e pélvico, causando fraqueza e dores nas costas.

MÚSCULOS DO QUADRIL E DAS COXAS

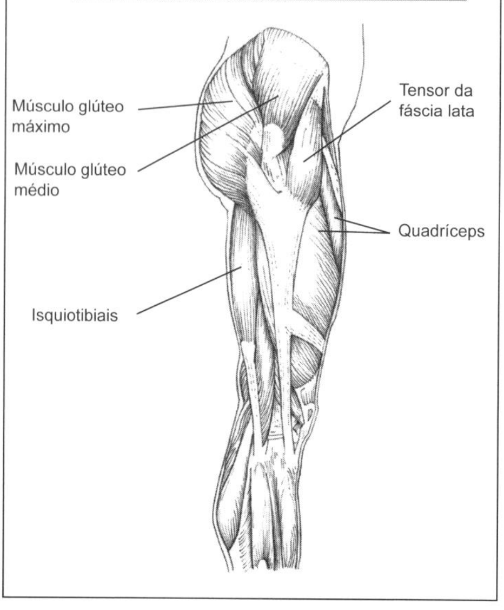

Os isquiotibiais funcionam em coordenação com os quadríceps, os músculos frontais das coxas. Se os isquiotibiais estiverem tensos, inclua Asanas que ativem e fortaleçam a parte dos quadríceps em sua rotina diária. Além disso, ao alongar os isquiotibiais, tente puxar as patelas dos joelhos para cima e aperte os quadríceps para estimular o alongamento dos isquiotibiais de maneira mais simples. Os seguintes alongamentos das Sequências de Asanas Um e Dois focam-se nos isquiotibiais e irão prepará-lo para os alongamentos mais difíceis a seguir:

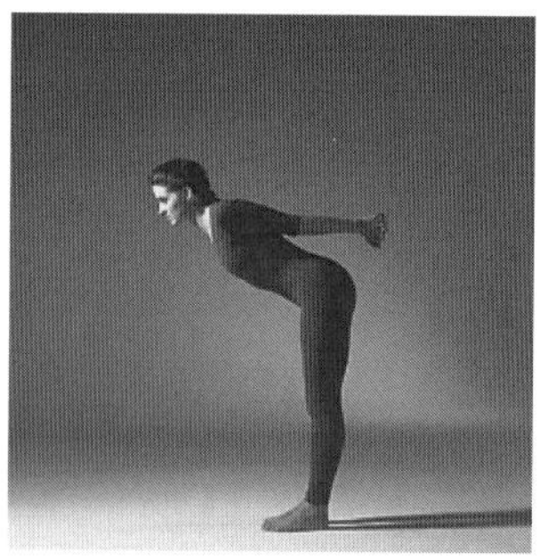

Alongamento Frontal (p. 51, 52)

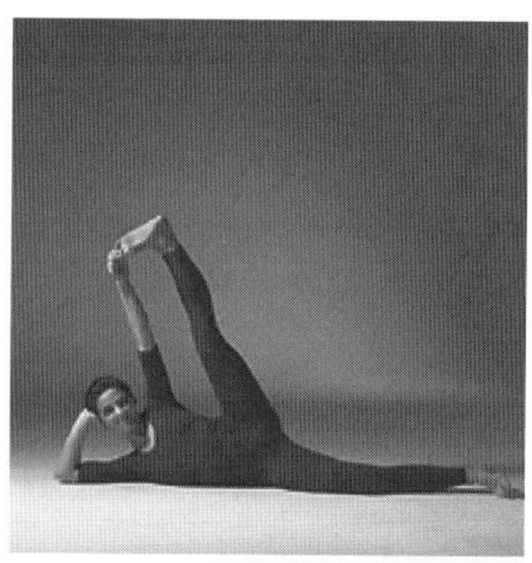

Postura do Sofá ou Alongamento Reclinado da Perna (p. 63)

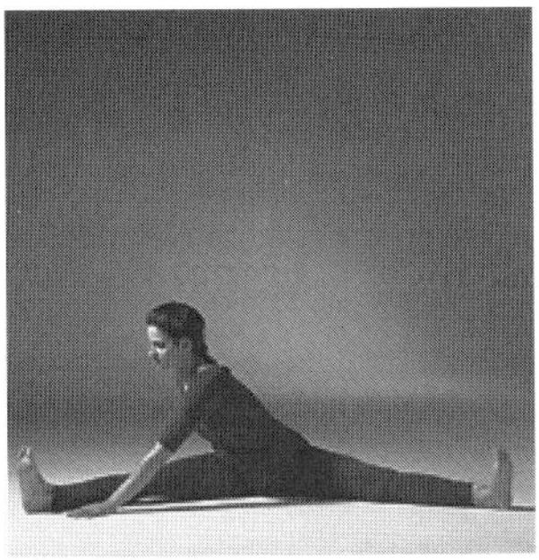

Alongamento Frontal Sentado (p. 64)

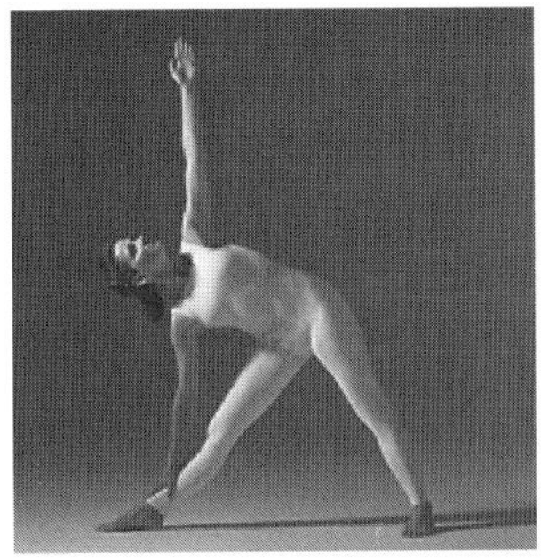

Postura do Triângulo (p. 111)

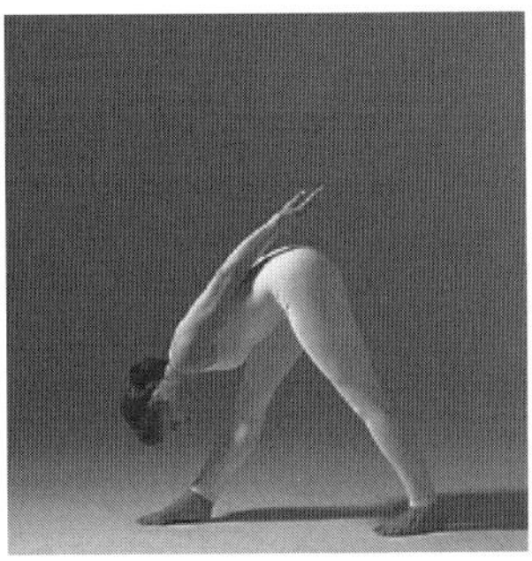

Postura Angular (p. 115)

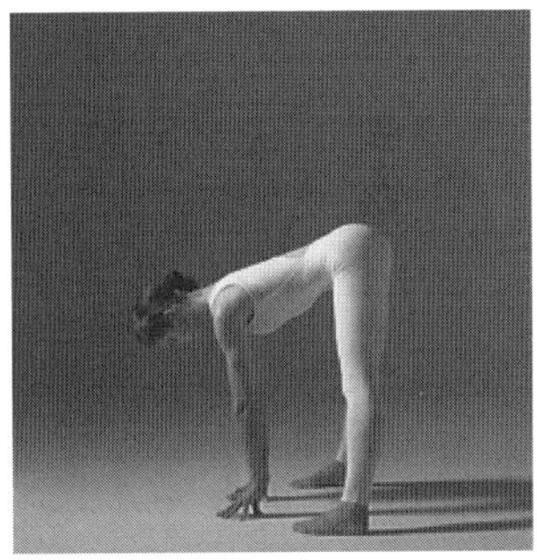

Inclinação Frontal com as Pernas Abertas e de Pé (p. 118)

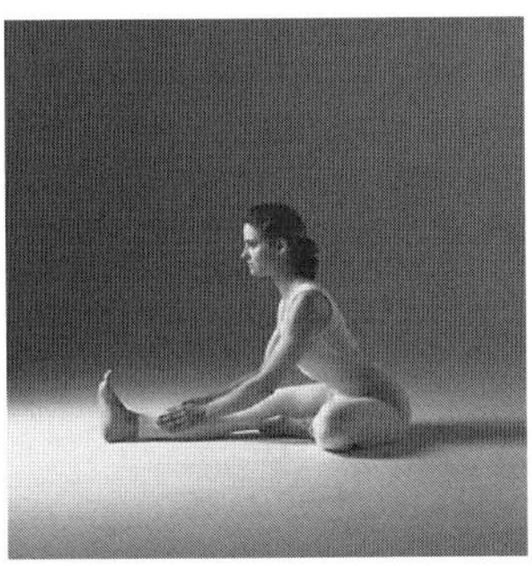

Postura da Cabeça no Joelho (p. 137)

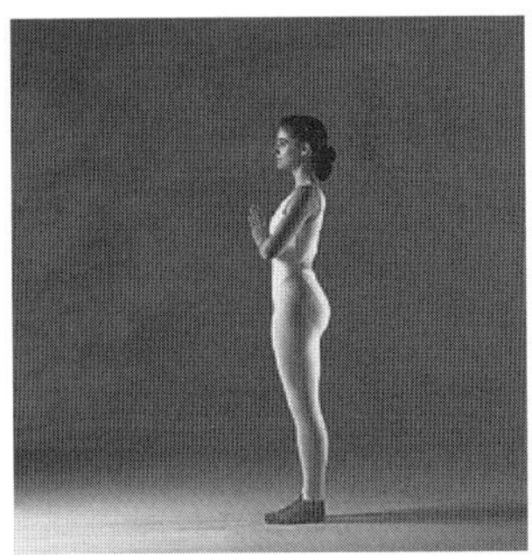

Saudação ao Sol (p. 102)

ALONGAMENTO DAS COSTAS COM USO DE FAIXA ELÁSTICA

Esse é um excelente alongamento, tanto para aqueles com uma gama limitada de movimentos como para estudantes mais flexíveis, pois nele a lombar é apoiada pelo chão e o alongamento é concentrado na parte de trás da perna.

a) Deite-se de costas. Dobre o joelho direito em direção ao peito e passe a faixa elástica (pode ser uma faixa ou uma gravata velha) em volta da ponta do pé.

ALONGAMENTO DAS COSTAS COM USO DE FAIXA ELÁSTICA

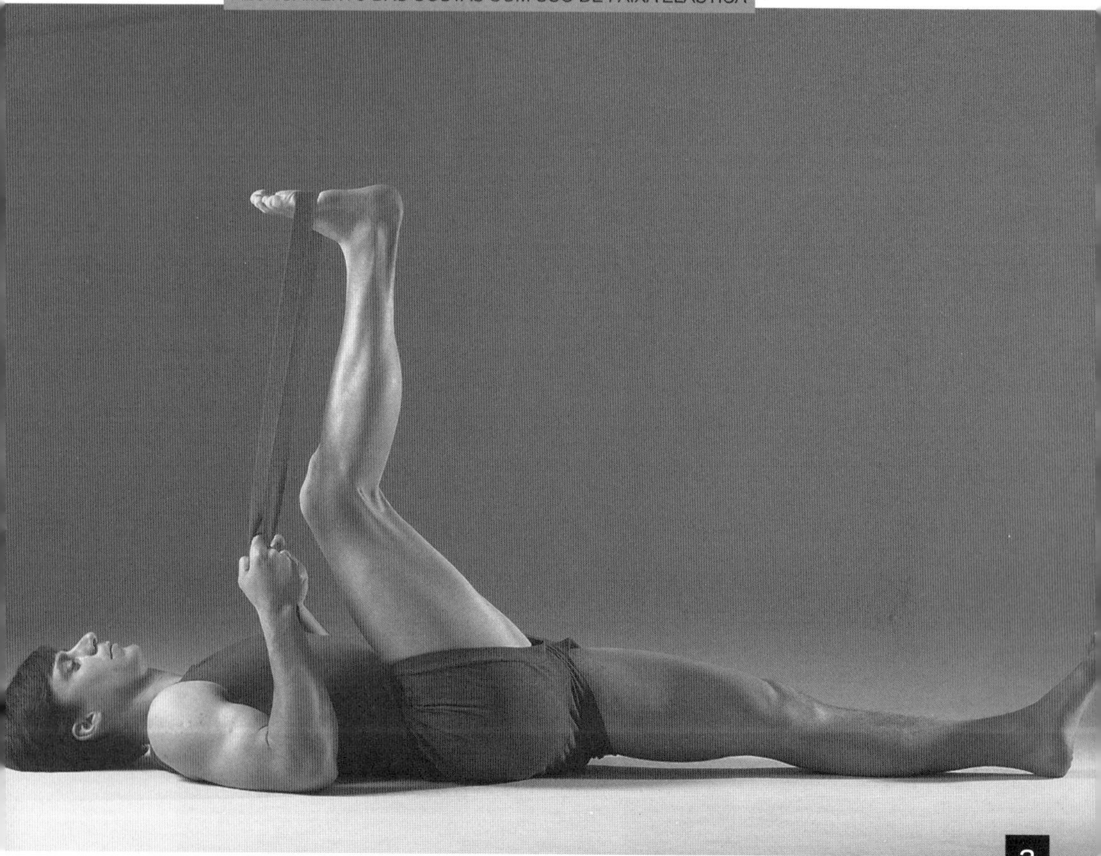

a

b) Estique lentamente o joelho. Ative o quadríceps, contraindo para cima a patela do joelho. Ao esticar a perna, mantenha a parte de trás dos ombros no chão e não gire a lombar. Mantenha a postura e respire, relaxando e alongando toda a parte traseira da perna direita. Aprofunde o alongamento puxando ainda mais o pé, mantendo a perna em linha reta. Ancore a pelve e alongue a parte inferior da perna, mantendo contato firme com o chão. Uma opção para facilitar a postura é dobrar a perna de baixo, pressionando o pé e a lombar contra o chão. Em todo caso, se sentir algum tipo de desconforto na parte de trás do joelho ou se houver hiperextensão, basta dobrá-lo ligeiramente e transferir o alongamento de volta à coxa. Concentre-se na postura, relaxando qualquer tipo de resistência, e aprofunde o alongamento. Então, saia da postura e repita o exercício do lado oposto.

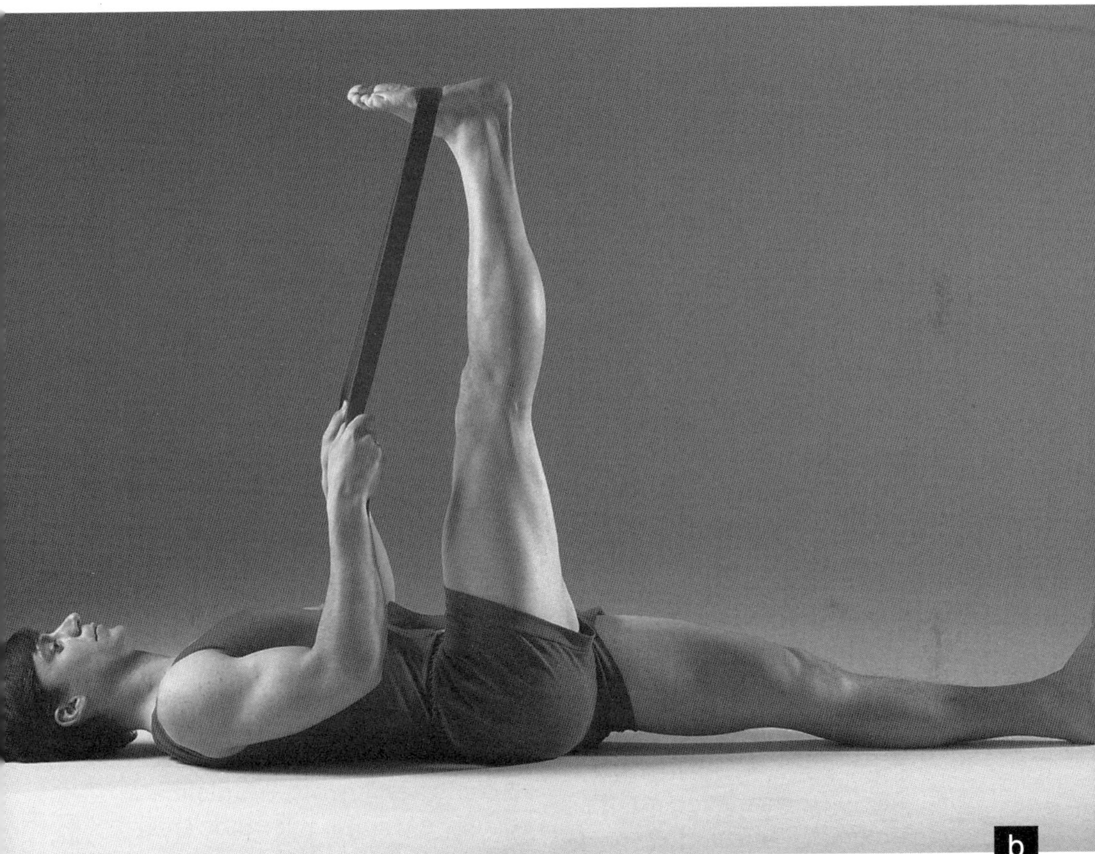

b

Alongamento

ALONGAMENTO DOS ISQUIOTIBIAIS USANDO UMA CADEIRA

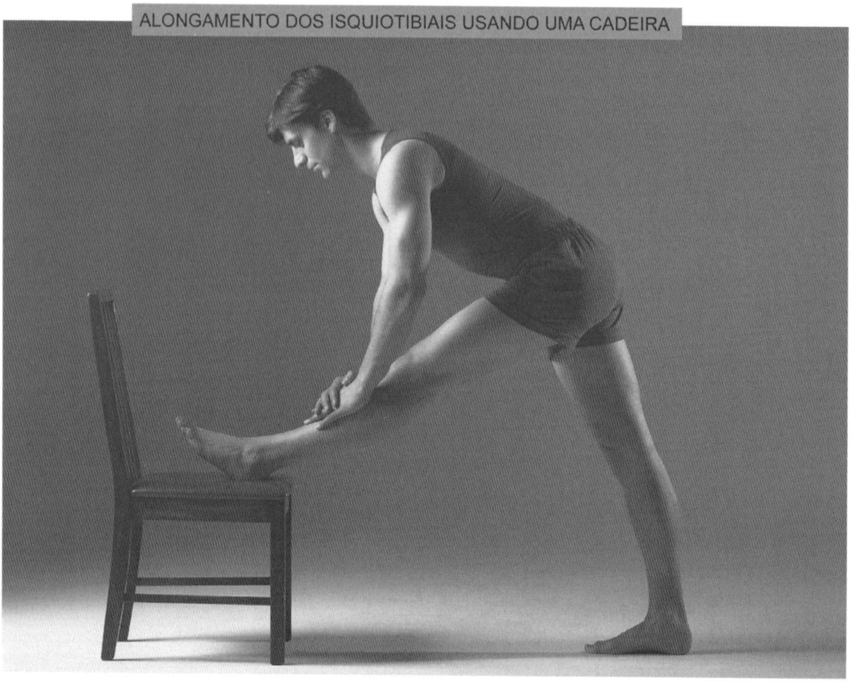

ALONGAMENTO DOS ISQUIOTIBIAIS USANDO UMA CADEIRA

Esse é um alongamento fácil e eficaz, que pode ser realizado em qualquer lugar e a qualquer hora.

Coloque o tornozelo esquerdo em uma cadeira e estique a perna esquerda; repouse as mãos sobre a coxa. Mantenha a coluna ereta e o pé direito firme no chão, apontando para a frente. Contraia os músculos de modo e elevar as patelas dos joelhos, ative o quadríceps em ambas as pernas. Não deve haver tensão na parte de trás dos joelhos. Agora incline-se para a frente, partindo dos quadris, tomando cuidado para não abaixar a lombar. Deslize as mãos abaixo da perna (mantenha a perna em linha reta) até conseguir alongar-se confortavelmente. Mantenha a postura e respire, relaxando qualquer tipo de resistência. Durante o alongamento, mantenha a parte superior das costas ereta e os ombros para baixo, longe das orelhas. Aumente gradualmente o tempo de duração do exercício, sem colocar tensão no joelho. Saia aos poucos da postura e repita o alongamento do outro lado.

VARIAÇÕES DA INCLINAÇÃO FRONTAL DE PÉ (UTTANASANA)

As inclinações frontais de pé abrem e alongam as costas, assim como a parte de trás das pernas. Elas também acalmam e silenciam a mente.

a) De pé, com os pés a um quadril de distância, coloque as palmas de suas mãos sobre as nádegas. Mantenha a lombar reta, expire e incline-se adiante, partindo das articulações do quadril, deslizando as mãos para baixo e por trás das coxas. Em seguida, dobre os joelhos e expire novamente, utilizando os braços para puxar a região do torso em direção às coxas (continue mantendo as costas retas e a cabeça alinhada). Mantenha a postura e respire.

b) A seguir, abaixe a cabeça e o pescoço, deslizando as mãos pelas pernas, até chegar aos tornozelos. Utilizando os braços para manter o torso o mais próximo possível das pernas, estique os joelhos devagar, inclinando a pelve para a frente e levantando os ísquios. Não force a lombar. Centralize seu peso, pressionando tanto a ponta dos pés quanto os calcanhares. Em seguida, mantenha a postura e respire, concentrando-se no alongamento.

c) Solte as mãos que seguravam as pernas e dobre os braços, suspendendo-os acima dos ombros. Como resultado, o torso irá se distanciar das pernas ligeiramente. Ative os quadríceps, puxando as patelas dos joelhos para cima e alongando toda a parte traseira das pernas. Incline a pelve para a frente, levantando e propagando

VARIAÇÕES DA INCLINAÇÃO FRONTAL DE PÉ

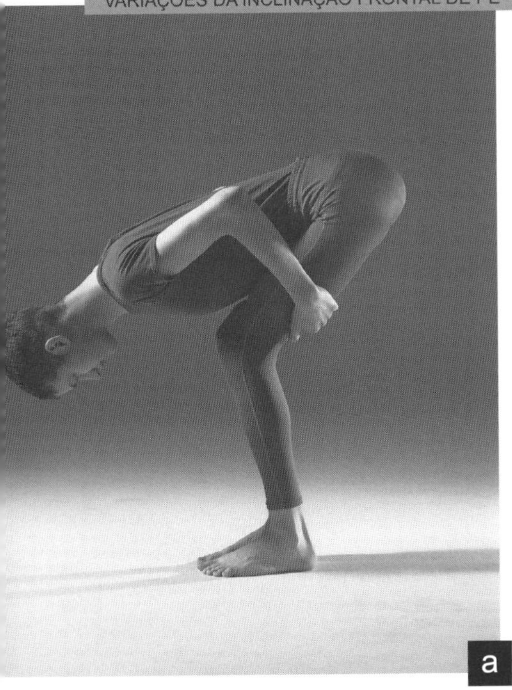

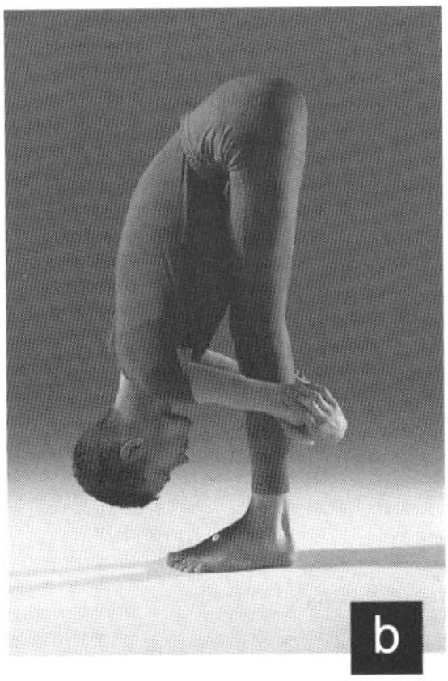

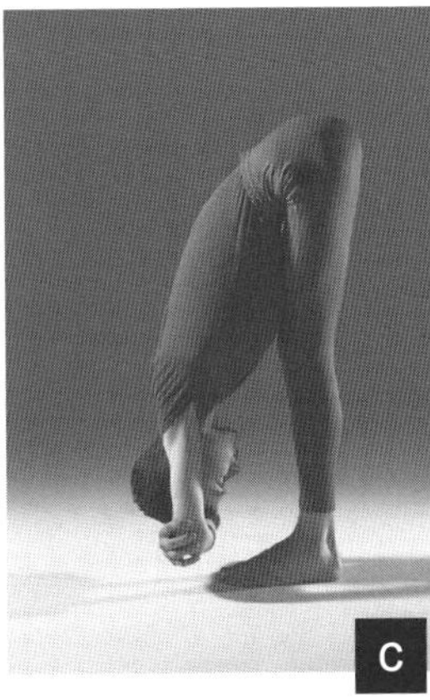

Alongamento

os ísquios e alongando a lombar. Para aprofundar a postura, tente inclinar-se e esticar os joelhos em seguida, usando o relaxamento dos isquiotibiais para estender o alongamento descendente da lombar.

d) Por fim, agarre a parte de trás da perna, os tornozelos ou os hálux dos pés com as mãos e mais uma vez puxe gentilmente o torso em direção às pernas. Segure e respire, concentrando-se na postura. Quando estiver preparado para sair da posição, dobre os joelhos e levante a cabeça, o pescoço e a parte superior do torso. Então, endireite a lombar e vagarosamente retorne à postura ereta. Para aliviar a tensão nas costas, talvez você queira fazer em seguida a Postura da Criança (p. 53), ou alguma outra inclinação posterior suave, como a Postura do Arco (p. 151).

e) As inclinações frontais de pé talvez sejam desafiadoras para as costas. Se assim for, tente usar uma cadeira como suporte conforme se inclinar para a frente. Fique de pé longe o bastante da cadeira e mantenha os braços, o torso e as pernas estendidos em linha reta. Segure-se na cadeira para apoiar seu peso e gentilmente alongue a coluna, conforme alongar o corpo para a frente ou para baixo. Puxe as patelas do joelho para cima antes, levantando os ísquios. Concentre-se na parte de trás das pernas e não force as costas.

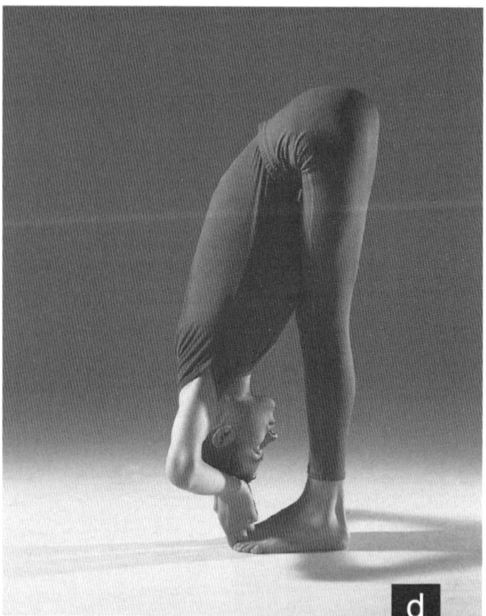

d

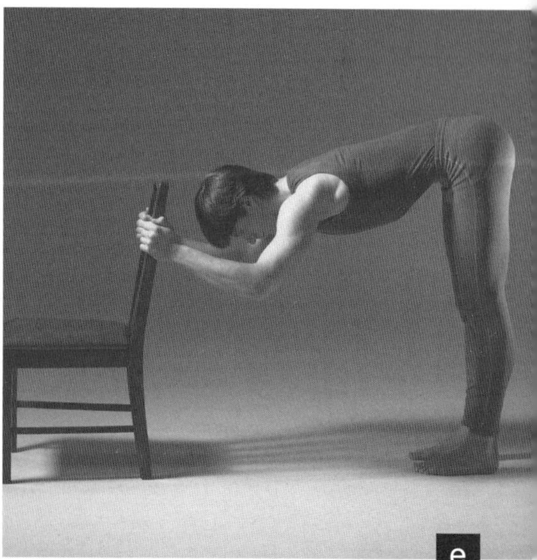

e

VARIAÇÕES DA POSTURA CABEÇA NOS JOELHOS COM AS PERNAS CRUZADAS:

Nessa variação, o peso adicional da perna repousando sobre a coxa intensifica o alongamento, pressionando a parte de trás da coxa no chão.

Sente-se com as pernas esticadas para a frente (use uma almofada, se necessário, para a prevenção da curvatura da lombar). Dobre o joelho direito e coloque o tornozelo direito na coxa esquerda, acima do joelho (o osso do tornozelo cruzando a coxa). Abra o quadril direito e abaixe o joelho paralelamente ao chão. Colocando os ísquios no chão, levante a lombar, alongando toda a parte posterior da perna esquerda. Expire, incline-se para a frente a partir dos quadris, alongando ainda mais a coluna ao esticar-se sobre a perna esquerda. Não force os joelhos. As mãos podem permanecer sobre a perna direita dobrada ou deslizarem para fora, em direção ao pé esquerdo. Mantenha a postura e respire de maneira suave e uniforme, concentrando-se no alongamento. Ao relaxar, aprofunde o alongamento inclinando-se mais para a frente. Quando estiver preparado, solte o corpo vagarosamente e volte à postura vertical.

VARIAÇÕES DA POSTURA CABEÇA NOS JOELHOS COM AS PERNAS CRUZADAS

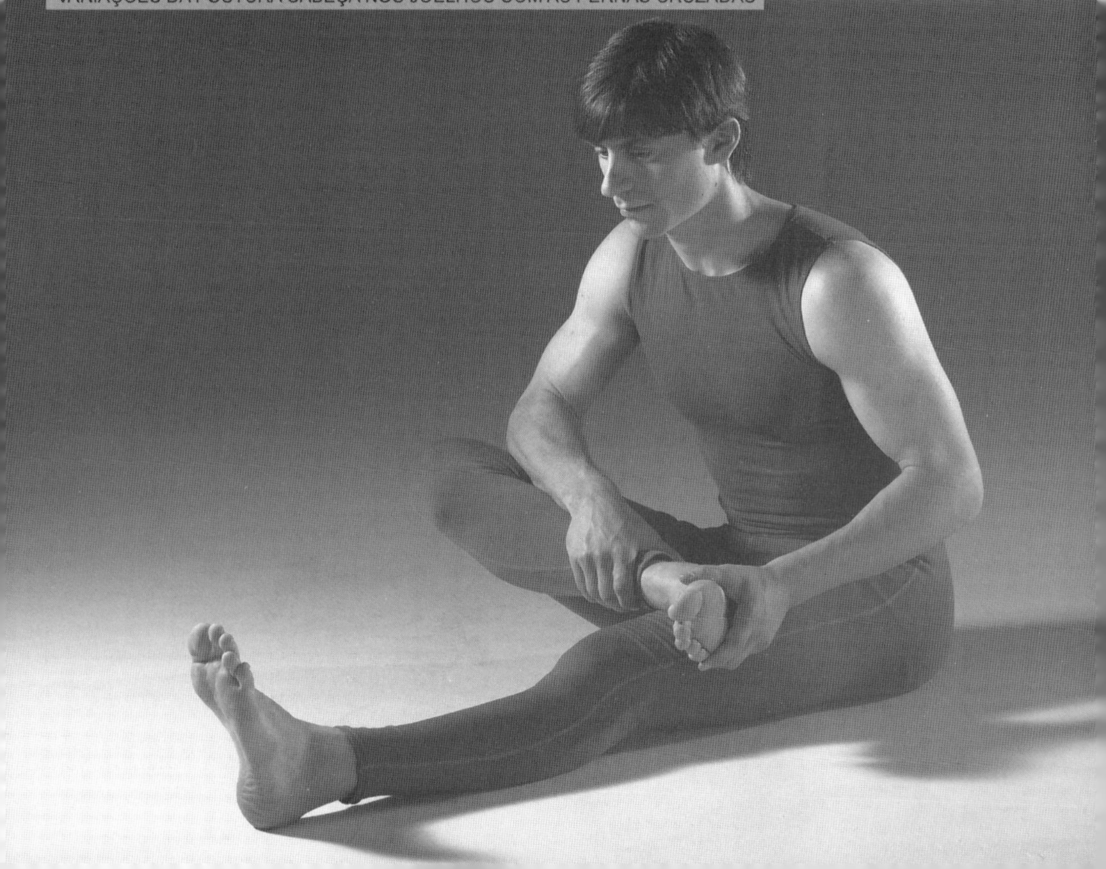

A Lombar

MÚSCULOS PROFUNDOS DAS COSTAS

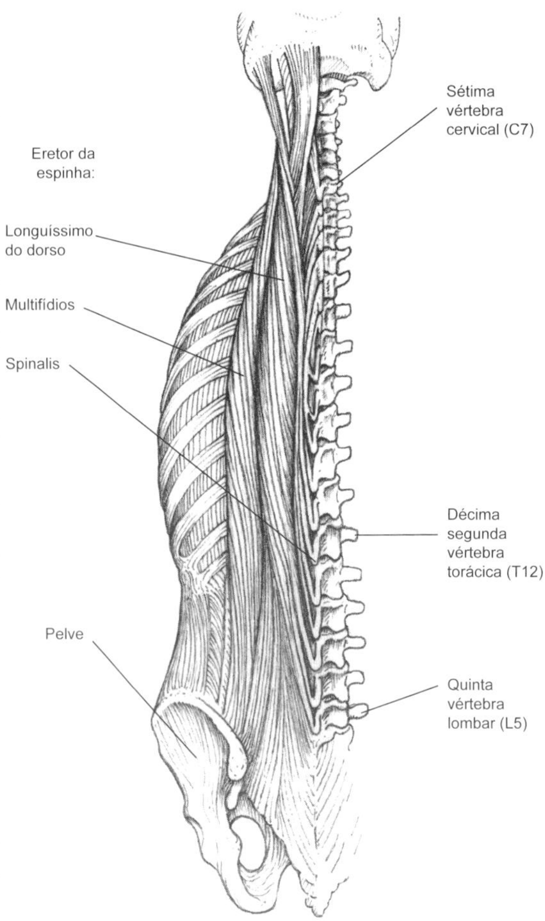

Então repita o exercício no outro lado do corpo.

A LOMBAR

A lombar é atravessada por músculos que vão da pelve e das coxas até a parte superior das costas e o topo da cabeça. Esses músculos abrangem também os espaços entre a duodécima costela e a pelve, estabilizam e mobilizam a lombar, protegem os órgãos abdominais, moderam e controlam inclinações frontais e auxiliam nas inclinações posteriores e laterais. As camadas mais externas dos músculos profundos das costas vão da pelve ao pescoço; já as camadas mais profundas conectam múltiplos segmentos da coluna, e as camadas ainda mais profundas unem vértebras vizinhas.

Os músculos da coluna vertebral são sensíveis a tensões emocionais, e é comum que tais tensões provoquem dores lombares. Uma seleção equilibrada de posturas da yoga desenvolverá a força e a flexibilidade nas costas, preservando sua habilidade de torcer, inclinar, alongar e girar a coluna.

Igualmente importante, uma lombar saudável fornece a base para uma boa postura.

Muitos dos problemas da lombar resultam do desalinhamento causado por desequilíbrios musculares nos quadris, pernas e abdômen, e essas regiões precisam ser abordadas em qualquer programa terapêutico para problemas na lombar; entretanto, os músculos da coluna vertebral que vão da coluna até a pelve necessitam de atenção especial. Muitas posturas exercitam profundamente os músculos das costas, especialmente as Posturas da Cobra, do Gafanhoto, do Gato e do Bastão. E para ajudar a aliviar a tensão da lombar, vários exercícios das sequências de Asana Um e Dois são imprescindíveis. As posturas e exercícios listados nesta página estabilizam a pelve e a lombar, fortalecendo o alongamento dos músculos das coxas, pelve, abdômen e parte superior das costas. Dê uma atenção especial para:

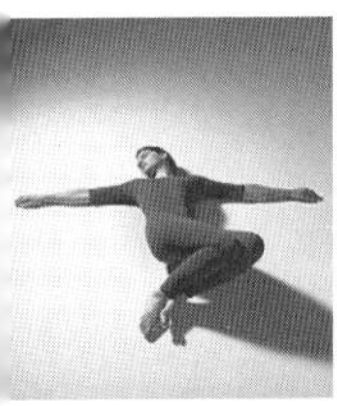
Torções Deitadas (p. 42, 126, 152)

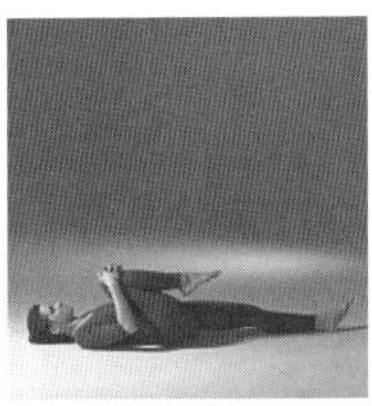
Joelhos no Peito (p. 69, 73)

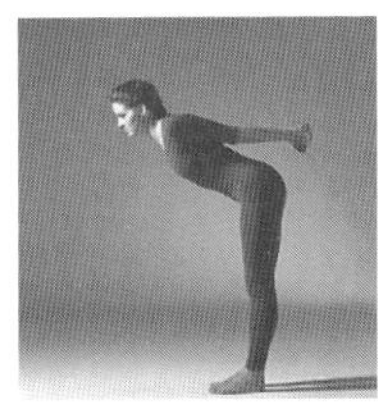
Inclinação Frontal com as Costas Retas (p. 51, 118)

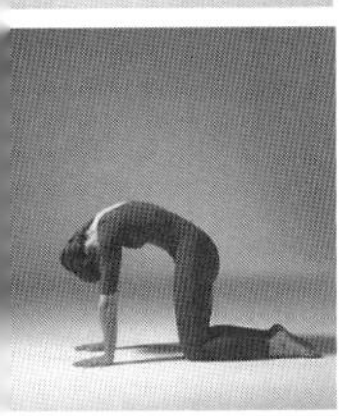
Postura do Gato (p. 53)

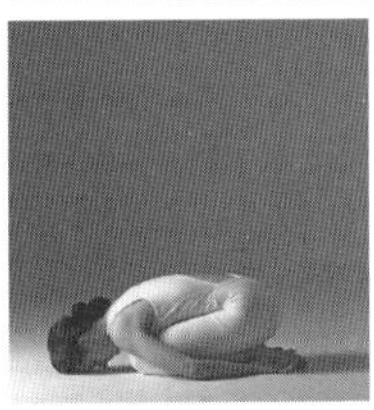
Postura da Criança (p. 123)

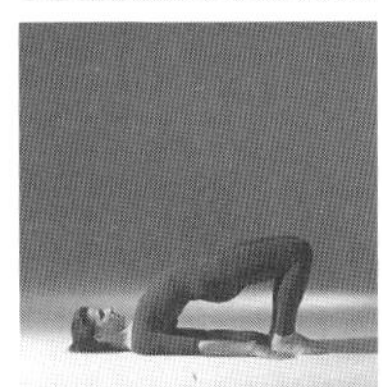
Projeção Pélvica e Arco (p. 70, 153)

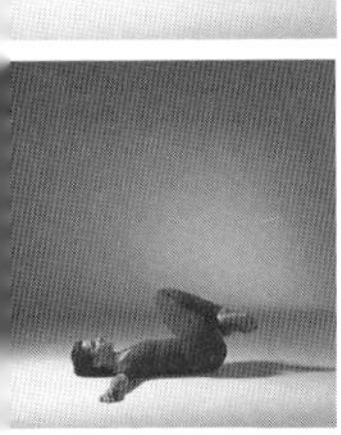
Girar Como um Relógio (p. 60)

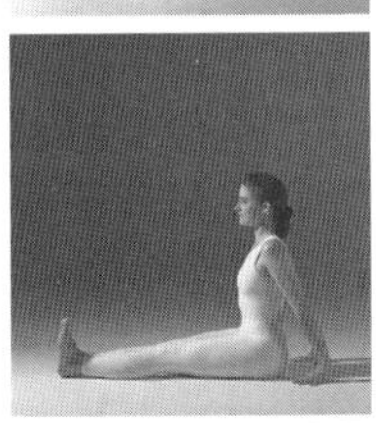
Postura do Bastão (p. 136)

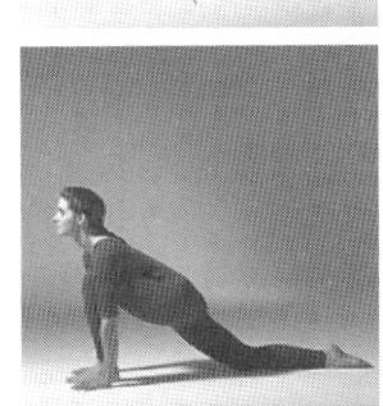
Postura do Arremesso (p. 56)

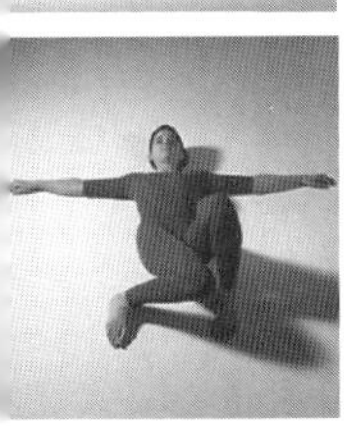
Torção Interna (p. 62)

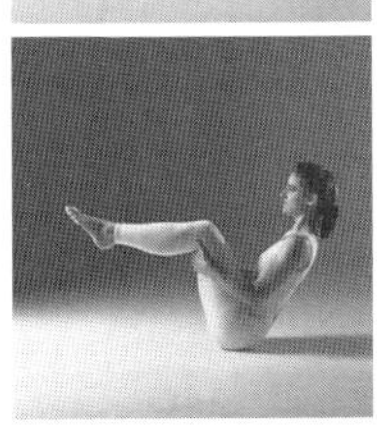
Sequência de Equilíbrio do Quadril (p. 143)

A Lombar

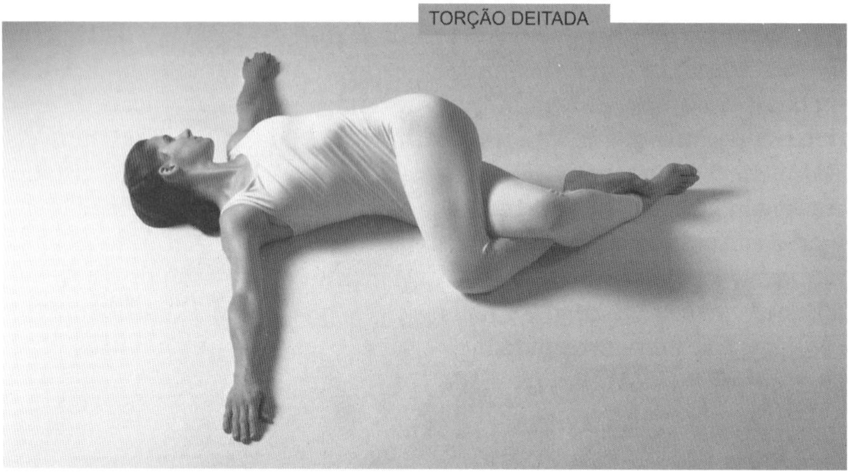
TORÇÃO DEITADA

Ajuda adicional para a lombar

TORÇÃO DEITADA

Os giros reclinados alongam toda a coluna, mas são particularmente efetivos para alongamentos dos músculos lombares. Há diversas variações, e essa aqui trabalha as pernas, a parte interna das coxas e a parte inferior da coluna.

Deite-se de costas, com os joelhos dobrados e os pés no chão próximo à pelve. Os braços devem estar estendidos a partir dos ombros, com as palmas das mãos para baixo. Cruze a coxa esquerda sobre a coxa direita, envolvendo as pernas firmemente (se possível, pegue a tíbia direita com os dedos da mão esquerda). Agora, levante a pelve do chão, deslizando o quadril direito para baixo em direção ao centro. Então desça a pelve, gire para a direita e deixe as pernas entrelaçadas e soltas em direção ao chão.

Se você for o tipo de aluno bastante flexível, talvez esteja apto a manter as duas pernas, o braço esquerdo e os ombros no chão ao mesmo tempo. Para a maioria, no entanto, a posição evolui ao longo de muitas sessões práticas trabalhando o giro na parte inferior do torso (mantendo o ombro e o braço firmemente ancorados) e então girando a parte superior do torso, permitindo que o ombro e o braço sejam soltos inicialmente e então puxados de volta. Seja qual for a alternativa que tenha escolhido, respire profundamente no abdômen ao centrar-se na postura. Quando estiver preparado, retorne ao centro e repita o exercício do outro lado.

VARIAÇÕES DA POSTURA DO GAFANHOTO (SHALABHASANA)

A tonificação, a força e a flexibilidade muscular raramente são iguais em ambos os lados do corpo, e isso vale tanto para a pelve e a lombar quanto para os braços e pernas. Essas variações da postura do gafanhoto ajudam a restaurar o equilíbrio muscular profundo na pelve e realinham a articulação sacrilíaca. Elas fortalecem os músculos da lombar e das nádegas; proporcionam um rápido alívio a desconfortos simples da lombar e também ajudam a impedir problemas nessa região.

Deite-se com o queixo e o estômago no chão e com as pernas juntas. Os braços ficam ao lado do corpo, as palmas das mãos voltadas para baixo. Dobre o joelho direito e flexione o tornozelo de modo que a sola do pé fique virada para cima. Expirando, levante a coxa direita e pressione o pé na direção do teto. Uma vez que a perna esteja levantada, volte sua atenção para o lado esquerdo do corpo, relaxando a lombar, as nádegas, as pernas e colocando a pelve no chão. Isso isolará as contrações musculares no lado direito e talvez você não consiga levantar a perna tão alto quanto antes. Para tirar o máximo benefício dessa postura, ajuste-se à nova altura e cuidadosamente observe o contraste entre os dois lados de seu corpo ao inspirar e expirar. Por fim, solte a perna direita, não deixando nenhuma tensão residual no lado esquerdo. Relaxe por aproximadamente três respirações e repita do outro lado.

Agora, dobre os joelhos, contraia as nádegas e pressione a parte inferior do abdômen no chão. Expire, levante as coxas equidistantes do chão, mantendo o queixo para baixo e os pés retos. Mantenha os joelhos diretamente alinhados aos quadris. Alongue as extremidades interiores e exteriores dos pés, indo até os dedos dos pés. Mantenha a postura por aproximadamente três respirações e então gentilmente se solte em direção ao chão. Repita mais duas vezes. Observe seu pé no espelho, ou peça para um amigo observá-lo, corrigindo a tendência de girar os dedos dos pés para fora, de levantar um pé mais alto do que outro ou de inclinar os pés.

VARIAÇÕES DA POSTURA DO GAFANHOTO

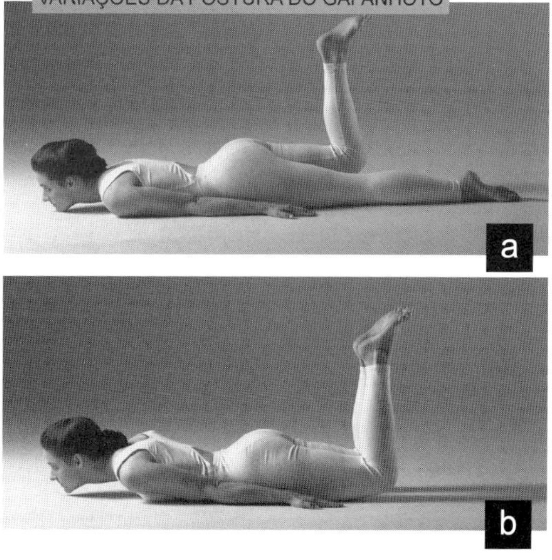

A Lombar

POSTURA DE AGACHAMENTO COM VARIAÇÕES

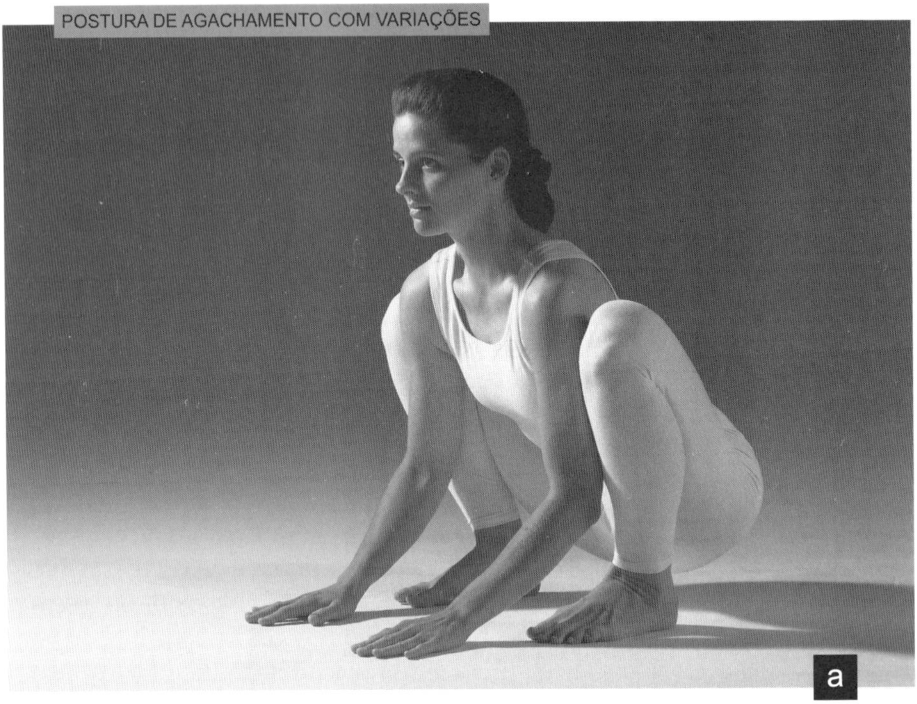

a

POSTURA DE AGACHAMENTO COM VARIAÇÕES

As Posturas de Agachamento são excelentes para alongar-se e descontrair a tensão na lombar, desenvolvendo a elasticidade dos tornozelos e dos joelhos, aliviando o cansaço das pernas, aumentando a flexibilidade dos quadris e massageando os órgãos do abdômen.

a) Fique com os pés paralelos e separados a uma distância pouco maior que a largura de um quadril (a distância entre os pés facilita a postura; já a aproximação dos pés, dificulta). Dobre os joelhos e abaixe a pelve na direção do chão, em uma postura de agachamento. Permita que os calcanhares saiam do chão se for necessário à manutenção do equilíbrio, mas mantenha o alinhamento dos pés. Se seus joelhos ficarem tensos, verifique novamente o alinhamento dos pés ou redistribua seu peso. Desça pelos calcanhares e pelo cóccix, ao mesmo tempo em que alonga o torso para cima e para a frente. Caso tenha se abaixado completamente com os calcanhares no chão, abra os joelhos, coloque as mãos no chão e os braços entre as pernas. Mantenha a postura e respire.

b) Caso esteja se sentindo desconfortável, ou caso os calcanhares não alcancem o chão, tente uma das modificações a seguir. Comece colocando um cobertor dobrado ou um tapete sob os calcanhares. Abaixe os calcanhares no suporte escolhido e abra os joelhos, mantendo os pés apontados para a frente. Inclinando-se a partir das articulações do quadril ao expandir e endireitar a lombar, estenda o torso para a frente, entre as coxas. Então mantenha a postura e respire, relaxando mais profundamente. Um segundo método para abaixar os calcanhares nessa postura é abrir os joelhos e segurar-se em um apoio estável (pode ser um corrimão ou uma parte de um móvel pesado). Use o apoio para não cair para trás ao abaixar mais os calcanhares no chão. Quando estiver na postura, alongue e endireite a coluna, abaixando o torso entre as pernas, continuando a usar o apoio para manter a postura. Mantenha a postura e respire.

c) Se você conseguir colocar as solas do pé retas no chão, então o próximo desafio é o de aproximar os pés gradualmente. Em qualquer momento do processo, pode ser que ajude levantar-se na ponta dos pés, abrir as coxas e pressionar o torso para a frente e para baixo. Então, solte os calcanhares de volta ao chão. Quando conseguir colocar as axilas dentro dos joelhos, abra os cotovelos para os lados e segure com as mãos a parte externa dos tornozelos. Se possível, abaixe a cabeça em direção ao chão.

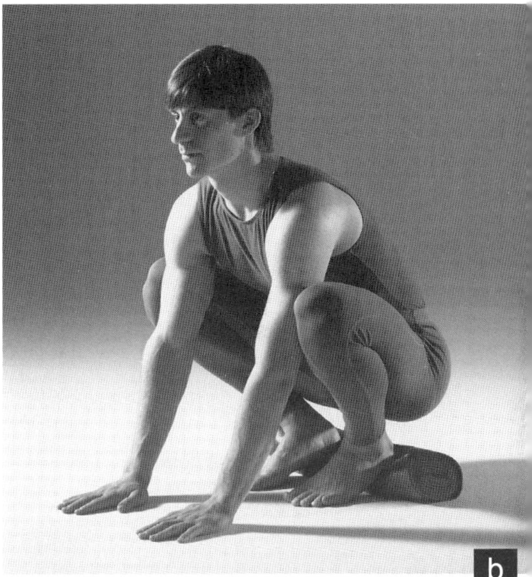

b

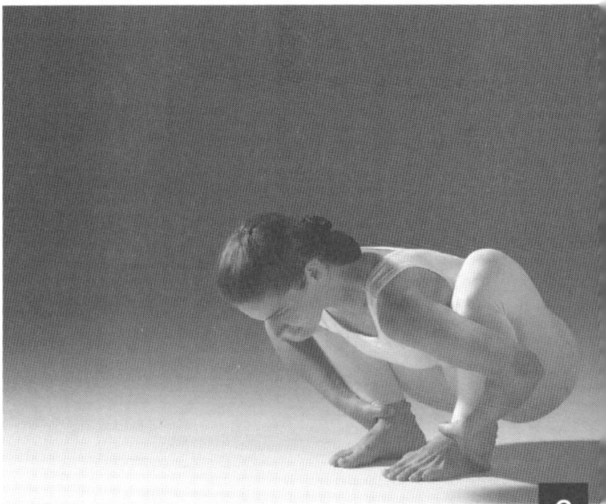

c

Abdômen

FLEXORES FRACOS NO ABDÔMEN E NOS QUADRIS

Há três camadas de músculos que circundam o abdômen como um espartilho, passando da frente para trás e da caixa torácica para a pelve. Esses músculos comprimem o abdômen durante a defecação, durante o parto e às vezes durante a respiração. Eles apoiam e protegem os órgãos abdominais, além de preservarem a boa postura por apresentarem resistência a uma projeção exagerada da lombar. Envoltas nessas camadas na parte frontal estão duas bandas de músculos que se estendem dos ossos púbicos até o esterno, acima. Esses fortes músculos são importantes flexores da coluna; eles a inclinam para a frente. Além disso, como já vimos, os músculos iliopsoas flexionam os quadris.

Os músculos abdominais fortes e flexíveis são a base de uma frutífera prática de yoga. A tonificação dos músculos e dos órgãos também proporciona diversos benefícios, como a melhoria da digestão e da eliminação, o fim das dores lombares, alívio de câimbras e outros problemas menstruais, e aumento da energia e do entusiasmo. Muitos exercícios diferentes ajudam a trabalhar os músculos abdominais e os flexores dos quadris. O levantamento das pernas fortalece os flexores dos quadris,

MÚSCULOS ABDOMINAIS

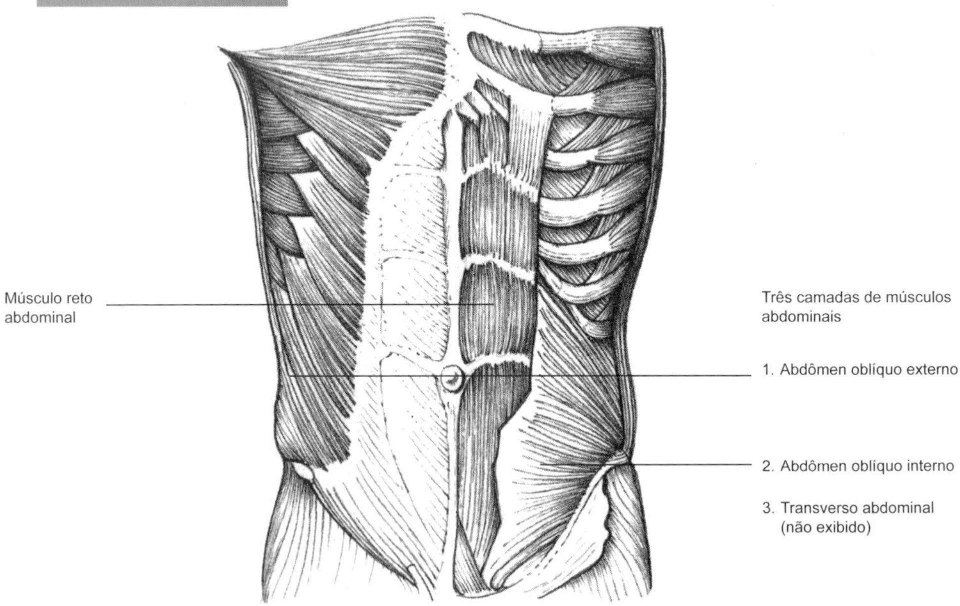

que formam uma conexão vital entre as coxas abaixo e o torso acima; as torções têm como alvo os músculos do abdômen. Você precisa fazer os dois. A Agni Sara (p. 232), a Série do Fogo (p. 122, 199) e outras práticas semelhantes não apenas tonificam todos os músculos abdominais como também despertam a energia vital que nos anima tanto física quanto mentalmente. A fim de preparar-se para um trabalho mais aprofundado dos flexores dos quadris e dos músculos do abdômen, concentre-se em:

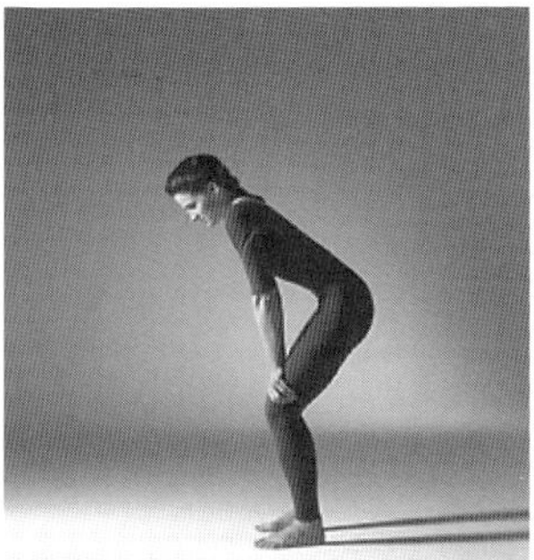

Contração abdominal (p. 51)

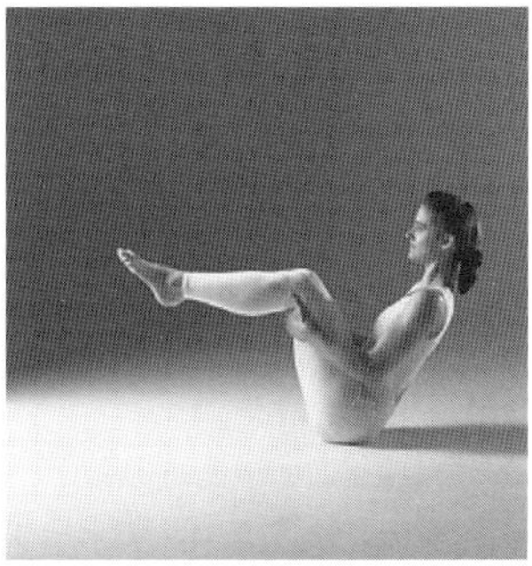

Sequência de equilíbrio do quadril (p. 143)

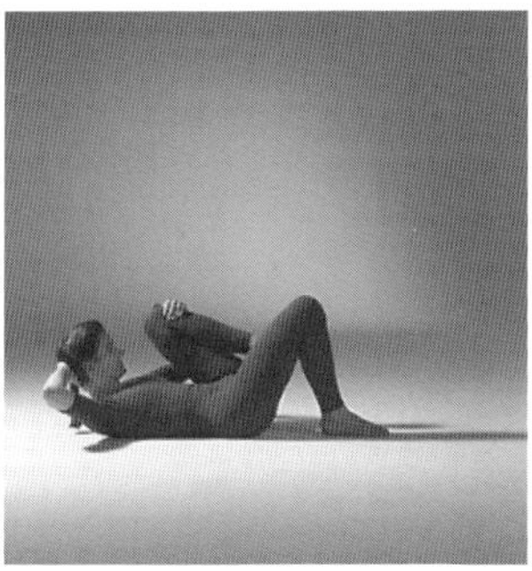

Torções (p. 60)

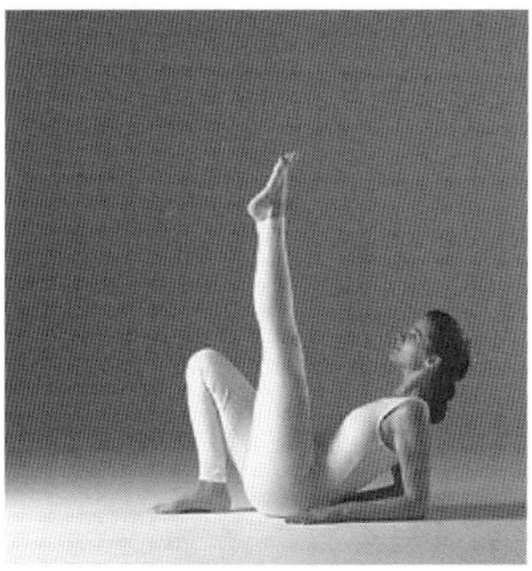

Início da Série de Fogo (p. 124)

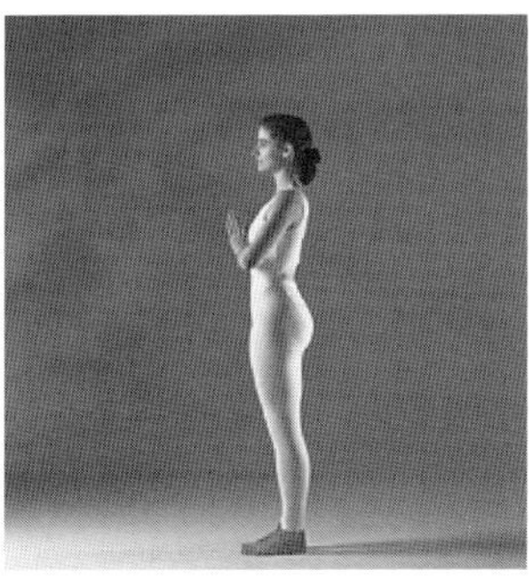

Saudação ao Sol (p. 102)

Trabalho adicional para força abdominal

SÉRIE DO FOGO – AVANÇADA

A Série do Fogo é um conjunto de sete diferentes posições de elevação das pernas, variando em termos de dificuldade e realizadas com o peso da parte superior do torso apoiado nos cotovelos. Ao longo de todas essas variações, é importante trabalhar dentro da sua capacidade, desafiando seu corpo sem colocar tensão nele. Se a lombar começar a doer ou enfraquecer durante ou após a realização das posturas, mude para uma versão mais fácil da postura ou deixe de praticá-la e descanse. Algumas repetições diárias serão muito mais benéficas do que sessões longas e esporádicas. A prática regular é a chave para o desenvolvimento da força.

Para dar início à postura básica, sente-se no chão, com as pernas esticadas à sua frente. Incline-se para trás e coloque os cotovelos no chão, abaixo dos ombros, com os antebraços paralelos aos lados do corpo. Pressione os braços para baixo, para abrir o peito e fortalecer a coluna enquanto alonga até o topo da cabeça. Afaste os ombros das orelhas e mantenha o queixo contraído, na direção da garganta. O rosto e o maxilar devem estar relaxados, e a respiração completa e profunda. Tenha como foco o centro do umbigo.

a) *Elevação dupla das pernas:* Inspirando, levante as duas pernas até a metade – 45°. Então, expirando, abaixe-se um pouco acima do chão. Levante e abaixe as pernas vagarosamente, repetindo cinco vezes ou mais.

b) *Elevação dupla e contínua das pernas:* Inspirando, levante as pernas vagarosamente, a 90°, abaixando vagarosamente para 20° e em seguida levantando novamente a 90°. Repita cinco vezes, inspirando com as pernas para cima e expirando com elas para baixo.

SÉRIE DE FOGO – AVANÇADA

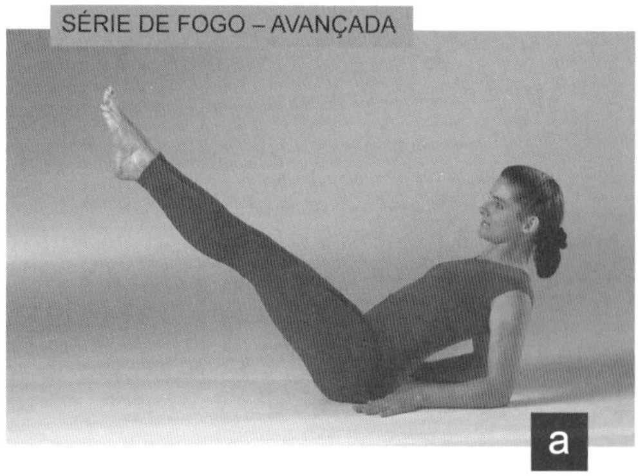

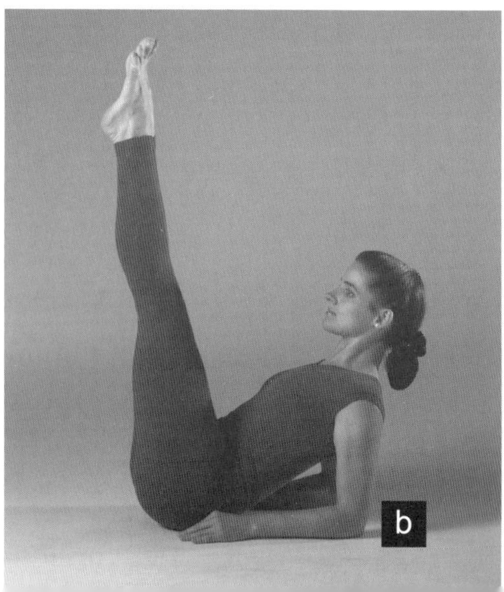

Abdômen

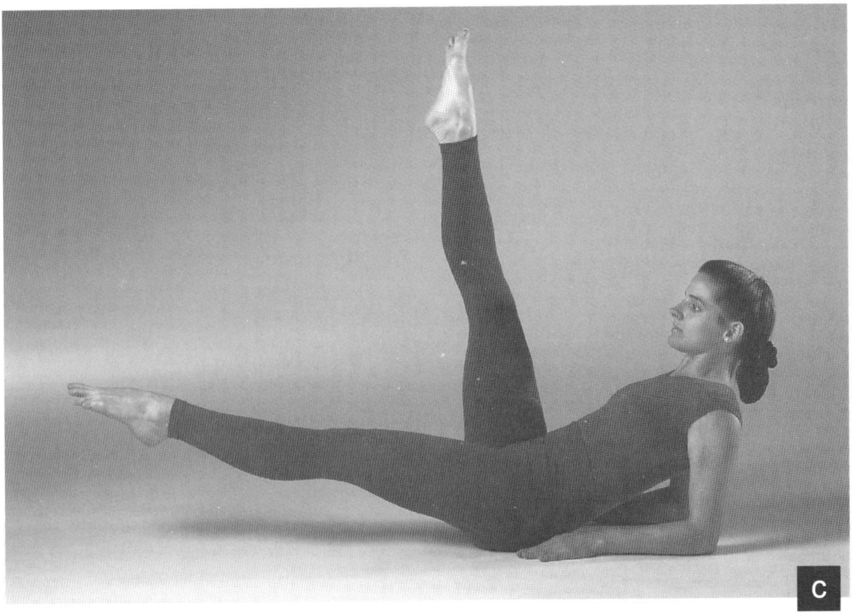

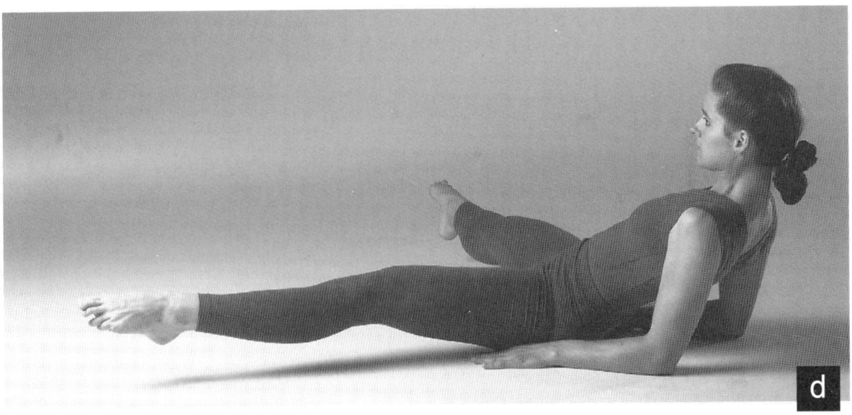

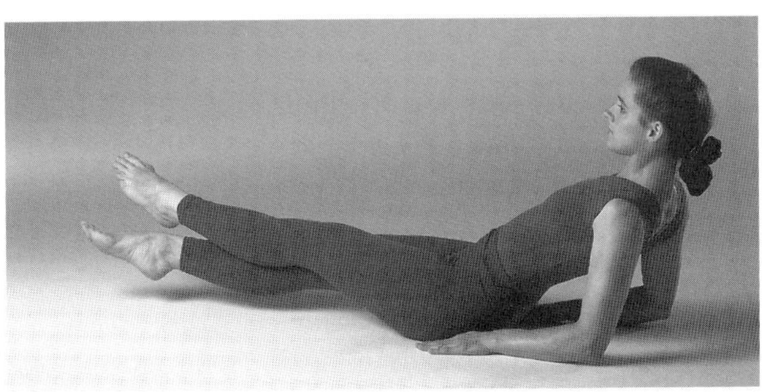

c) *Tesouras verticais:* As pernas cruzam o meio do ar à medida que você levanta uma delas em 90° ao mesmo tempo em que abaixa a outra um pouco acima do chão. Movimente-se vagarosamente, mantendo as pernas retas e os dedos dos pés estendidos.

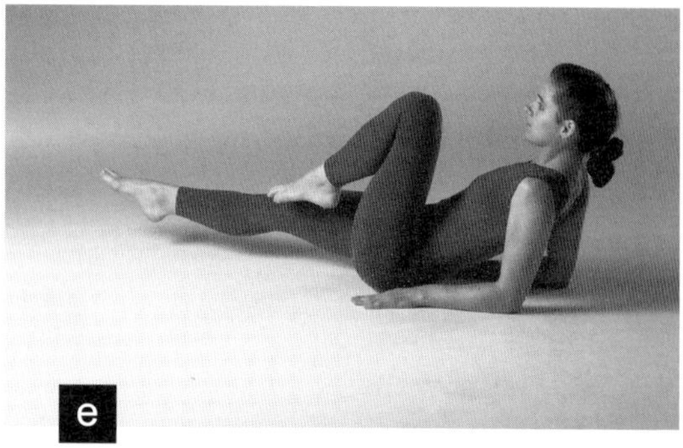
e

d) *Tesouras laterais:* Levante as pernas cerca de 20° do chão, então abra-as para os lados e cruze uma perna sobre a outra ao juntá-las novamente. Repita de três a cinco vezes, alternando a perna de cima.

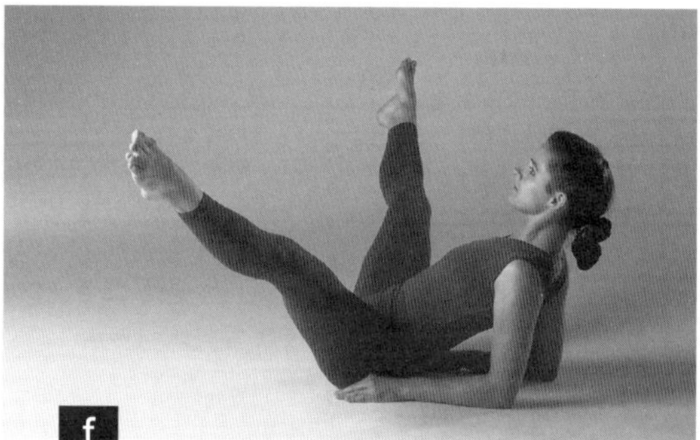
f

e) *Bicicleta:* Mantenha as pernas a cerca de 20° do chão. Puxe o joelho de uma perna até o peito enquanto ao mesmo tempo empurra para fora o pé da outra perna. Conscientemente, pressione a coxa no abdômen enquanto empurra o pé oposto para fora. Trabalhe com a sensação de empurrar e puxar, semelhante a um pistão. Repita cinco vezes ou mais.

f) *Giros com as pernas abertas:* Levante as duas pernas 90°, então abra-as para os lados e faça um movimento circular para baixo, até chegar a cerca de 20° do chão. Una as pernas, ainda sem tocar o chão, e levante-as novamente a 90°. Repita cinco vezes. Movimente-se vagarosamente e sinta a rotação das articulações dos quadris e a ação da parte interna das coxas.

Variação reversa: Levante as duas pernas em 20°, abrindo-as para os lados, faça um movimento circular para fora até chegar a 90°, quando então você deve unir as pernas novamente. Abaixe-as a 20° e repita cinco vezes.

Abdômen

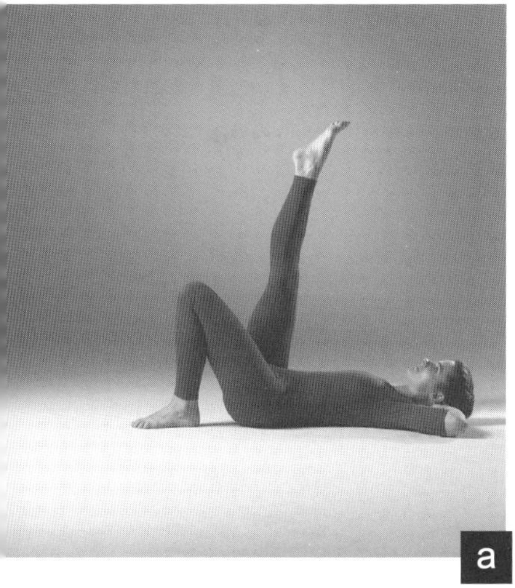

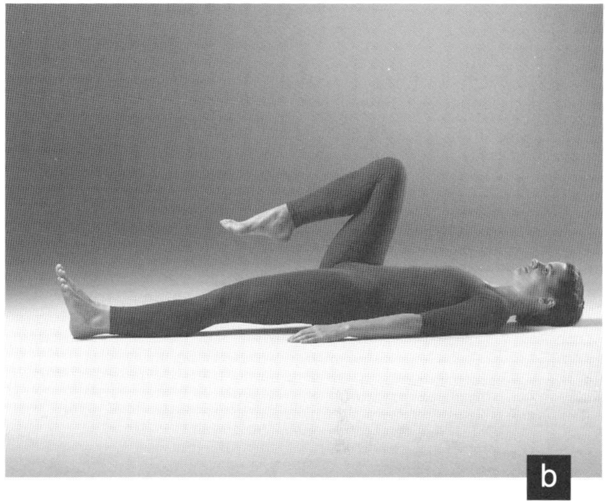

VARIAÇÕES DA ELEVAÇÃO DAS PERNAS

A principal diferença entre essas elevações das pernas e a "Série do Fogo" é que aqui as costas descansam firmemente no chão. Várias diferentes posições dos braços são possíveis. Os braços oferecem o mesmo apoio quando estão ao lado do corpo ou até mesmo pouco abaixo da lombar. Para tornar as séries mais difíceis, entrelace os dedos atrás da cabeça e coloque os cotovelos no chão. Isso abre a parte superior do peito e ajuda a manter a cabeça, o pescoço e os ombros relaxados e estáveis. Para um exercício ainda mais desafiante, coloque os braços no chão, acima da cabeça.

Evite dor e tensão em todas as elevações das pernas. Primeiro, pratique as variações que você conseguir realizar confortavelmente, aumentando gradualmente o número de repetições antes de adicionar as variações mais difíceis. Ao levantar as pernas, utilize os músculos do abdômen para estabilizar a pelve, pressionando a lombar na direção do chão. Mantenha os ombros e a parte superior das costas completamente parados e relaxados. Suavize o rosto e o maxilar, respirando tranquilamente e cultivando uma sensação de conforto. As variações a seguir são progressivamente mais difíceis.

a) *Elevação de uma das pernas, com os joelhos dobrados:* Deite de costas com os joelhos dobrados e os pés no chão, próximos à pelve. Coloque a cabeça sobre as mãos, com

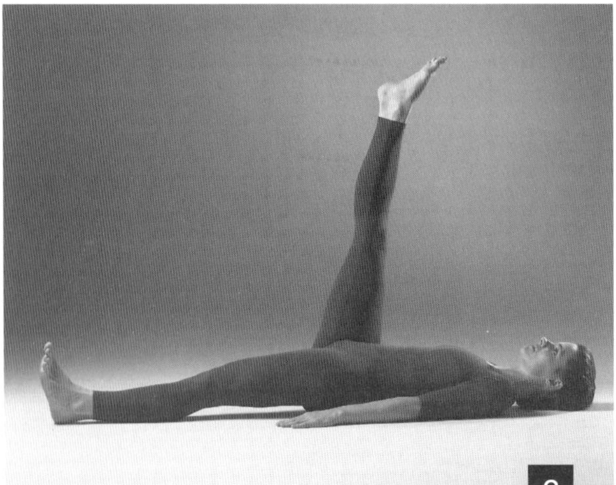

c

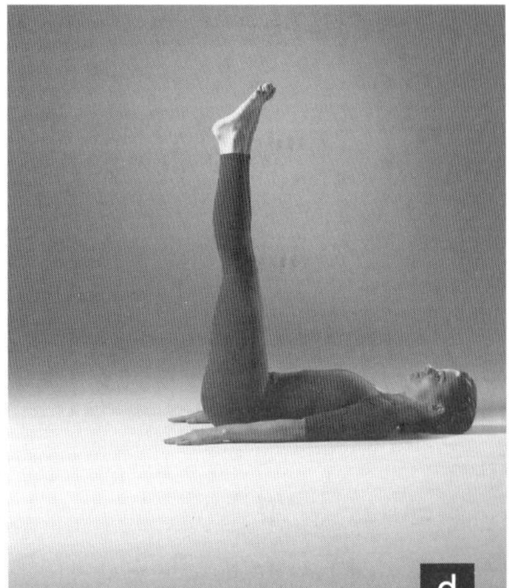

d

os cotovelos abertos para os lados. Inspirando, levante um joelho e então estique a perna e estenda-a em direção ao teto. Expirando, dobre o joelho e vagarosamente leve o pé de volta ao chão. Repita cinco vezes ou mais com cada lado, tocando o chão apenas levemente entre cada uma das repetições. Para aumentar a dificuldade, adicione um segundo movimento à sequência: antes de abaixar o pé em direção ao chão, alongue e estique a perna para fora, a alguns centímetros do chão. Então, dobre o joelho mais uma vez e retorne a perna à postura inicial. Novamente, repita cinco vezes ou mais de cada lado, tocando o chão apenas de leve entre cada uma das repetições.

b) Em seguida, deite-se de costas com ambas as pernas esticadas no chão. Coloque os braços ao lado do corpo, com as palmas das mãos viradas para baixo. Inspirando, dobre um dos joelhos e leve-o em direção ao peito. Expirando, alongue e estique a perna, levando-a de volta ao chão. Repita cinco vezes ou mais com cada lado, tocando o chão apenas de leve entre cada uma das repetições.

c) *Elevação de uma das pernas (pernas esticadas).* Comece com as duas pernas esticadas. Inspirando, pressione no chão a parte de trás da perna para conseguir apoio ao levantar a outra perna. Dobre levemente o joelho, caso os isquiotibiais da perna levantada estejam muito rígidos e restringindo o alcance do movimento. Expirando, abaixe a perna e repita com a outra. Repita cinco ou mais vezes de cada lado. Para aumentar

Abdômen

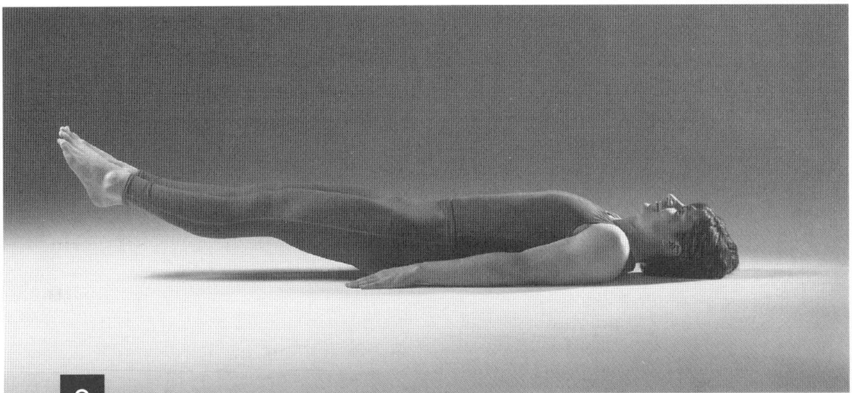

e

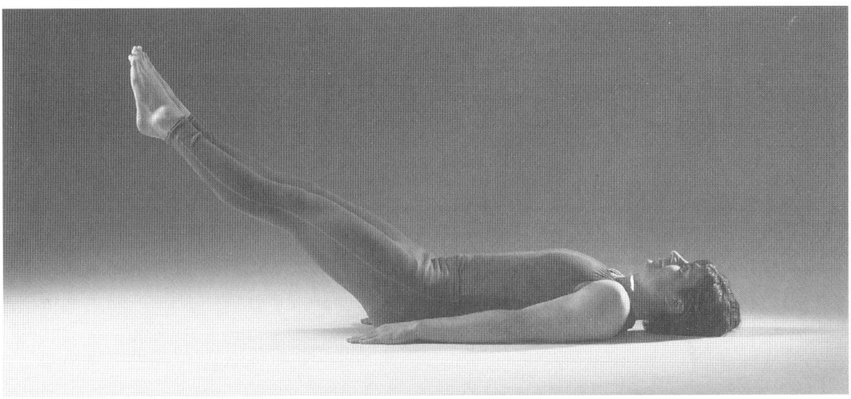

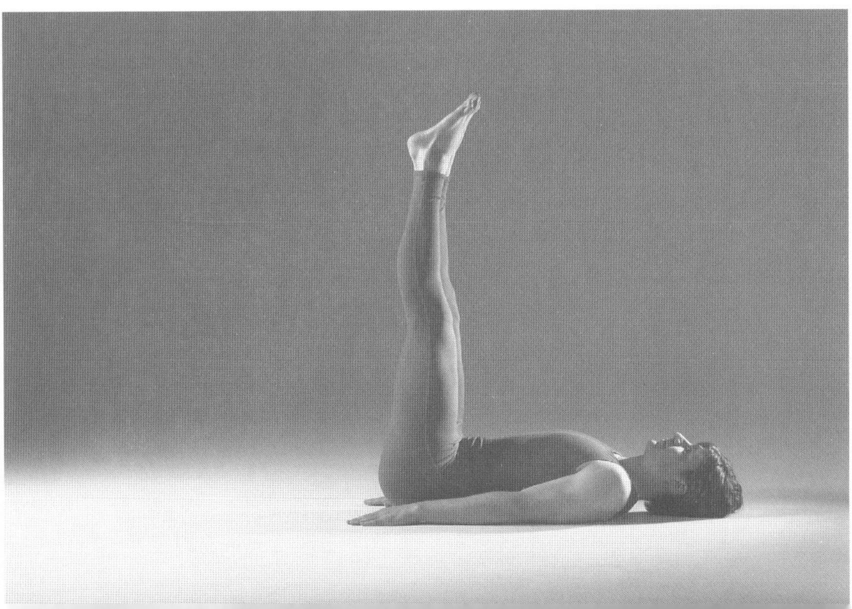

o grau de dificuldade, levante as duas pernas em 90°. Em seguida, abaixe uma das pernas apenas alguns centímetros de distância do chão, levantando-a em seguida novamente aos 90°. Mais uma vez, alterne as pernas, repetindo cinco vezes ou mais com cada um dos lados.

d) *Elevação dupla das pernas.* Deite-se de costas, com os joelhos levantados e os pés no chão, próximos à pelve. Inspirando, levante os dois joelhos. Em seguida, alongue as pernas e estenda-as em direção ao teto. Expirando, dobre os joelhos e traga os pés de volta ao chão. Repita cinco vezes ou mais, tocando o chão levemente antes de levantar a perna novamente. Caso queira aumentar o grau de dificuldade após certo período de prática, antes de encostar os pés no chão alongue e as pernas e estenda-as a alguns centímetros de distância do chão; em seguida, dobre os joelhos mais uma vez e retorne à postura inicial. Novamente, repita cinco ou mais vezes, tocando o chão levemente entre as repetições.

Em seguida, deite-se de costas com ambas as pernas no chão. Nessa variação, mantenha as pernas retas ao levantá-las, expire e abaixe-as ao inspirar. Pressione a lombar no chão com firmeza, a fim de evitar a tensão. Mover-se continuamente – sem descansar as pernas no chão – é mais difícil do que soltar as pernas no chão a

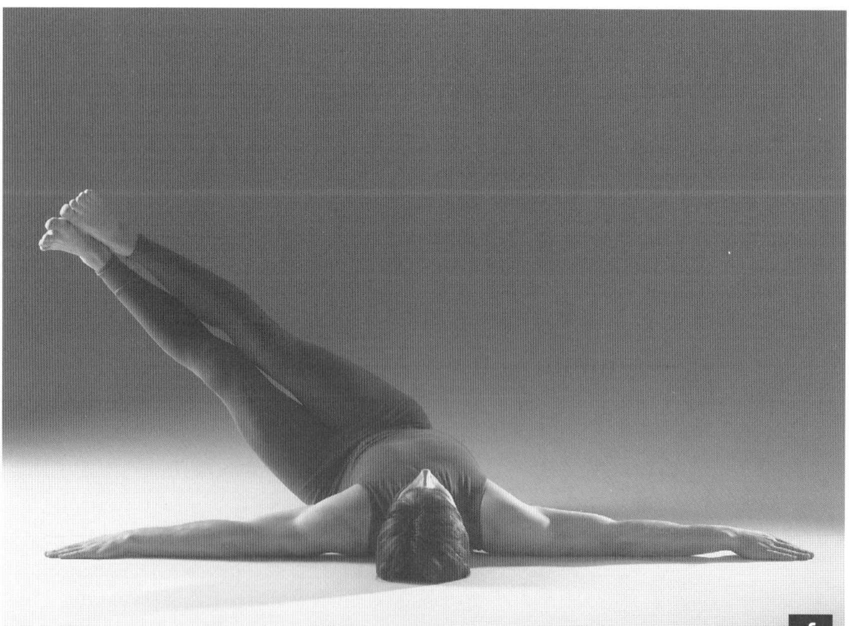

f

cada vez. Levante e abaixe as pernas suavemente e devagar, respirando tranquilamente e mantendo-as retas e alinhadas, como se você estivesse na Postura da Montanha (p. 41). Repita cinco vezes ou mais. Observe se você tem tendência a inclinar-se para um dos lados. Geralmente, um lado é mais forte que o outro e acaba trabalhando mais – um bom motivo para intercalar os levantamentos duplos com aqueles que trabalham só uma perna de cada vez.

e) *Elevação dupla das pernas (avançado)*

(1) Expirando, levante as duas pernas a mais ou menos 20° de distância do chão e mantenha a postura por um período de cinco a 20 segundos. (2) Em seguida, levante as pernas a cerca de 45° e mantenha a postura novamente. (3) Por fim, levante as pernas a 90° e mantenha a postura mais uma vez. Então inspire, abaixando as costas para 45°, depois a 20°, mantendo sempre a postura. Repita cinco vezes, descansando entre as repetições, caso seja necessário.

f) *Elevação de pernas e torção (Jathara Parivartanasana).* Levante as pernas em 90°. Os braços devem estar no chão, perpendiculares ao corpo ou acima da cabeça. Mantendo os joelhos e tornozelos juntos, e a parte superior do torso reta no chão, expire e abaixe as pernas endireitadas para o lado, levando os pés na direção dos ombros. Então inspire e leve as pernas de volta ao centro. Repita do outro lado. Você também pode realizar esse exercício com uma repetição suave, sem segurar as pernas em qualquer uma das posturas. Mexa-se sem tensão.

Abdômen

VARIAÇÕES DE EQUILÍBRIO DO QUADRIL

Essas posturas são intensamente energizantes. Elas parecem extremamente simples, mas no começo pode ser que você só consiga manter a postura durante uma ou duas respirações.

a) Deite-se de costas, com os joelhos levantados e os pés no chão, próximos à pelve. Os braços devem estar ao lado do corpo, com as palmas das mãos viradas para dentro. Pressione a lombar contra o chão e levante a cabeça para cima do torso, olhando para o centro de seu umbigo. Agora expire e endireite a perna esquerda, segurando-a a alguns centímetros do chão. Mantenha a lombar firmemente pressionada contra o chão enquanto mantém a postura. Caso sinta tensão na lombar, solte a perna e a dobre novamente. Após manter a postura no lado esquerdo do corpo, repita o exercício no lado direito. Ao longo de várias sessões, aumente gradualmente o tempo de duração da postura até atingir um minuto em cada lado.

VARIAÇÕES DE EQUILÍBRIO DO QUADRIL

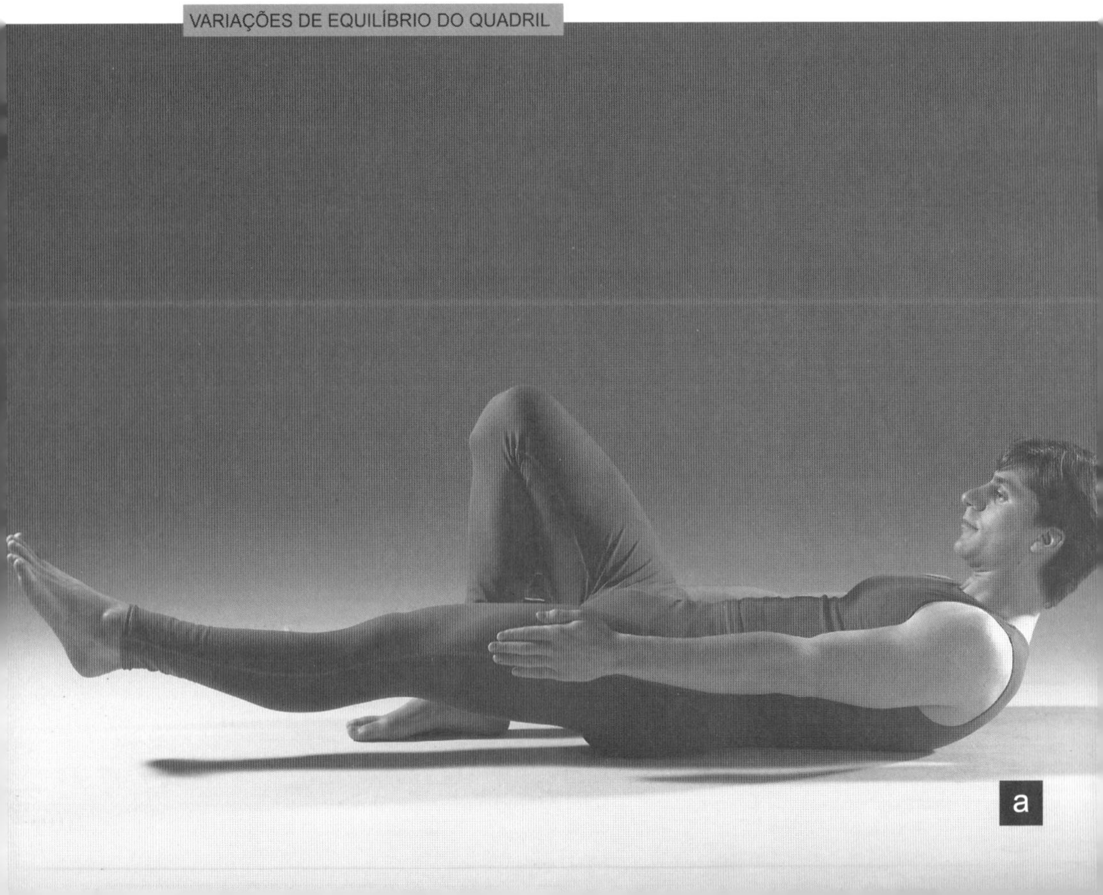

a

b) Para aumentar o grau de dificuldade da postura, estique uma das pernas no chão e levante a outra a alguns centímetros do chão.

c) Por fim, levante ambas as pernas alguns centímetros do chão. Continue a manter a cabeça levantada e a lombar pressionada fortemente contra o chão. Solte os ombros, a garganta, o maxilar e o rosto. Mantenha o umbigo pressionado na direção da coluna e mantenha firme a parte inferior do abdômen. Você não deve ser capaz de passar a mão por entre o chão e sua lombar.

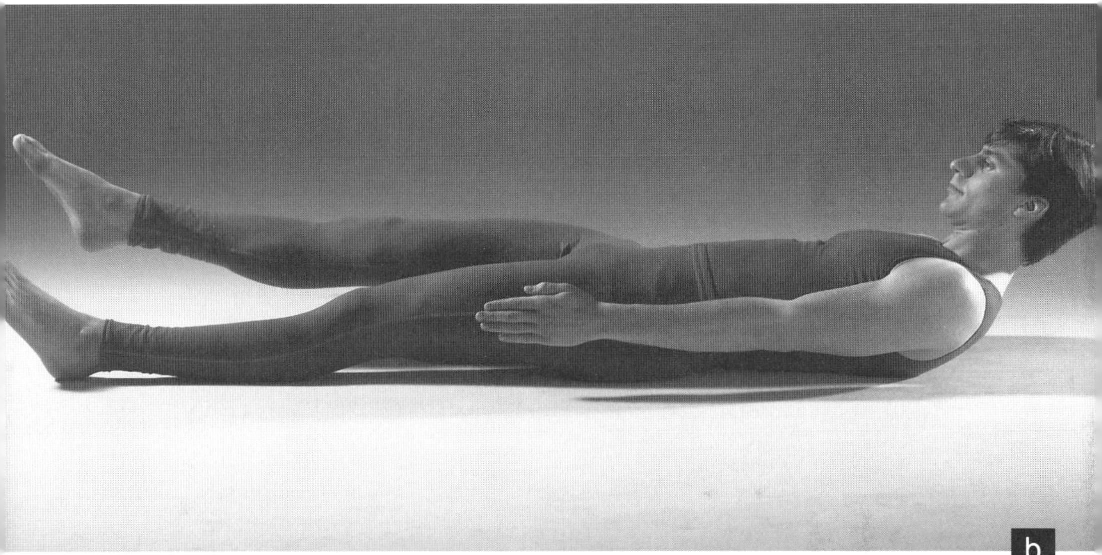

b

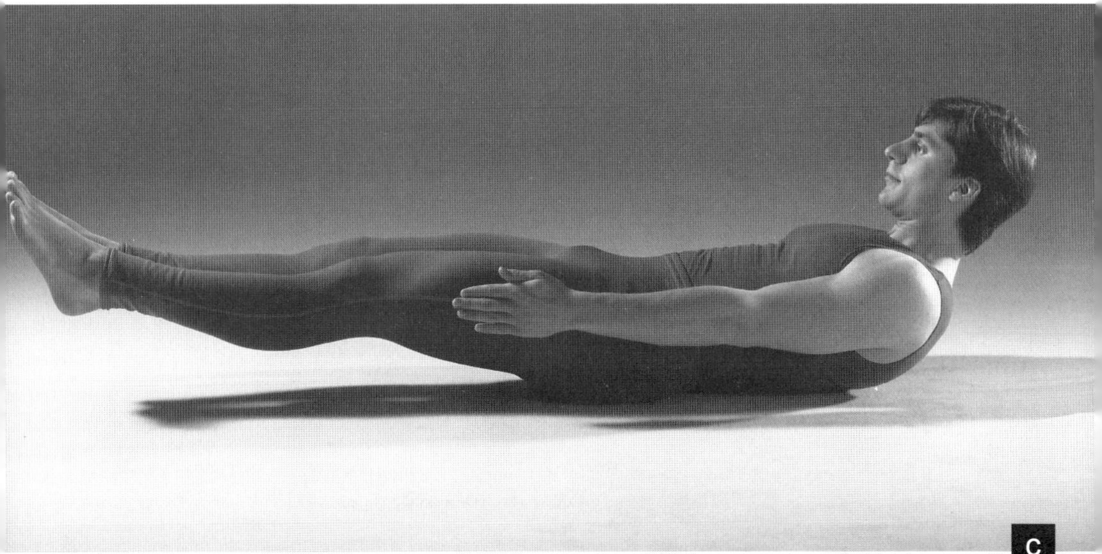

c

Abdômen

A POSTURA DO ARADO

Essa é uma sequência para quem tem costas relativamente fortes. Combina levantamento das pernas com torções abdominais e, por isso, fortalece todos os músculos do abdômen.

a) Para começar, deite-se de costas com ambas as pernas esticadas no chão. Os braços podem ficar ao lado do corpo ou no chão, acima da cabeça.

b) Expirando, levante as duas pernas, elevando também a lombar do chão à medida que os pés se movimentam para cima e sobre a cabeça. Eleve a pelve e levante a coluna ao trazer os pés na direção do chão por cima da cabeça (paralelamente ao chão ou com os pés tocando-o – como um arado). Mantenha total controle do movimento e não solte as pernas em cima da cabeça.

A POSTURA DO ARADO

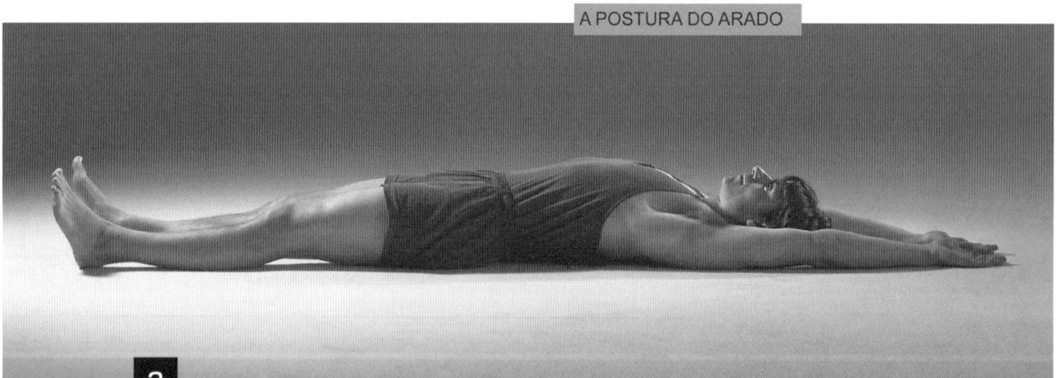

a

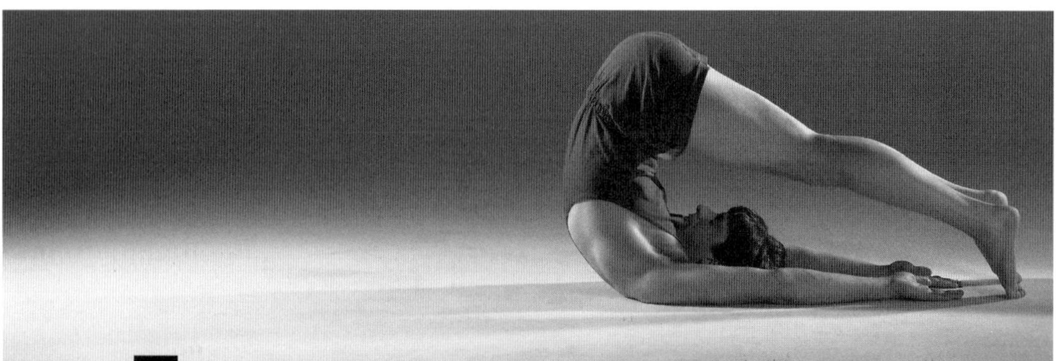

b

c) Em seguida, inspire e desenrole a coluna até que a pelve atinja o chão e as pernas fiquem novamente na posição de 90°. Pressionando a lombar no chão, continue inspirando e abaixe as pernas em direção ao chão.

d) Expirando, levante os braços, a cabeça e sente-se, segurando as coxas e inclinando o corpo para a frente.

Por fim, volte a lombar à sua posição inicial e solte a coluna de volta ao chão, uma vértebra por vez, até que você esteja novamente com as costas retas. Repita toda a sequência cinco vezes ou mais.

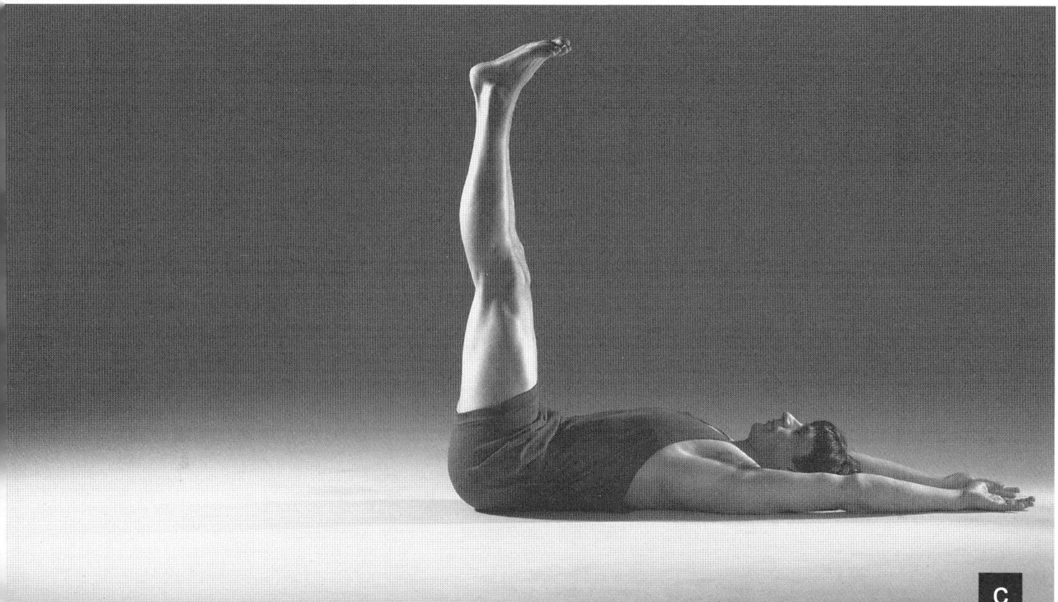

c

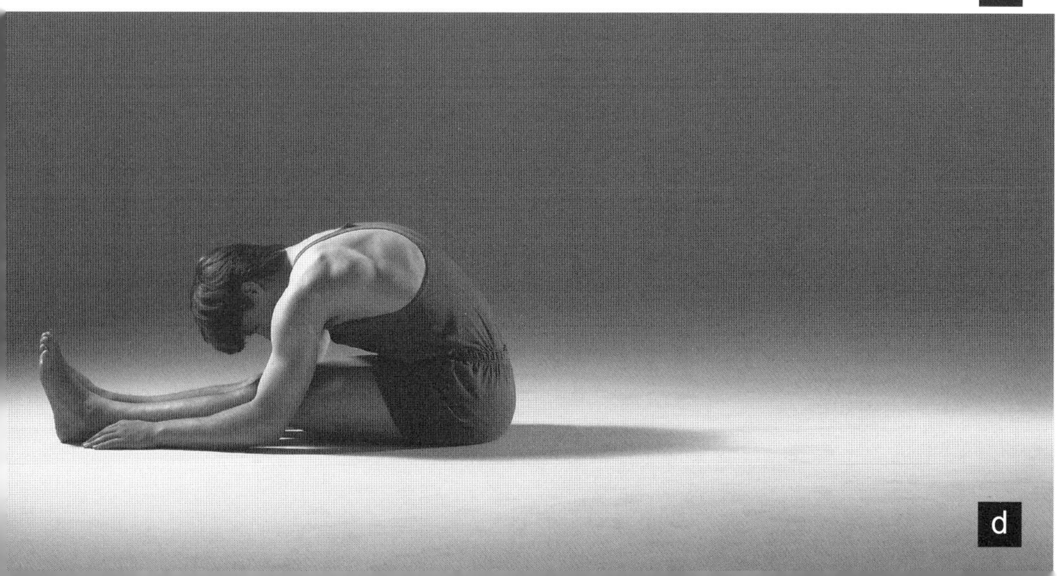

d

Ombros, braços e parte superior do corpo

MÚSCULOS DA PARTE SUPERIOR DO TORSO – VISÃO FRONTAL

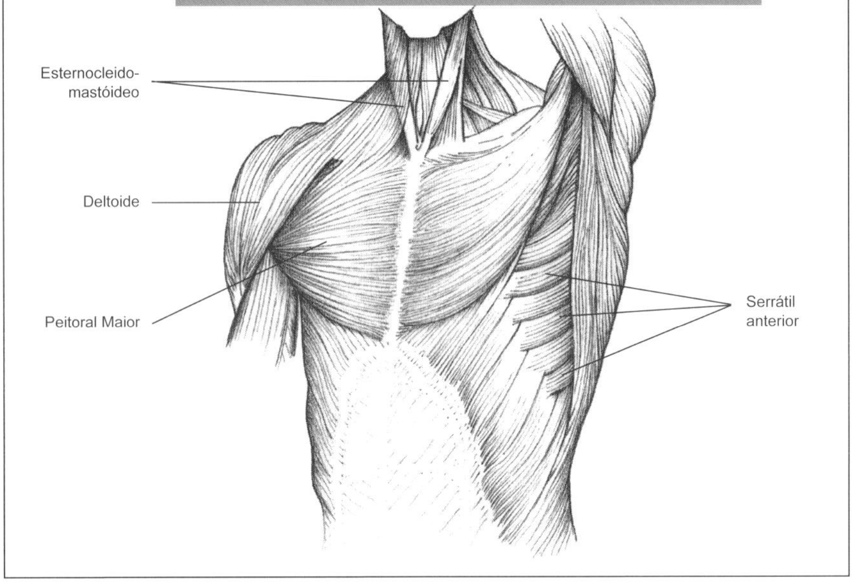

MÚSCULOS DA PARTE SUPERIOR DO TORSO – VISÃO POSTERIOR

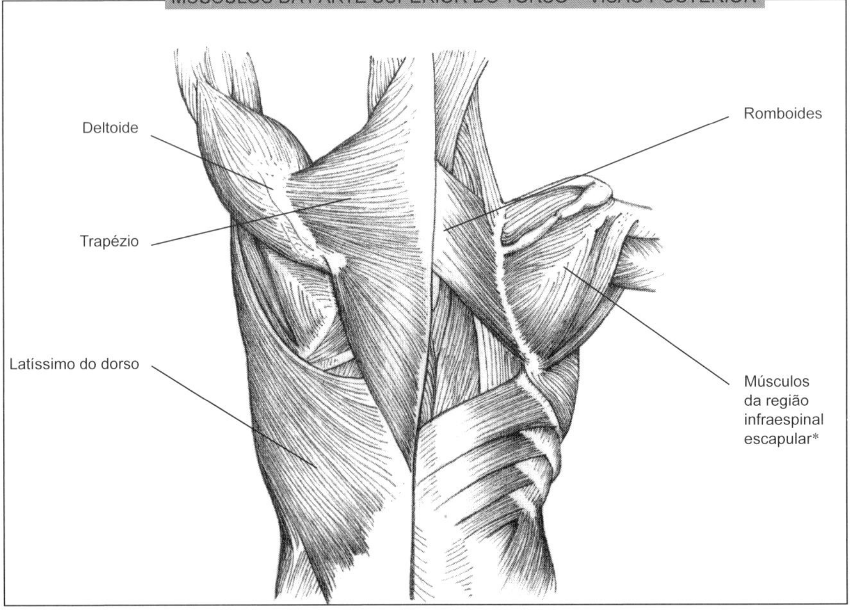

*N.R.T.: Músculos da região infraespinal escapular são compostos pelos seguintes músculos: infraespinal, redondos maior e menor.

Ombros, braços e parte superior do corpo

As articulações dos ombros estão entre as mais móveis do corpo e permitem amplos movimentos dos braços em todas as direções. A estabilidade dos braços e das articulações dos ombros dependem de uma cintura escapular (definida como a combinação das duas escápulas atrás, acrescidas das duas clavículas e do esterno à frente) que seja firme. Essa cintura de ossos não é fechada na parte de trás, pois as duas escápulas não ficam travadas uma à outra, e sim flutuando livremente nas costas. Alguns músculos (como o trapézio) estabilizam a cintura escapular e a mantém no lugar; outros – como os músculos redondo maior e redondo menor – agem nos braços; e há ainda aqueles que agem partindo diretamente do torso em direção aos braços, que são os músculos peitorais e o grande dorsal.

Em razão de essa região ser tão complexa e mesmo assim tão móvel, muitos desses músculos da parte superior do corpo estão sujeitos a ferimentos, rigidez, fraqueza, fadiga e desequilíbrios de vários tipos. Trabalho repetitivo ou estresse relacionado à prática de esportes, tensão emocional, movimentos que costumam desalinhar a coluna, curvatura inadequada dos ombros e das costas, além de lesões antigas contribuem para a perda da mobilidade nos ombros e no pescoço, causando

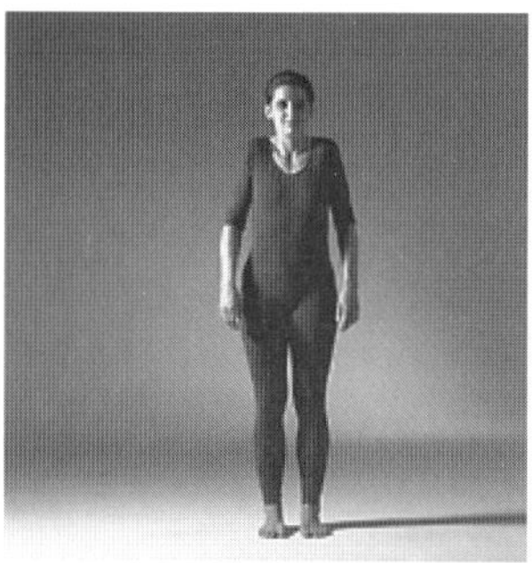

Giro dos Ombros (p. 43)

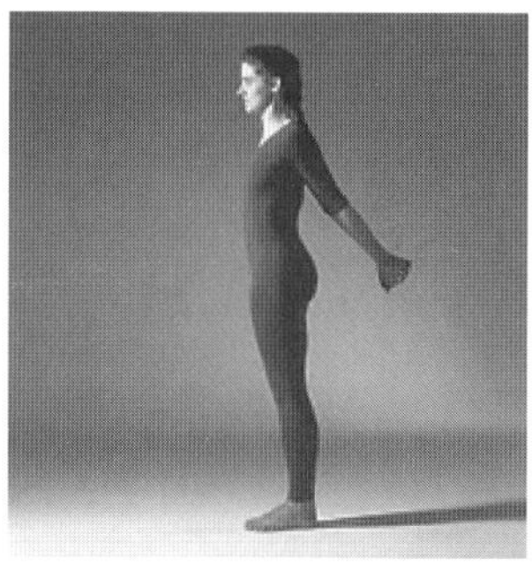

Abertura do Peito (p. 45)

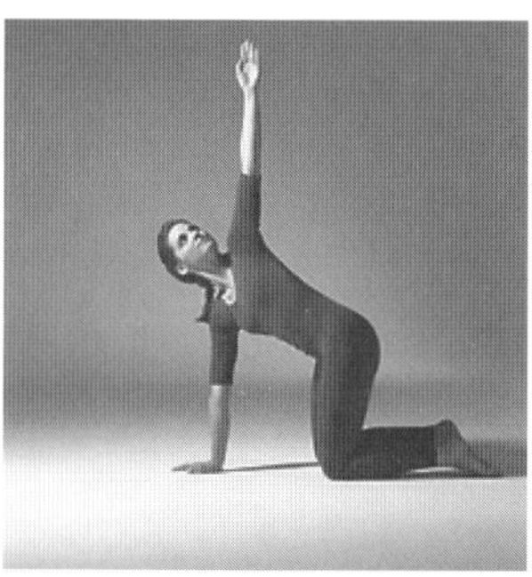

Postura do Gato com Torção (p. 56)

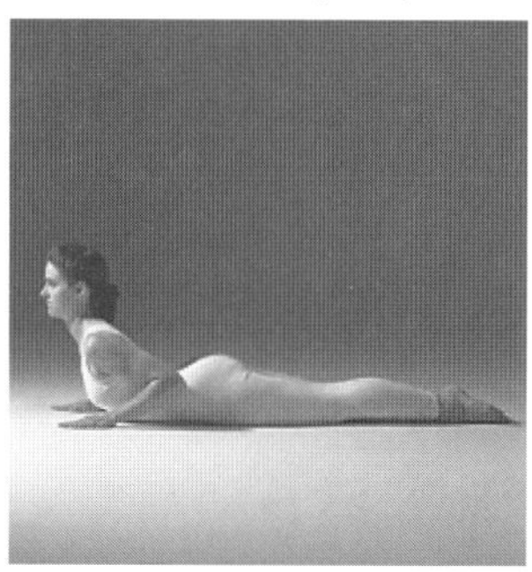

Postura da Cobra (p. 57, 128)

dor na parte superior das costas, do pescoço e da cabeça.

Para eliminar todos esses problemas, desenvolva o hábito de manter os ombros relaxados no dia a dia. Também ajuda manter a cabeça gentilmente levantada, os ombros para baixo, longe das orelhas, e os movimentos da parte superior das costas livres e facilitados. Os alongamentos e posturas nesta seção ajudarão a recuperar o uso e o alcance ideal de cada movimento. Ao se preparar para praticá-los, concentre-se em:

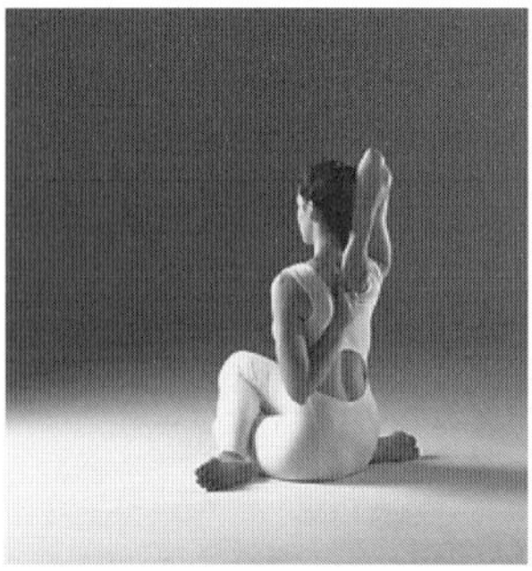

Postura da Cara de Vaca, braços (p. 139)

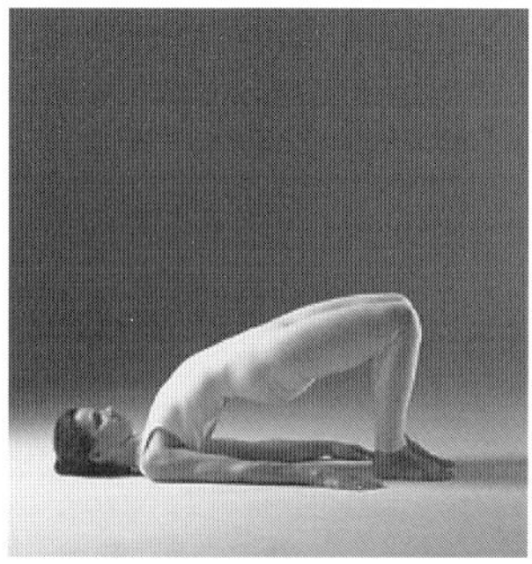

Postura do Arco (p. 153)

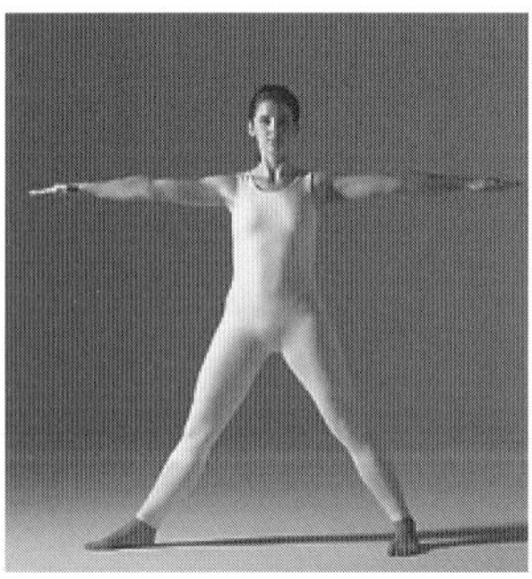

Posturas em Pé (capítulos 3 e 5)

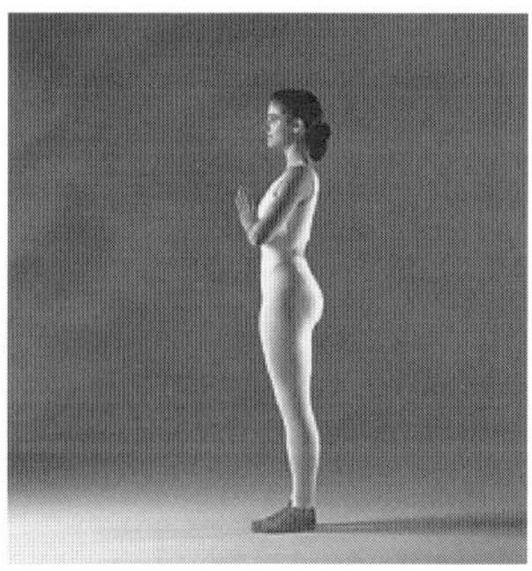

Saudação ao Sol (p. 102)

Ombros, braços e parte superior do corpo

Exercícios adicionais para ombros tensos e parte superior do corpo

PRESSÃO CONTRA A PAREDE

Esses exercícios são excelentes para aliviar a tensão dos ombros; são alongamentos para a parte superior das costas que podem ser feitos em qualquer lugar, a qualquer hora. O segredo é relaxar e, ao mesmo tempo, alongar os braços.

a) Fique de frente para uma parede, a um braço de distância. Coloque as duas mãos na parede, na altura dos ombros, então ande para trás até que seus pés estejam paralelos e a cerca de um metro de distância da parede. Endireite a lombar e incline-se para a frente, partindo dos quadris, mantendo as pernas retas. A pelve se afasta da parede e a cabeça, os ombros e o peito se soltam em direção ao chão. Pressione as palmas das mãos na parede e alongue as extremidades externas dos braços. Expanda o peito, abra as axilas, alongue as costas e a lombar. Mantenha a postura e respire, ampliando e alongando o torso ao inspirar e relaxando a tensão ao expirar.

PRESSÃO CONTRA A PAREDE

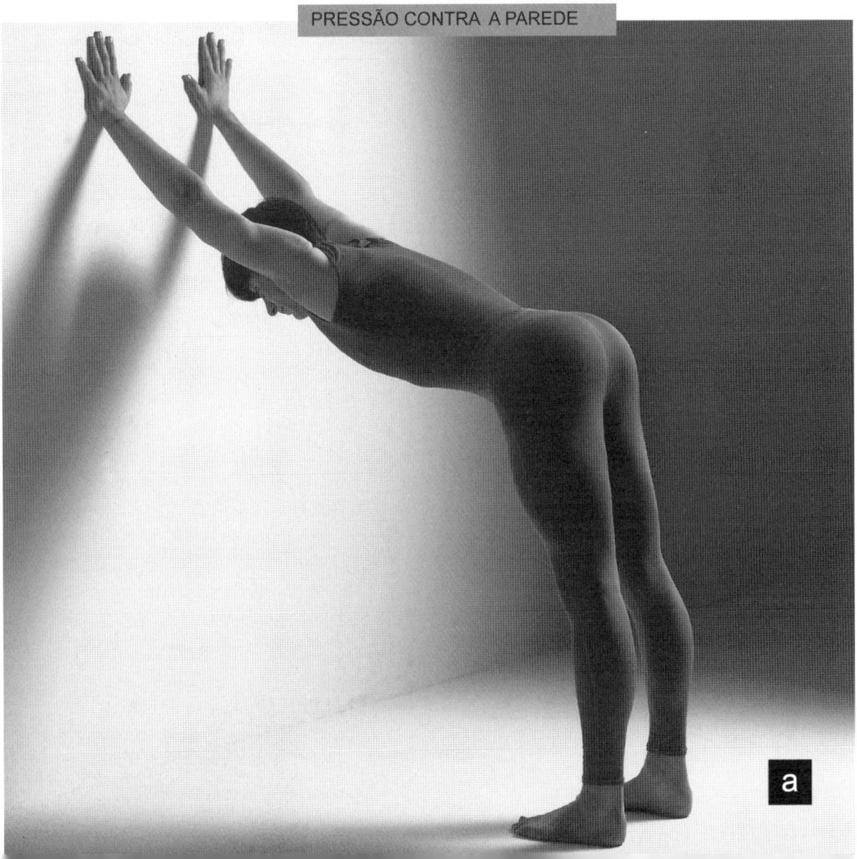

b) Em seguida, a um braço de distância da parede, vire para a esquerda. Levante o braço direito e coloque a mão na parede, na altura dos ombros, com os dedos apontando para cima. Mantenha-se ereto, com o peso distribuído igualmente, mantendo os dois ombros relaxados e no mesmo nível. Pressione a palma da mão na parede, alongando o braço em toda a sua extensão. Concentre-se, respirando suavemente e atenuando os músculos do rosto e do pescoço. Intensifique o alongamento ao virar os pés e o torso para a esquerda, em direção oposta à parede. Mantenha a mão direita pressionada contra a parede e continue a alongar todo o braço. Mais uma vez, concentre-se no alongamento e respire, relaxando a resistência. Então, saia da postura vagarosamente e repita o movimento do outro lado.

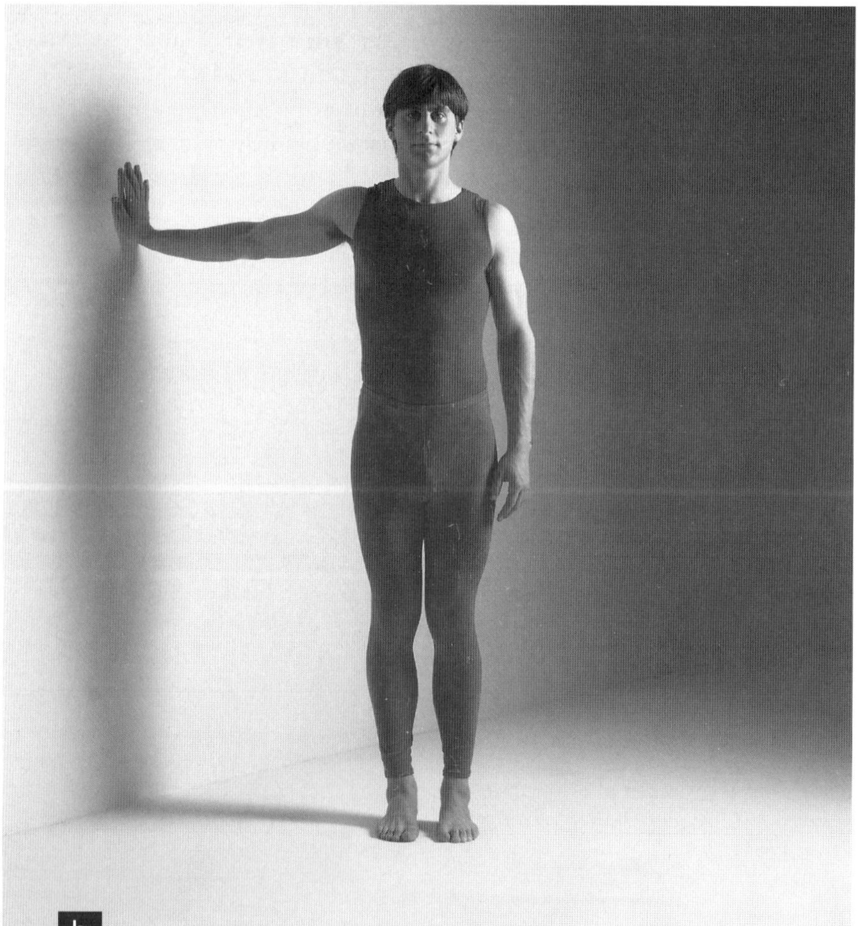

b

ALONGAMENTO HORIZONTAL DOS BRAÇOS

Esta é uma postura simples que traz surpreendente energia.

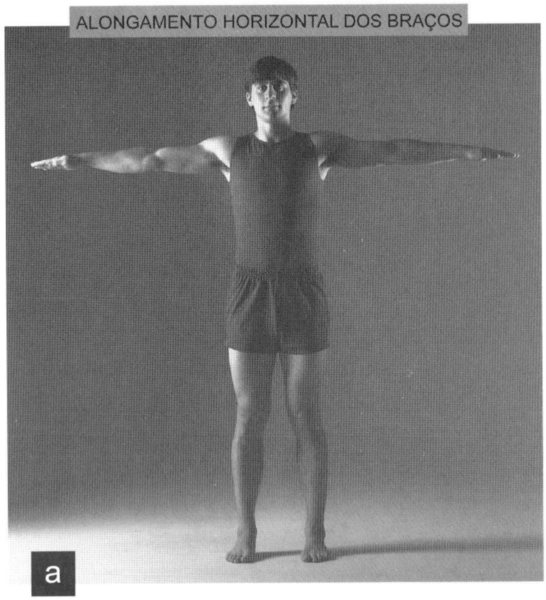

a) Fique na "Postura da Montanha" com os pés paralelos a um quadril de distância um do outro. Inspire e abra a partir do centro do peito, levantando os braços para os lados, na altura dos ombros. Alongue os braços até as pontas dos dedos, mantendo as escápulas puxadas para baixo e a parte superior dos ombros relaxada. Alongue até a parte superior da cabeça, levantando o peito suavemente. Inspirando, respire para os lados da caixa torácica e do abdômen, expandindo até os braços; expirando, sinta a contração do torso ao manter o alongamento horizontal dos braços.

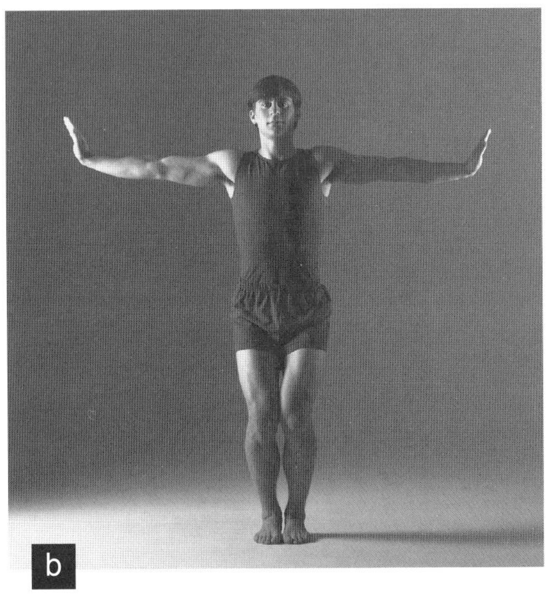

b) Aproxime os pés. Dobre os joelhos, abaixando a pelve na direção do chão e alongando para cima, por toda a coluna. Os braços devem permanecer estendidos a partir dos ombros. Dobre os pulsos e pressione as palmas das mãos para longe do corpo, como se as estivesse pressionando contra paredes em ambos os lados. Mantenha a postura e respire, alongando os braços, sentindo a energia vertical da postura ao longo do eixo da coluna e a energia horizontal ao longo do eixo dos braços.

Ombros, braços e parte superior do corpo

ALONGAMENTO DA ÁGUIA

Essa postura alonga aquela região de difícil alcance, localizada entre as escápulas, além de ajudar a descansar os braços.

a) Fique de pé ou sentado em uma cadeira, com a coluna reta. Passe os braços um em cima do outro na altura do peito, com o cotovelo superior acima da parte interna do cotovelo inferior. Mantenha as escápulas para baixo e sinta a parte superior das costas se abrindo.

b) Dobre os cotovelos e envolva os antebraços, de forma que as palmas das mãos fiquem pressionadas uma contra a outra (apesar de estarem em alturas diferentes). Aperte as palmas e os braços. Para intensificar a postura, levante os braços entrelaçados, movendo os cotovelos para cima e para longe do peito. Mantenha a posição e respire, relaxando a resistência. Solte o corpo e repita a postura, mas dessa vez com o outro braço por cima.

ALONGAMENTO DA ÁGUIA

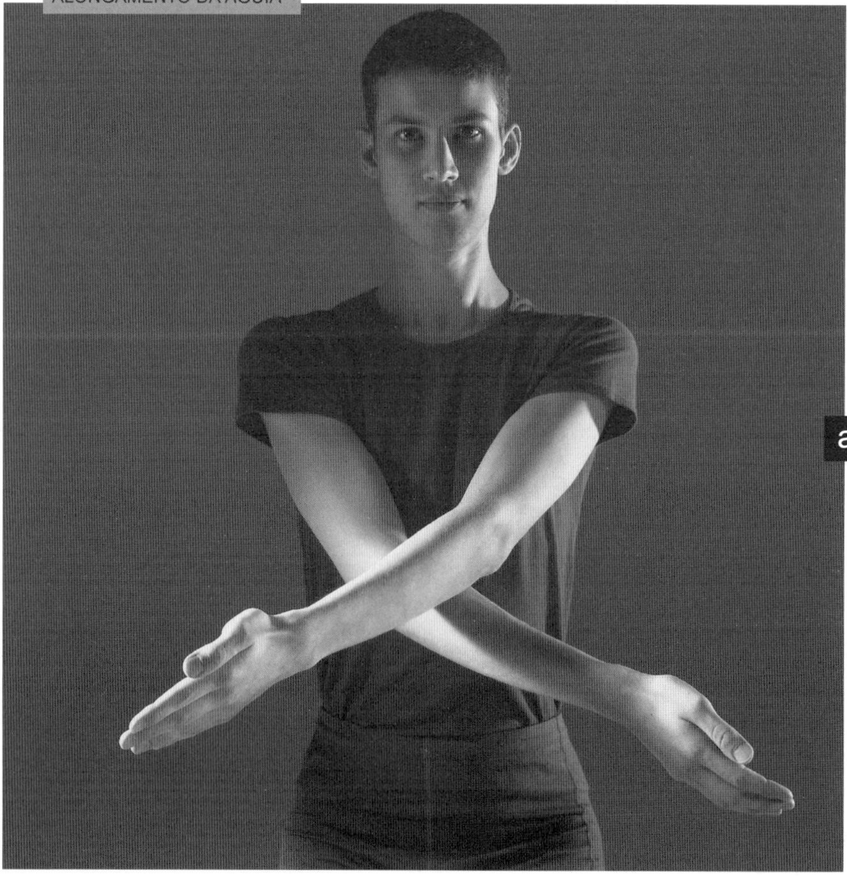

a

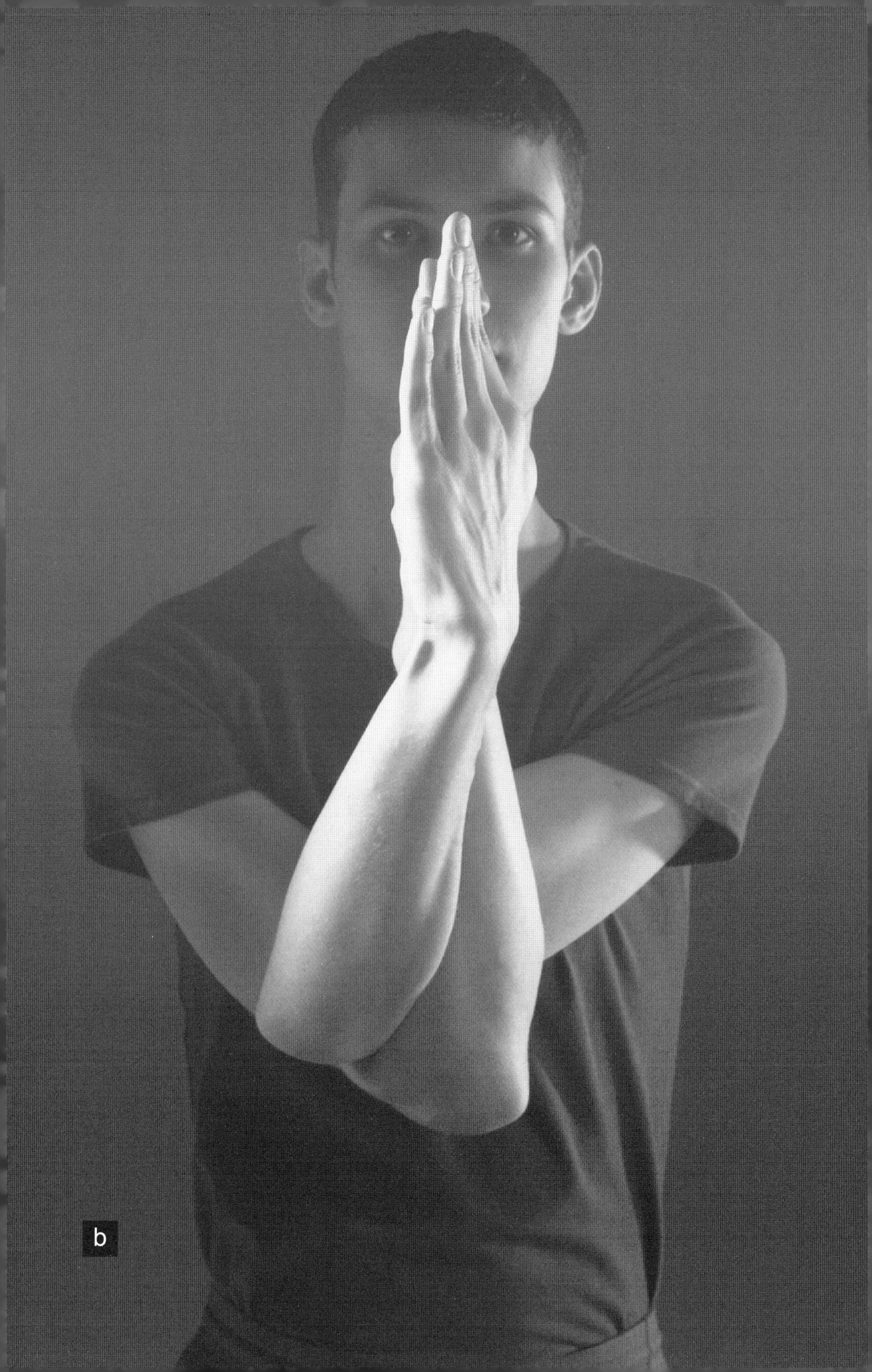

Ombros, braços e parte superior do corpo

POSTURA DO GOLFINHO

O Golfinho é uma das melhores posturas para desenvolver força e flexibilidade nos ombros e para melhorar o alinhamento da parte superior das costas e da cintura escapular. Também é uma excelente preparação para posturas com o equilíbrio invertido, como as que exigem que você se apoie sobre a cabeça ou o antebraço.

a) Comece apoiado em suas mãos e joelhos, com os joelhos na linha dos quadris e as mãos na linha dos ombros. Leve os antebraços ao chão, de forma que os cotovelos fiquem embaixo dos ombros e os antebraços estejam paralelos. Estenda os dedos, pressionando as palmas das mãos e os braços contra o chão. Então, alongue as pernas e levante e pelve, soltando os calcanhares na direção do chão e elevando os ísquios (não se preocupe se os calcanhares não tocarem o chão). Dobre os joelhos levemente, se for necessário, para manter a elevação dos ísquios e a abertura do peito e dos ombros. Continue pressionando os antebraços e não deixe que os cotovelos se afastem. Estenda os ombros, puxe as escápulas para baixo e abra as axilas. Mantenha a postura e respire, concentrando-se nela.

b) Para um pouco mais de desafio, tente a Postura do Nado do Golfinho. Expire e transfira seu peso para a frente. O peito deve se mover em direção ao chão, entre os antebraços, e o rosto em direção às mãos ou mais para a frente. Então inspire e pressione os antebraços, transferindo seu peso para trás, movendo o peito para trás dos braços, em direção às coxas, a cabeça alinhada com os cotovelos. Tente pressionar o peito para atrás dos braços, mais do que na versão fixa da Postura do Golfinho. Repita de cinco a dez vezes (o que é difícil!), respirando profundamente e coordenando os movimentos com a respiração. Então respire na Postura da Criança.

POSTURA DO GOLFINHO

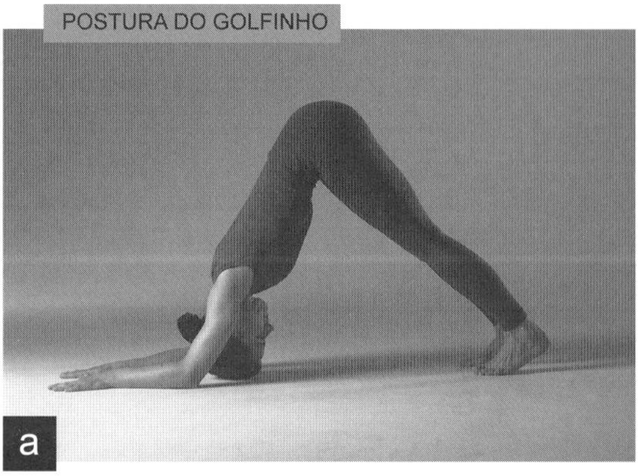
a

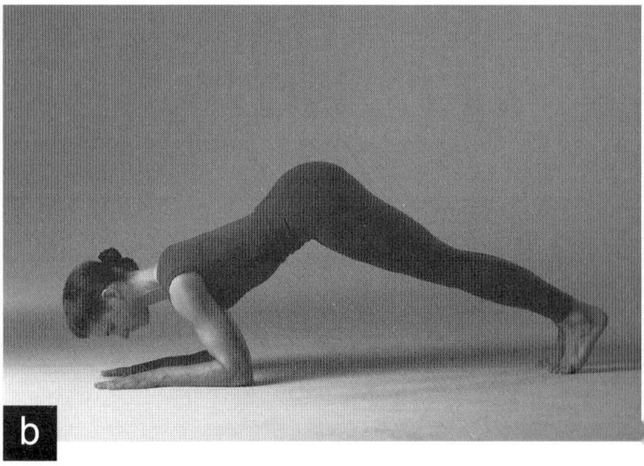
b

POSTURA DOS OITO PONTOS (ASHTANAMASKARA)

Essa postura utiliza-se do posicionamento e peso do corpo contra o chão para enfatizar uma suave inclinação traseira na parte superior das costas, que é a região onde é mais difícil abri-las. A postura também alonga a parte frontal do pescoço e a garganta. Você pode fazer em sequência a Postura do Crocodilo (p. 38).

a) Comece apoiado sobre os joelhos e mãos, com os joelhos alinhados ao quadril e as mãos alinhadas aos ombros. Arqueie a coluna, dobre os cotovelos e abaixe o peito e o queixo no chão, entre as mãos. Mova os joelhos para trás ou para longe um do outro, se for necessário para que você consiga apoiar o peito no chão. Alongue a parte frontal do pescoço para que o rosto fique virado para a frente; o queixo deve estar no chão e a garganta pressionada em direção ao chão. Puxe as escápulas para baixo, juntas. Respire profundamente e relaxe. Caso a postura provoque tensão, transfira um pouco do peso para as mãos (que ainda estão no chão, ao longo das laterais do peito) e relaxe o peito e a garganta.

b) Para aprofundar a postura, mova os joelhos em direção ao peito e estenda os braços no chão, para os lados, em uma postura perpendicular ao corpo.

c) Na postura mais avançada do braço, una as palmas das mãos atrás das costas (o oposto da postura de oração) e mexa as mãos coluna acima, deixando que os dedos apontem para a parte de trás da cabeça. Como essa versão da postura não oferece qualquer apoio dos braços, coloque-a em prática somente quando se sentir confortável com as duas versões anteriores.

POSTURA DOS OITO PONTOS

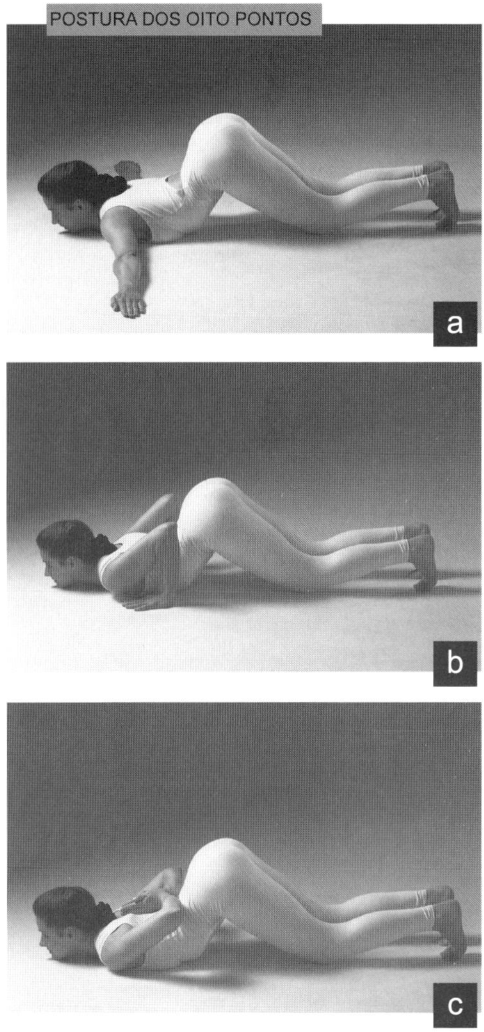

Ombros, braços e parte superior do corpo

TORÇÃO DO GATO NAS QUATRO PATAS

Essa intensa torção abre os quadris, a coluna e os ombros. É um alongamento especialmente eficaz para os músculos intercostais (localizados entre as costelas).

a) Comece apoiando-se nas mãos e joelhos.

b) Deslize o braço esquerdo para baixo do ombro direito e posicione a parte de trás do ombro esquerdo no chão. O braço esquerdo deve estar estendido no chão e a cabeça virada o bastante para alongar a parte de trás do pescoço, distanciando-a do ombro. Coloque a palma da mão direita na da mão esquerda. Ajuste a postura dos joelhos distanciando-os do peito ou separando-os, a fim de estabilizar a posição e alongar a coluna.

TORÇÃO DO GATO NAS QUATRO PATAS

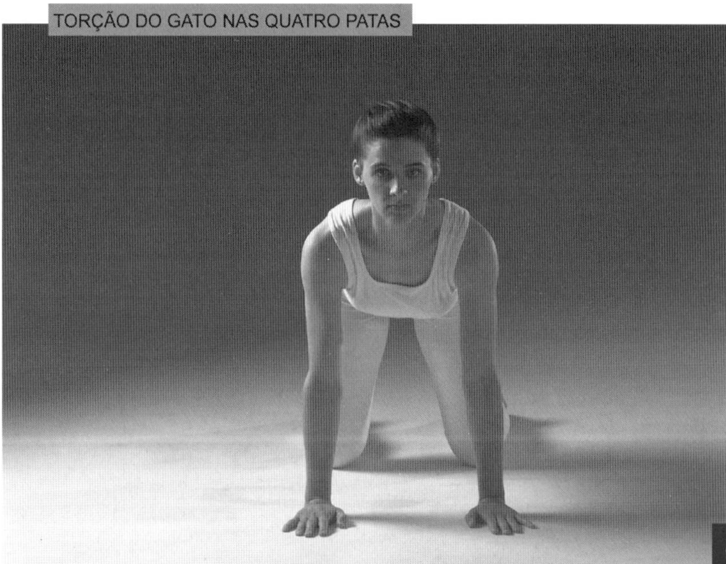

a

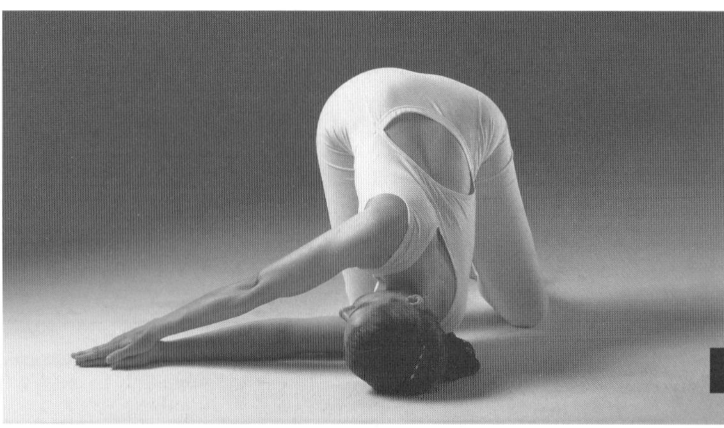

b

c) Levante o braço direito para abrir o peito, apontando para cima e em seguida dobrando o cotovelo, colocando a mão na parte de trás da cintura. Respire e expanda o peito, movendo o ombro direito e as costelas para trás, e o ombro esquerdo e as costelas para a frente.

d) Alongue para cima o braço direito e em seguida para trás, em direção ao chão atrás de você, mantendo o ombro puxado para baixo, distante da orelha. Alongue a parte de trás do ombro direito e a parte superior das costas em direção ao chão, virando o rosto em direção ao teto. Sinta o peito se expandir durante a inspiração. A cada expiração, aprofunde a torção, permitindo que a gravidade puxe o braço direito para baixo, abrindo suavemente a coluna, as costelas e o ombro. Reverta a posição devagar para sair da torção. Arqueie a coluna algumas vezes, como na Postura do Gato (p. 51), para liberar qualquer tensão. Em seguida, repita o exercício do outro lado, finalizando com algumas repetições da Postura do Gato.

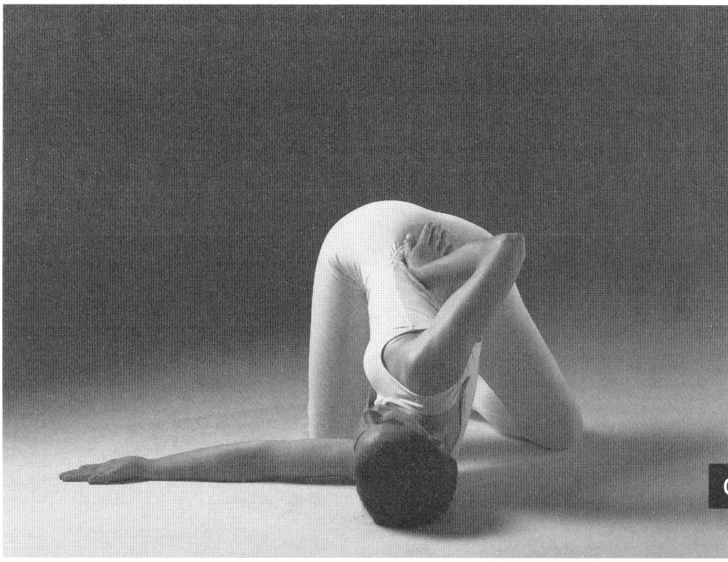

c

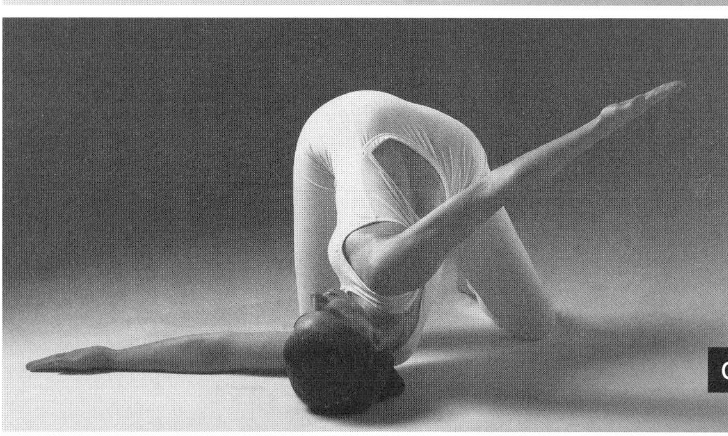

d

Ombros, braços e parte superior do corpo

POSTURA DA TÁBUA VIRADA PARA CIMA (PURVOTTANASANA)

A Postura da Tábua expande o peito, fortalece e abre os ombros, e tonifica de modo geral os músculos da parte traseira do corpo.

a) Comece sentando-se na Postura do Bastão (p. 136), com as pernas esticadas à sua frente. Coloque as mãos retas no chão e um pouco atrás dos quadris, com os dedos apontados para a frente. Pressione o cóccix para baixo e alongue a coluna até o topo da cabeça. Mantenha as pernas ativas contraindo os joelhos até levantar as rótulas e alongando-se até os calcanhares. Levante o esterno e puxe as escápulas para baixo.

b) Expirando, levante a pelve e o peito em direção ao teto, apoiando-se nas mãos e pressionando as solas dos pés em direção ao chão. Estique os dedos dos pés e alongue até as solas ao levantar o peito. Alongue a cabeça para trás para abrir a parte frontal do pescoço, mas alongue o pescoço ao mesmo tempo a fim de evitar a contração da vértebra lá existente. Aprofunde a postura ao longo de várias respirações. Em seguida, abaixe a pelve e retorne à Postura do Bastão. Repita várias vezes, para adquirir força.

Este capítulo mostrou maneiras de expandir a prática dos Asanas da yoga e de trabalhar as áreas comumente problemáticas. A suavidade interior que vem com a prática regular naturalmente lhe dará confiança, e não demorará muito para que você comece a criar rotinas de exercício adaptadas às suas necessidades diárias. Ao mesmo tempo, é possível que você fique pronto para explorar um novo aspecto da yoga a ser adicionado à sua prática: as técnicas mais sutis de respiração, pelas quais a yoga é bem conhecida. Se for esse o caso, você está preparado para o próximo capítulo: Pranaiama.

POSTURA DA TÁBUA VIRADA PARA CIMA

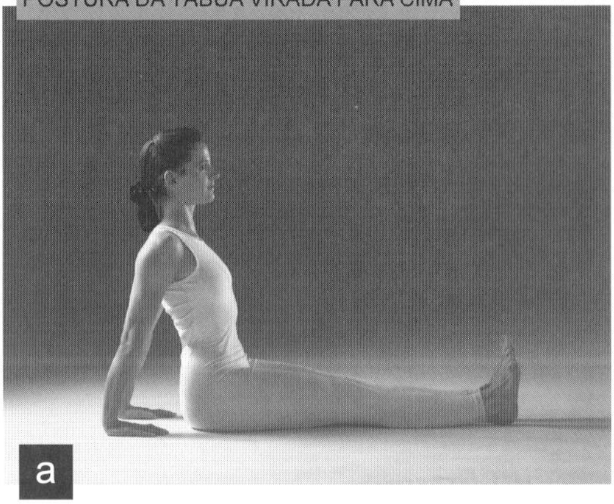

a

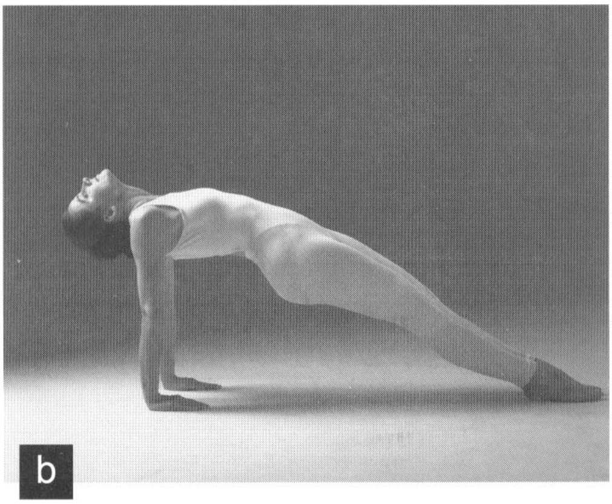

b

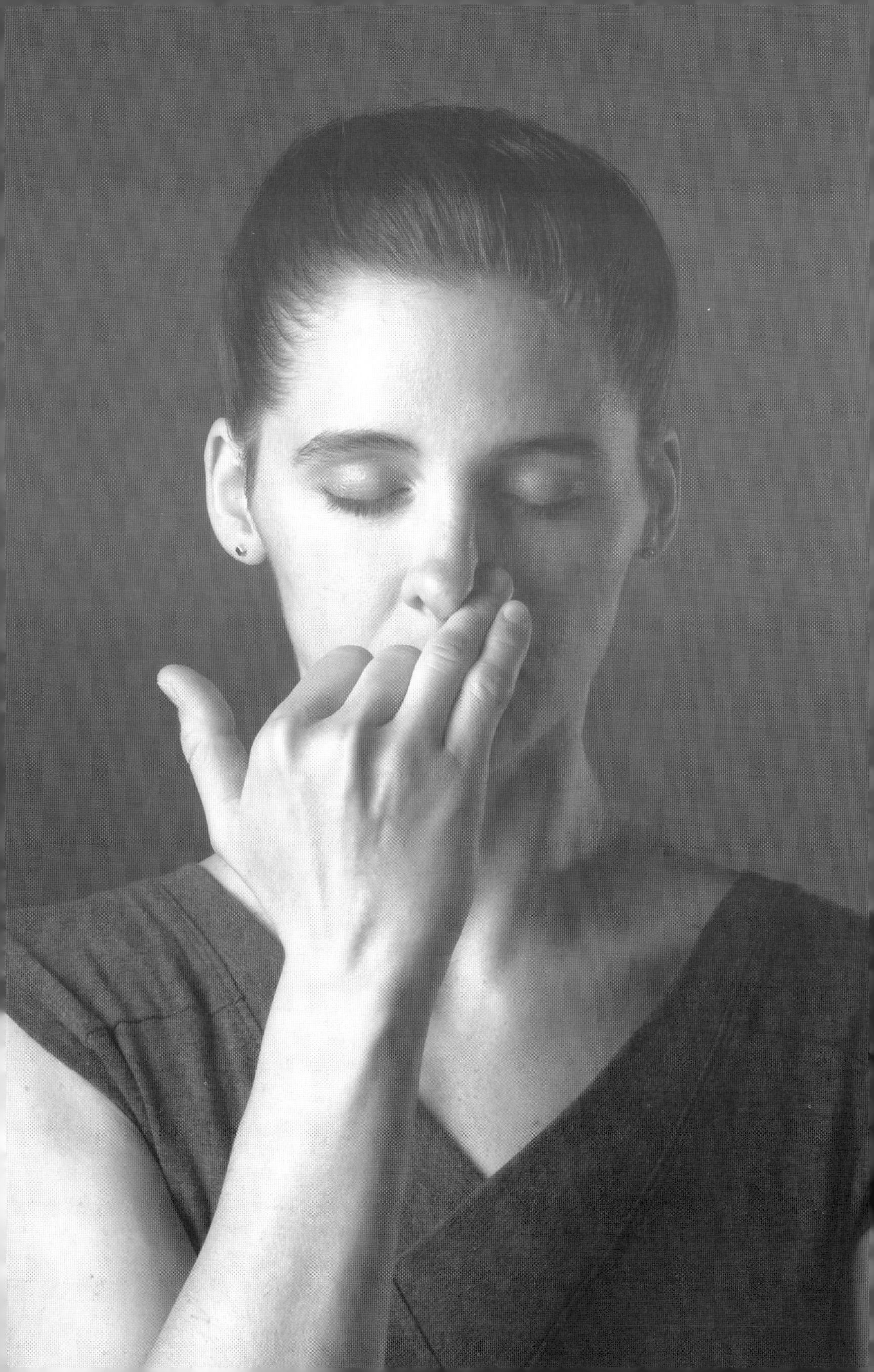

Pranaiama

"Pela prática regular e sistemática do pranaiama, alcancei um estado de pureza, e não me deixo perturbar nem mesmo quando o eixo da Terra é abalado."
– *Yoga Vasishtha*

CAPÍTULO VII

Os iogues nos dizem que o corpo e a mente estão interconectados por um vibrante e complexo sistema de energia interna que é sustentado pelo fluxo e refluxo da respiração. Assim, a energia, a respiração e a vida estão intrinsecamente ligadas. As práticas que constituem nossa consciência desse sistema conformam uma ciência chamada *pranaiama*, um vasto e intrigante ramo da yoga em que a energia vital e inata de alguém é trazida à consciência, gradualmente regulada pela prática da concentração. O pranaiama é o quarto degrau do sistema clássico da raja-yoga.

A palavra pranaiama é composta de duas palavras: *prana* significa "força vital" ou "energia vital", e *iama* significa "para regular" ou "para controlar". O pranaiama é a ciência do equilíbrio e da regulagem da energia vital por meio da manipulação habilidosa da respiração. A palavra também é utilizada pelos adeptos da yoga para se referirem ao quanto essas técnicas expandem nossa energia, conduzindo-nos a um estado de saúde vibrante e à realização de nossas metas espirituais.

A prática de pranaiama varia um pouco de escola para escola, mas cada tradição recomenda uma abordagem sistemática. O primeiro estágio do processo – o domínio do relaxamento e da respiração diafragmática – foi descrito no capítulo quatro. Talvez seja necessário revisar algumas das práticas descritas, caso você não se sinta seguro a respeito delas.

Os exercícios avançados de pranaiama, incluindo qualquer um que envolva a retenção da respiração, devem ser aprendidos sob a supervisão direta de um professor qualificado, que poderá adaptar as práticas e dar uma orientação experiente. Mas embora um livro não possa substituir um professor, os exercícios seguintes foram preparados cuidadosamente tendo em mente os estudantes iniciantes: as instruções têm como intuito proporcionar uma prática cuidadosa e efetiva, voltada para técnicas de nível introdutório. Se estiver inseguro acerca de qualquer aspecto de alguma técnica em particular, simplesmente interrompa a prática até que possa obter orientação pessoal.

Cinco práticas serão descritas: a lavagem nasal, a respiração completa, a *agni sara*, a *kapalabhati* e o *nadi shodhanam*. Elas poderão ser integradas à sua prática diária de yoga conforme a necessidade e o interesse. Mas lembre-se de que sua prática destina-se a servi-lo, e não o contrário. Permite que o equilíbrio entre autodisciplina e bom senso guiem-no ao longo do desenvolvimento de sua rotina de exercícios.

A Lavagem Nasal

O objetivo da lavagem nasal é exatamente o que seu nome sugere: a limpeza das vias nasais e a manutenção saudável do funcionamento do tecido. Lembre-se do capítulo IV, segundo o qual dentro do nariz existem células que secretam muco (o qual lubrifica o nariz e fornece um revestimento de proteção às vias aéreas que se estendem garganta abaixo).

O revestimento da mucosa também retém sujeira, assim como micróbios potencialmente infecciosos, como bactérias, vírus e fungos. Os anticorpos do muco ajudam a proteger o corpo desses invasores (em um indivíduo saudável, o muco carrega micróbios do nariz para o estômago, em seguida pelos intestinos e depois para fora do corpo). Contanto que

O POTE NETI

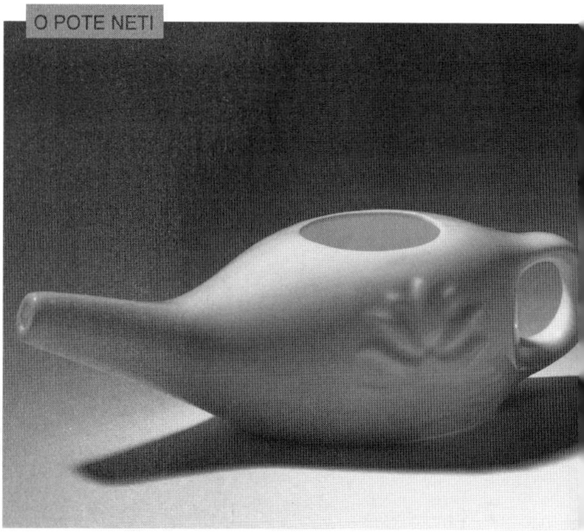

possua uma consistência saudável, a cobertura de muco é carregada pelos cílios nasais subjacentes e é completamente substituída a cada dez ou 20 minutos. No entanto, quando a cobertura se torna fina e aquosa, formações de muco irão escorrer pelo nariz e pela garganta (gotejamento pós-nasal). Já o muco espesso ou excessivo sobrecarrega os cílios nasais, levando à congestão, o que pode obstruir as aberturas nasais e impedir os seios paranasais de efetuarem sua drenagem.

As práticas de limpeza do nariz e melhoria da saúde do revestimento nasal são feitas desde os tempos mais remotis. A melhor delas envolve o chamado de *neti pot* (pote neti), um pequeno jarro com um bico usado para passar uma solução salina de uma narina até outra. Longe de ser desconfortável, logo esse procedimento simples poderá se tornar uma das práticas mais satisfatórias para você.

A TÉCNICA

Encha o pote neti com uma solução salina morna (na mesma temperatura do corpo). A melhor solução a ser utilizada é o sal puro e não iodado, que pode ser o sal kosher ou o sal usado para conservas/decapagem – a quantidade dependerá do quão fino o sal estiver moído. Assegure-se de que o sal está completamente dissolvido. Se estiver na medida certa (nem muito nem pouco), a solução não irá arder; na verdade, ela será suavizante. Ao passar pelo nariz, a solução removerá todo o excesso de muco. E se existir alguma inflamação no nariz, o sal na solução irá agir sobre os tecidos inchados. A técnica pode ser dominada em poucos passos:

- Comece inclinando-se sobre a pia, com o rosto voltado para baixo.
- Vire a cabeça para o lado, o que elevará uma das narinas.
- Respire pela boca (não é necessário prender a respiração, pois isso pode impedir que a água flua suavemente).
- Insira o bico do pote na narina de cima e deixe a água fluir pelo nariz e para fora, pela narina de baixo.

POSIÇÃO CABEÇA NA LAVAGEM NASAL

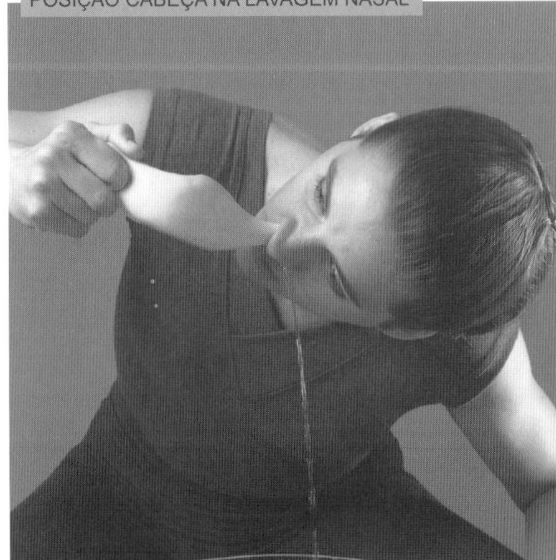

- Esvazie o pote em uma narina, então encha-o novamente e faça a mesma coisa com a outra narina. Você também pode usar só metade de um pote em cada lado. Seja como for, não deixe de realizar a prática com os dois lados do nariz.

A posição da cabeça é muito importante. Se a água fluir para dentro de sua boca em vez de na parte inferior da narina, pode ser que você esteja ereto demais, e a água está fluindo pela garganta; então, abaixe a cabeça um pouco mais. Se a água não fluir para a narina de baixo, talvez seja necessário erguer um pouco mais a cabeça, ou virar um pouco mais o pescoço. O sucesso virá com algumas poucas tentativas. Se o fluxo não começar, consulte um professor qualificado. Normalmente o problema é simples de ser corrigido.

PARA FINALIZAR

Uma vez que a limpeza nasal tenha sido concluída, faça de cinco a dez expirações moderadamente fortes para ajudar a limpar o nariz de qualquer resíduo de muco ou água remanescente. É importante, no entanto, não comprimir o nariz ou bloquear as narinas durante essas expirações, e manter a boca ao menos parcialmente aberta (caso contrário, a água e o muco podem ser impulsionados de volta e através das aberturas das trompas de Eustáquio). Assoe com força na pia ou em um lenço próximo ao rosto. Lembre-se: o único propósito da lavagem é eliminar o excesso de muco – então não sinta nojo quando for expeli-lo. Você se sentirá muito melhor ao fazê-lo.

Se ainda existir alguma solução salina no nariz, algumas posturas selecionadas da yoga irão ajudar a limpá-la, pois nelas se inclina a cabeça para um ou outro lado, ajudando a drenar as narinas. Duas posturas da yoga geralmente recomendadas são a Inclinação Frontal Simples e a Inclinação Frontal com Torção, com a cabeça virada para cima. Você pode tentar qualquer uma dessas posturas, escolhendo aquela que lhe for mais útil. Quando sair da postura, é possível que escorra algum líquido de seu nariz. Assoe-o gentilmente e prossiga por mais uma rodada de expirações moderadamente fortes.

- Benefícios e Precauções: A lavagem nasal é benéfica para qualquer pessoa e pode ser praticada mesmo por aqueles que não têm nenhuma familiaridade com a yoga. Um dos benefícios óbvios da lavagem nasal é que ela lava e elimina o excesso de muco, mas não é uma técnica direcionada somente àqueles que sofrem de congestão nasal. Se você procura outros bons motivos para experimentá-la, veja a seguir mais de uma dúzia deles:

INCLINAÇÃO FRONTAL SIMPLES

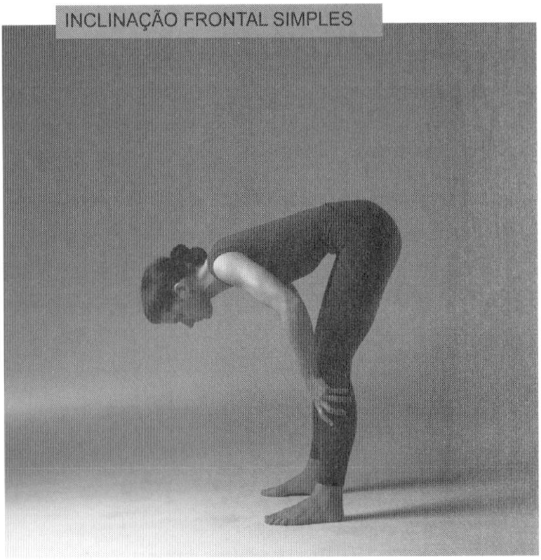

INCLINAÇÃO FRONTAL COM TORÇÃO

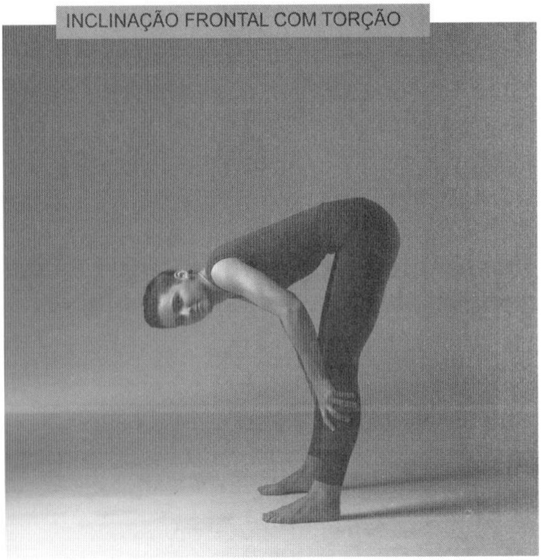

- Você sentirá seu nariz limpo, mesmo se após a lavagem estiver respirando em um ambiente repleto de poeira ou fuligem.
- Sua respiração fluirá de forma mais fácil e silenciosa, o que é extremamente relaxante.
- Com práticas regulares, seu olfato ficará mais aguçado.
- À medida que o sentido do olfato se aperfeiçoa, seu paladar também melhora.
- Se as aberturas das trompas de Eustáquio estiverem bloqueadas, serão desobstruídas.
- As aberturas dos seios paranasais para o nariz poderão ser drenadas mais facilmente, prevenindo ou aliviando uma série de condições relacionadas aos canais paranasais (contudo, a solução salina não entrará nos canais paranasais).
- De acordo com alguns manuais de yoga, o nervo ótico é suavizado pelo fluxo de água em suas proximidades, relaxando os olhos.
- Com a prática regular, inflamações crônicas e a irritabilidade nas paredes mucosas do nariz poderão ser sanadas, restaurando-se as funções normais e saudáveis do nariz.
- Pode-se aliviar a ansiedade ou o desconforto provocado pela congestão nasal.
- A dependência de *sprays* nasais e pílulas poderá ser reduzida e até mesmo eliminada.
- Sintomas de rinite, poeira e outras alergias respiratórias poderão ser sanados.
- As práticas de respiração da yoga e a concentração tornam-se mais fáceis.

- A respiração desnecessária pela boca poderá ser reduzida ou eliminada.

***Uma palavra de cautela**: A lavagem nasal não substitui cuidados médicos; qualquer pessoa com inflamação crônica ou bloqueios das passagens nasais deve consultar um profissional médico.*

ALGUMAS CONSIDERAÇÕES FINAIS

Uma vez que você tenha comprado o pote neti, planeje-se para usá-lo diariamente por três a seis dias, conforme aprende a fazer a lavagem. Então, tente descobrir quantas vezes precisará fazer isso e qual o horário do dia é mais adequado para você. Aqui estão algumas sugestões:

- Tente usar o pote neti todas as manhãs por um mês para verificar seus efeitos completos.
- Faça a lavagem nasal antes da prática de Asanas ou meditação.
- Enxágue seu nariz prontamente após a exposição a ambientes com poeira, fumaça ou fuligem, e observe o alívio que isso trará.
- Previna-se durante as estações do ano que tendem a causar alergias: comece uma programação regular de duas ou mais lavagens diárias.
- De modo geral, use o pote neti antes das refeições e não depois, a fim de harmonizar-se com a produção de muco natural do corpo.

"Uma pessoa que regularmente bebe água pelo nariz de manhã tornar-se-á inteligente ao final da noite, desenvolvendo uma visão tão aguçada como a de uma águia, será poupado do envelhecimento dos cabelos e das rugas da pele e será liberto de todas as doenças."

– *Yoga-Ratnakara*, tratado de Medicina Ayurvédica

A Respiração Completa

Considerando que a capacidade média do pulmão é de 4 mil a 5 mil mililitros (ml), a quantidade de ar trocada durante a respiração normal é surpreendentemente baixa. Diariamente, a respiração transporta somente cerca de 500 mililitros de ar ou 10% da capacidade do pulmão para dentro e para fora do corpo, mas essa quantidade aparentemente escassa é mais que suficiente. Se a respiração for contínua, será capaz de suprir todas as necessidades do corpo.

No entanto, durante períodos de fadiga ou quando há uma interrupção no ritmo acelerado do dia, você pode tomar um fôlego revigorante respirando profundamente algumas vezes. Essa prática, chamada "respiração completa", não é uma substituição da respiração normal, como se poderia pensar. Com um pouco de prática, ela se tornará uma parte comum de seu dia.

A respiração completa emprega três estilos de respiração: a diafragmática, a torácica e a clavicular. Quando fundidas sistematicamente na respiração completa, elas expandem os pulmões a uma capacidade próxima à de sua totalidade.

- A respiração diafragmática puxa o ar na porção inferior dos pulmões e abastece a melhor troca de gases sanguíneos. E já que a prática é executada na Postura do Cadáver, a respiração diafragmática expandirá o abdômen enquanto a caixa torácica permanecerá imóvel.
- A respiração torácica expande o peito e a porção média dos pulmões. Os movimentos aqui provêm dos músculos intercostais, localizados entre as costelas.
- A respiração clavicular (na altura da clavícula) usa os músculos do pescoço e dos ombros para preencher a parte mais superior dos pulmões.

Com a prática, você em breve será capaz de distinguir entre os três estilos de respiração e de usá-los para expandir os pulmões.

A TÉCNICA:

- Deite-se na Postura do Cadáver e estabeleça uma respiração diafragmática suave. Deixe seu abdômen subir e descer a cada respiração, eliminando pausas, espasmos e sons desnecessários.
- Comece a respiração completa inspirando diafragmaticamente, enchendo a parte inferior dos pulmões e expandindo por completo o abdômen.
- Quando o diafragma não puder mais ser contraído, continue inspirando, expandindo o pulmão. Respire no mesmo ritmo durante todo o exercício.
- Por fim, quando o peito estiver totalmente expandido, desloque-se para os músculos da parte mais superior do torso e do pescoço, sem forçar ou criar tensão exagerada.
- Quando esse último esforço estiver completo, você terá inspirado à capacidade inspiratória total e estará preparado para expirar no mesmo ritmo da inspiração.
- Expire na ordem reversa: solte o ar lentamente, relaxando as contrações musculares do pescoço, dos ombros, dos músculos intercostais e, finalmente, do diafragma.
- Repita por um total de cinco respirações. Então, finalize a respiração diafragmática normal e volte a uma postura sentada.

DICAS E PRECAUÇÕES:

Uma vez que a respiração completa alivia a fadiga e geralmente energiza, ela pode ser ótima para o final de um dia de trabalho, ou em qualquer outro momento de energia extraordinariamente baixa. Não se esforçe em nenhum ponto do exercício, deixe a inspiração e a expiração fluírem suavemente em um ritmo que seja natural e sem pressa, algo que possa ser mantido ininterruptamente ao longo de todas as cinco respirações.

Agni Sara

Um dos sinais mais comuns e visíveis do desgaste físico é a perda de tônus muscular na parede abdominal. Para reverter esse processo, precisamos reconstruir a força muscular e reacender o fogo abdominal. Uma das práticas para alcançarmos isto é a particularmente eficaz Agni Sara ("energizar o fogo abdominal").

A área do umbigo é a lareira, a fornalha, do corpo físico. Antes do nascimento, o corpo recebe nutrição e vida por meio do cordão umbilical; após o nascimento, as funções dessa área ficam centradas no fogo digestivo. Em um nível mais sutil, essa é a região pela qual a energia da vida sustentável circula. Para além do sistema digestivo, o fogo na região do umbigo concentra energias e as emprega em outras regiões do corpo, incluindo o sistema excretor e o sistema imunológico; portanto, tem um efeito positivo na capacidade de limpar e curar a si mesmo.

O centro do umbigo é a gênese da boa saúde física, e significa também o sucesso nas atividades mundanas e no desenvolvimento espiritual. O fogo nos ajuda a reunir forças para começar o processo de autotransformação. Como uma estrela pequenina, o centro do umbigo é o centro do poder e da luz; é o plexo solar, agindo como o Sol e centro de energia.

PRIMEIRO ESTÁGIO DA PRÁTICA

A Agni Sara é uma técnica aprendida com mais facilidade em dois estágios. O primeiro, chamado *akunchana prasarana*

AGNI SARA

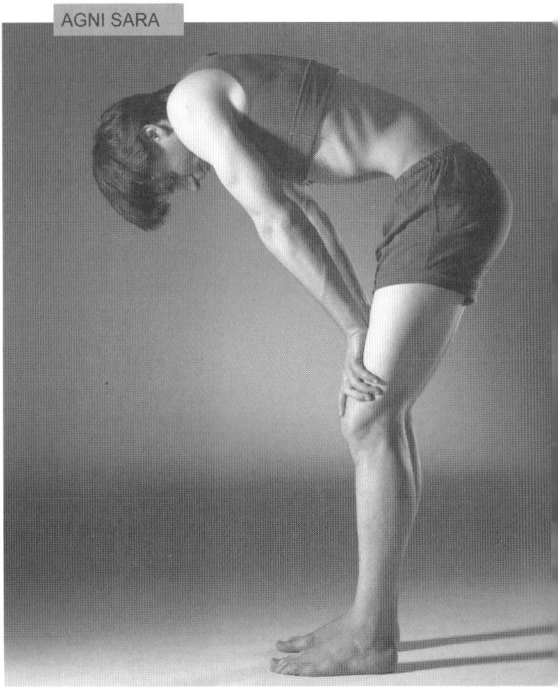

(contração abdominal), é ilustrado e descrito como parte da Sequência de Asanas Um. Para maior conveniência, aqui estão novamente as instruções:

Fique de pé, com os pés a um quadril de distância um do outro. Flexione os joelhos e incline-se para a frente, colocando as mãos nas coxas. Acomode o peso do torso sobre os braços, relaxando o abdômen. Expire e contraia firmemente os músculos abdominais, pressionando o umbigo em direção à coluna. Então, ao inspirar, relaxe e deixe o abdômen retornar à sua postura de origem. Repita por dez vezes.

Esse movimento massageia os órgãos internos e contrai o abdômen na expiração (comprimindo o sangue para fora na cavidade abdominal); na inspiração, ele relaxa o abdômen (revigorando os órgãos com um suprimento de sangue rico em oxigênio). Essa limpeza e ação nutritiva afeta todos os órgãos e resulta em uma digestão e excreção melhoradas, aumenta a assimilação dos nutrientes e a circulação. A pressão abdominal também melhora a circulação da linfa (pelos vasos linfáticos) nessa região, pois elimina os resíduos. O movimento fornece um estímulo suave ao sistema cardiovascular e massageia gentilmente o coração e os pulmões. As contrações abdominais aumentam a força dos músculos abdominais, que são essenciais para uma postura e respiração adequadas. E à medida que a força e a consciência desses músculos melhoram, o declínio da saúde abdominal pode ser evitado e até revertido.

SEGUNDO ESTÁGIO DA PRÁTICA

No segundo estágio da prática Agni Sara, o controle apropriado dos movimentos abdominais fica ainda mais refinado conforme os músculos são trabalhados profunda e conscientemente desde a base do abdômen. Como antes, os movimentos são coordenados com a respiração:

- Fique de pé, com os pés afastados a um quadril de distância um do outro. Dobre seus joelhos e incline-se para a frente, colocando as mãos nas coxas. Acomode o peso do torso nos braços, com os cotovelos esticados.
- Expirando, contraia vagarosamente os músculos que estão acima dos ossos púbicos, na própria base do abdômen, pressionando firmemente para dentro e para cima. Essa contração criará também uma forte pressão ascendente no períneo (a área entre os órgãos genitais e o ânus). Continue expirando e mova a contração da parede abdominal para cima e em direção à caixa torácica.

- No final da expiração, inspire e solte vagarosamente a contração da parte superior do abdômen, retornando sua base para baixo. O movimento produzirá uma sensação como a de uma onda ao se mover da base para cima e da parte superior do abdômen para baixo. Não deve haver pausa durante o movimento da respiração ou do abdômen.
- As contrações devem ser firmes, mas não tensas. Não deverá haver a sensação de falta de ar ou desconforto ao respirar. Fique atento e ouça seu corpo. Repita quinze vezes.

▶ Benefícios e Precauções: A Agni Sara intensifica os benefícios da contração abdominal e é sempre recomendada para estudantes de idade avançada. Essa técnica trabalha contra a força da gravidade, revertendo o deslocamento descendente em todo o conteúdo da cavidade abdominal, que contribui para uma série de doenças na velhice. Além disso, melhora o funcionamento do intestino, da bexiga e dos sistemas digestivo, nervoso, circulatório e reprodutor.

Contudo, aqueles com problemas cardiovasculares ou pressão arterial alta devem consultar um médico antes de começar a praticar os exercícios aqui descritos. As práticas não são recomendadas àqueles que sofrem de úlcera de estômago, hérnia de disco (hiato) ou mesmo gestantes. Mulheres não devem fazer esses exercícios durante seu período menstrual (a Agni Sara estimula um fluxo ascendente de energia, que é contrário ao fluxo de limpeza natural desse período). Por fim, o estômago precisa estar vazio durante essas práticas, o que geralmente significa esperar três horas após as refeições normais.

Os músculos da parte inferior do abdômen quase nunca são contraídos de forma isolada; portanto, você poderá sentir uma certa rigidez no começo. No entanto, com a prática regular, a parede abdominal logo se fortalecerá e o movimento ficará suave. Então, aumente gradualmente o número de repetições: 20 a 30 repetições em um dia são uma prática sólida que lhe renderá grandes benefícios.

Essa prática não precisa ser feita completa na mesma sessão, como as demais posturas; assim, o número de repetições pode ser distribuído ao longo do dia. Uma das melhores horas é logo no começo da manhã, antes das refeições ou à noite. Práticas ocasionais não são infrutíferas, mas práticas regulares resultam em maior ganho.

Kapalabhati

Diz-se que a *Kapalabhati* (*kapala* significa "crânio" e *bhati* significa "para brilhar ou para ser lustrado") faz o crânio brilhar ao limpar as passagens nasais e os sínus, fornecendo ao cérebro

KAPALABHATI: EXPIRAÇÃO E INSPIRAÇÃO

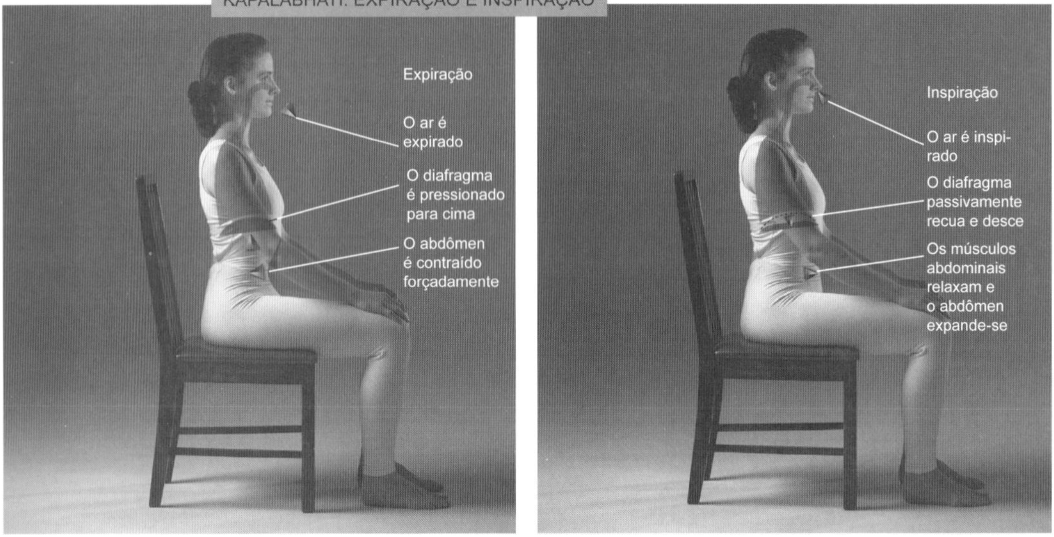

sangue fresco e rico em oxigênio. Também limpa a garganta e os pulmões e estimula os músculos e órgãos abdominais. Muitas das várias práticas de respiração da yoga enfatizam o controle muscular durante a inspiração e não durante a expiração. A Kapalabhati reverte esse padrão: podemos ver aqui que a expiração é ativa, enquanto que a inspiração é passiva. E ao contrário de muitos exercícios de respiração na yoga, a Kapalabhati é inicialmente mais um energizante do que um calmante, limpando e aquecendo mais do que refrescando.

A TÉCNICA

A Kapalabhati é praticada em posição sentada, e é muito importante manter uma postura estável durante a prática. Certifique-se de que a cabeça, o pescoço e o tronco estejam eretos e seu corpo, estável e confortável.

A essência da Kapalabhati é a repetição estável das expirações forçadas, seguidas das vagarosas e passivas inspirações. Cada respiração externa é impulsionada por um poderoso impulso interno do abdômen: após esse impulso, o abdômen é relaxado e a respiração automaticamente flui de volta para os pulmões, recuando-se da força da inspiração. Cada inspiração é suave e sem esforço, preparando o sistema respiratório para o próximo avanço do abdômen, que novamente carrega o ar para cima e para fora do nariz. Um ciclo de inspirações e expirações é contado como uma respiração, e um número prescrito de repetições se completa de acordo com a capacidade do estudante. Todas as respirações devem ser pelo nariz.

A prática correta da Kapalabhati produz um som claro e nítido à medida que o ar deixa as narinas. O ar passando pela garganta não interfere com o som e as bochechas permanecem sempre no lugar, sem ser puxadas para fora. A expiração na Kapalabhati é criada pela pressão interna do abdômen, e não por outros músculos acessórios; é importante não envolver os músculos do peito, dos ombros, do pescoço e do rosto nas contrações vigorosas.

GANHANDO VELOCIDADE

Após um pouco mais de prática, quando os movimentos da respiração parecerem mais confortáveis, você precisará estabelecer um equilíbrio rítmico. Um bom ponto de partida é cerca de um segundo para cada expiração e de dois a três segundos para cada inspiração. Você talvez aumente a velocidade gradualmente; porém, é importante que não sacrifique o vigor das contrações abdominais só pela alegria de fazer o exercício mais rápido. E seja qual for a velocidade, a respiração será sempre nasal e não deverá haver pausas entre cada uma.

▶ Benefícios e Precauções: Kapalabhati são exercícios de respiração com diversas conexões ao sistema de prática da yoga. Essa é uma das seis práticas (*Sahat Kriyas*) ensinadas pela hata-yoga para a limpeza interna – ela purifica os pulmões, as passagens de ar e, sutilmente, as correntes nervosas ou *nadis*. Também energiza e aquece, e, graças a esse efeito no centro respiratório, devem-se fazer algumas poucas rodadas dessa prática antes de seguir adiante com o pranaiama.

A Kapalabhati oxigena o sangue, renovando assim os tecidos sanguíneos e retardando o processo de envelhecimento. Afirma-se que essa prática pode remediar as doenças causadas pelo frio e é benéfica para os nervos, para a circulação e para o metabolismo. Diz-se também que é capaz de revigorar os pulmões e aumentar a capacidade respiratória. Se estiver tentando parar de fumar, a prática da Kapalabhati seguida da respiração consciente na Postura do Crocodilo ajudará muito.

Em todas as práticas respiratórias existem precauções a ser seguidas. A Kapalabhati não deve ser praticada por pessoas com pressão alta ou baixa, ou que tenham doenças cardíacas coronárias. Para aqueles que sofrem de problemas nos olhos (por exemplo, glaucoma), nos ouvidos (por exemplo, fluidos nos ouvidos) ou de sangramento nasal não devem praticar os exercícios. Para aqueles que tiverem esse tipo de problema, recomenda-se que consultem um médico especializado.

Pratique cada exercício sempre de estômago vazio ou duas ou mais horas depois de cada refeição. Pare os exercícios se sentir dores, tonturas ou se não conseguir manter um ritmo estável. E o mais importante: preste muita atenção à sua capacidade. Essa prática desenvolverá a energia que vai permitir a você desenvolver-se ao longo do tempo. Se houver qualquer sinal de fadiga, pare o exercício.

ESTABELECENDO UMA PRÁTICA

Pratique a Kapalabhati duas vezes ao dia. Como essas respirações energizam o corpo, os melhores horários para sua prática são logo pela manhã, no final da tarde ou ao cair da noite. Em um contexto geral, na prática da yoga a Kapalabhati vem ao final da série de posturas e antes da respiração alternada pelas narinas e da meditação. Isso reduz a letargia física e mental e mantém a mente fresca e alerta.

A fim de estabelecer uma prática da Kapalabhati, mantenha três objetivos em mente:

- Desenvolva força abdominal para criar fortes contrações.
- Aumente gradualmente a velocidade da respiração para o ritmo desejado.
- Aumente gradualmente o número de repetições.

A prática é feita em rodadas. No começo, 11 expulsões de ar constituem uma rodada; de uma a três rodadas se completam com o aluno sentando-se. Pause entre as rodadas e respire normalmente para descansar e relaxar seu sistema nervoso. Você pode aumentar lentamente o número de repetições em uma rodada, mas sempre dentro de sua capacidade.

CADUCEU

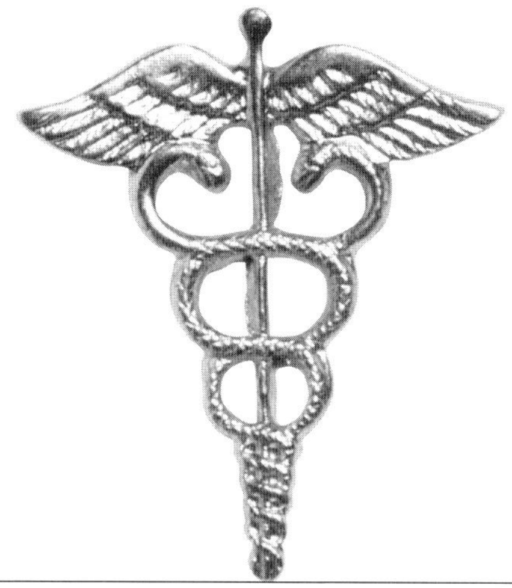

NADIS AO LONGO DA COLUNA

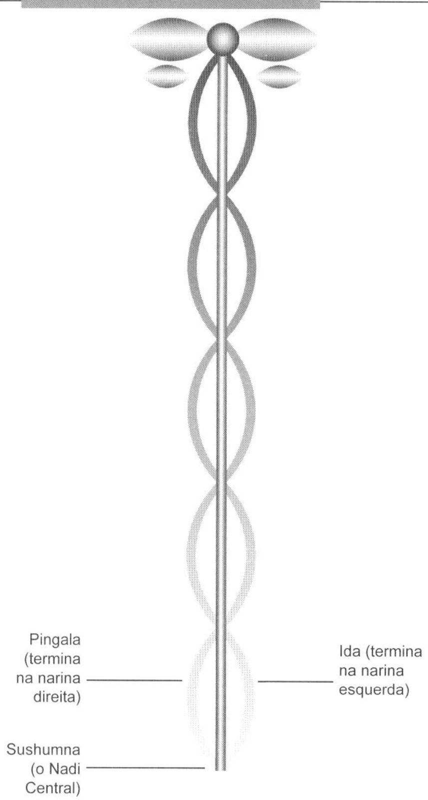

Nadi Shodhanam

A prática pranaiama chamada *Nadi Shodhanam,* ou canal de purificação, é o exercício de limpeza que desbloqueia e equilibra o fluxo da energia vital que move o ar de uma narina a outra (dando origem a outro nome comum para a Nadi Shodhanam: "respiração alternada pelas narinas"). Ela acalma o sistema nervoso e é frequentemente priorizada durante a meditação.

Na prática da yoga, as narinas não são meros tubos passivos para o ar: **são os portais para um vasto sistema de energia interior.** O Nadi Shodhanam volta nossa atenção para esses portais e lentamente desenvolve sensibilidade para as sensações que acompanham o fluxo da respiração em cada narina. Uma vez que desenvolvemos a consciência para essas sensações, o fluxo do ar pelas narinas torna-se uma referência interior que nos fornece novas e úteis informações sobre as funções internas.

A palavra *Nadi* significa "rio" ou "canal"; por eles fluem correntes de energia. O sistema dos nadis é composto por muitos milhares de canais principais e afluentes, ramificações e interseções interligados. Dentre estes, há três que exercem influência sobre nossas funções gerais e determinam a tonificação de todo o sistema. Eles estão localizados ao longo de nossa coluna vertebral, dois germinando para cima em ambos os lados e um central que ascende diretamente para cima. Um canal termina na narina esquerda, e é chamado de *ida*; *pingala* termina na narina direita e *sushumna* sobe pelo eixo central da coluna até a base do crânio. Essa imagem pode ser vista não somente no tradicional simbolismo iogue como também na arte de antigas culturas. Podemos verificá-la, por exemplo, na imagem antiga do caduceu, símbolo da medicina grega.

O CICLO NASAL

Se observar a respiração em suas narinas neste momento, você provavelmente perceberá que uma narina está fluindo mais livremente do que outra, ou que uma narina está quase completamente bloqueada enquanto pela outra passa uma forte corrente de ar. Isso significa que uma das narinas é ativa, enquanto a outra é passiva (se tiver dificuldade de determinar qual narina está respirando mais livremente, segure um espelho de bolso abaixo de seu nariz e respire sobre ele: o padrão de umidade formado no espelho da narina mais aberta será o maior).

Tal diferença é o resultado da alternação dominante natural da narina, que ocorre durante o dia e à noite. No estudo científico moderno, isso é denominado "ciclo nasal". Quando o ciclo é relativamente regular e o deslocamento resulta em uma diferença moderada e não dominante entre as narinas, o ciclo está equilibrado; quando ele inclui longos períodos de dominância em um lado, ou quando uma narina parece quase inteiramente dominada, o ciclo está desequilibrado. Desequilíbrios no ciclo nasal estão associados a mudanças de humor, agitação e problemas de concentração. Quando uma das narinas fica praticamente bloqueada, fica difícil meditar.

PADRÕES DE RESPIRAÇÃO - NADI SHODHANAM

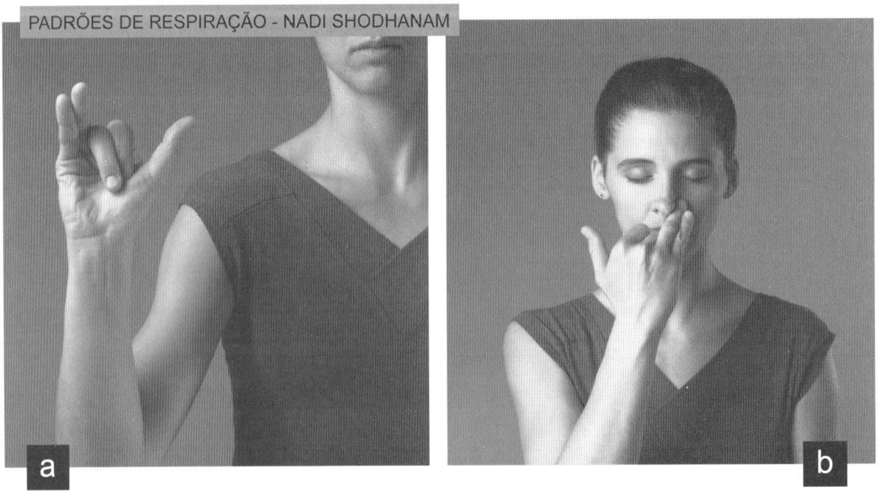

Existem muitas formas de trazer de volta o equilíbrio do ciclo nasal. Por exemplo, regulando o sono, a alimentação, a atividade sexual e os exercícios padronizados que ajudam a estabilizar o fluxo da respiração. Mas nessa longa caminhada, a melhor forma é uma regular e balanceada rotina de yoga, incluindo o Nadi Shodhanam (que, como foi dito, equilibra tanto a irregularidade quanto a oscilação extrema no ciclo).

Quando o ciclo nasal retoma seu equilíbrio, o Nadi Shodhanam também trabalha para limpar e fortalecer o sistema de nadis, e isso leva a um autoconhecimento mais profundo. A respiração torna-se mais lenta, mais refinada e, com a experiência, desenvolve-se uma intimidade natural que é prazerosa e calmante para a mente.

PRELIMINARES

As técnicas para praticar a purificação dos canais são bastante específicas:

- Sente-se em uma postura ereta. A postura da coluna durante a purificação do canal é crucial: se a prática for feita com a coluna curvada, pode haver uma perturbação do sistema nervoso e um aumento da tensão física e mental. Um professor bastante conhecido na Índia, ao descrever a prática do Nadi Shodhanam com as costas curvadas, diz que é o equivalente a bombardear a coluna com uma britadeira hidráulica!
- Respire pelo diafragma e sem interrupções. No processo de concentração e manipulação das narinas, é muito fácil perder contato com o toque de nossa própria respiração. Ela deve permanecer profunda, suave, relaxada e diafragmática durante todo o exercício. A duração da respiração deve aumentar gradativamente.
- Feche as narinas, pressionando levemente a pequena aba de pele em ambos os lados do nariz. Isso deve ser feito com uma postura especial das mãos, um mudra, no qual os dedos indicador e médio ficam enrolados tocando a base do polegar e abrindo espaço entre o polegar e o dedo anelar. O polegar é usado para fechar uma das narinas, e o dedo anelar é usado para fechar a outra.
- Por fim, durante a prática da purificação do canal, é comum ver estudantes tão concentrados na manipulação do nariz que acabam dobrando a cabeça para a frente. Às vezes aplicam pressão demais nas narinas com o dedo e o polegar, entortando assim o nariz para o lado. Lembre-se de que o nariz não deve ficar torto durante a prática. Tampouco deve haver

alteração no alinhamento da cabeça e do pescoço. Feche as narinas com suavidade.

PADRÃO DE RESPIRAÇÃO NADI SHODHANAM

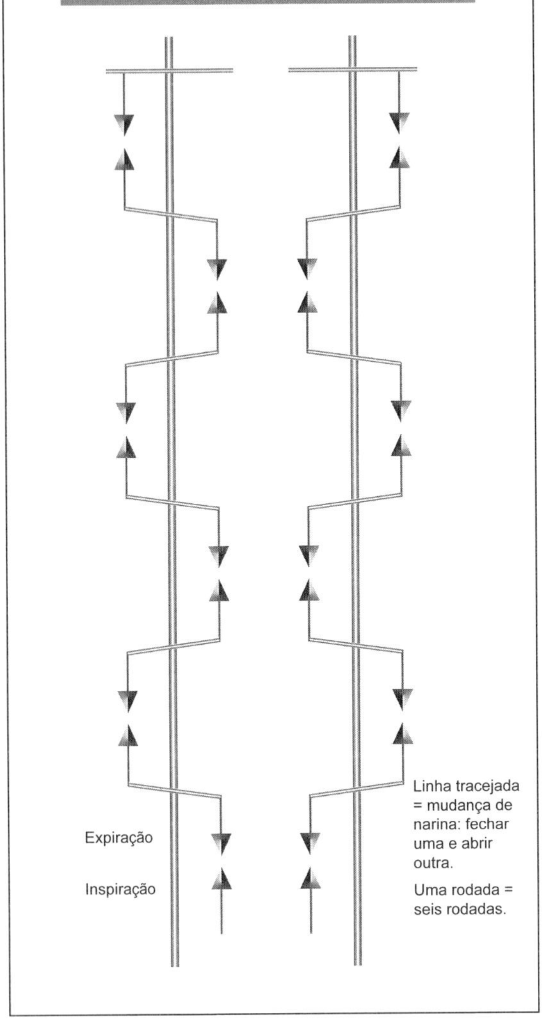

PADRÕES PARA O NADI SHODHANAM:

Existe uma série de padrões para alternar a respiração pelas narinas – alguns simples, outros mais complexos. No método seguinte, o fluxo é alternado a cada respiração completa, o que é fácil de ser lembrado e monitorado.

Os exercícios de respiração da yoga frequentemente começam com uma expiração. Isso é simbólico e prático.

Simbolicamente, a expiração nos lembra de que precisamos esvaziar-nos de resíduos e impurezas. Ela é a respiração que limpa e prepara os pulmões e o sistema nervoso para a inspiração, que energiza.

A frase "direita à noite" é um jeito fácil de lembrar com qual lado começar. À noite, começamos com uma expiração do lado direito. Pela manhã, começamos a respirar pela narina esquerda. O padrão de prática do meio-dia é determinado identificando-se qual narina está mais ativa (dominante) e qual a passiva (não dominante) no momento da prática; então, expira-se primeiro com o lado passivo.

A TÉCNICA

- Sente-se com a cabeça, o pescoço e o tronco eretos, de modo que a coluna esteja equilibrada e estável e você possa respirar livremente. Gentilmente, feche os olhos.
- Respire diafragmaticamente. Deixe cada expiração e inspiração terem a mesma duração –

além de serem suaves, lentas e relaxadas. Não permita que sua respiração se torne forçada ou irregular. Com a prática, a duração da respiração irá aumentar.

- Para começar, feche uma narina, então expire e inspire suave e completamente através da outra. A inspiração e a expiração deverão ser iguais em duração, e não tem sentido forçar a respiração.
- Agora alterne os lados, realizando uma respiração completa do lado oposto.
- Continue alternando entre as narinas até ter realizado uma rodada completa da prática (três respirações de cada lado, completando um total de seis respirações). Então, abaixe as mãos e respire gentil e suavemente através das duas narinas. Para uma prática mais profunda, complete mais duas rodadas (observação: depois de ter praticado uma rodada, a segunda das três rodadas começará com a narina oposta e o padrão de alternância é, portanto, o reverso das rodadas um e três).
- Abaixe a mão e preste atenção à respiração fluindo pela narina que sentir mais aberta. Relaxe e preste atenção, por algumas respirações, na sensação dessa região. A seguir, mude a atenção para a respiração na narina mais passiva. Mantenha seu foco lá por um longo tempo (você deve verificar qual narina está mais aberta). Mais uma vez, simplesmente atente ao fluxo da respiração.
- Por fim, mescle essas duas correntes em sua consciência, sentindo a respiração, como se fluísse a partir da base do nariz até o ponto entre as sobrancelhas em um único fluxo central. Deixe esse foco relaxado e unidirecional. Siga a respiração, permitindo que seus pensamentos venham e vão sem desviar sua atenção.

DICAS E PRECAUÇÕES

Nadi Shodhanam é, sob muitos aspectos, a mais importante de todas as práticas de pranaiama. No começo, deve ser feito duas vezes ao dia – normalmente de manhã e à noite. Em uma sessão de yoga, é realizado após as posturas e os relaxamentos, e priorizando-se a meditação. Espere pelo menos três horas após as refeições e pelo menos meia hora após ingerir algum tipo de líquido.

Não pratique a purificação do canal se estiver cansado e não puder se concentrar. Não faça quando estiver com dores de cabeça, quando se sentir inquieto e agitado, ou mesmo febril. Pessoas com epilepsia não devem praticar a respiração alternada pelas narinas. Se sentir ou ouvir ruídos em sua cabeça, descontinue a prática.

DESENVOLVIMENTO DA PRÁTICA DE PRANAIAMA

Você pode focar sua prática em qualquer uma das técnicas descritas neste capítulo, e deve desenvolver uma rotina equilibrada de pranaiama que inclua todas elas. A lavagem nasal limpa as vias respiratórias superiores; a respiração completa o aliviará quando estiver cansado; Agni Sara é usada para tonificar e fortalecer o abdômen; Kapalabhati trabalha com a parte superior do umbigo, limpando os pulmões e fortalecendo a energia; e a purificação dos canais equilibra todo o sistema de energia, preparando-o para o relaxamento e meditação e levando-o a um estado de calma e alegria espiritual.

Uma Rotina Prática

Essa é uma rotina prática que inclui todas as técnicas de respiração deste capítulo.

Lavagem nasal diária.

Dez repetições da Agni Sara.

Um conjunto de 11 repetições da Kapalabhati.

A respiração completa no início da prática de Asanas ou no final da tarde, após o trabalho.

Uma rodada da purificação dos canais (manhã e noite).

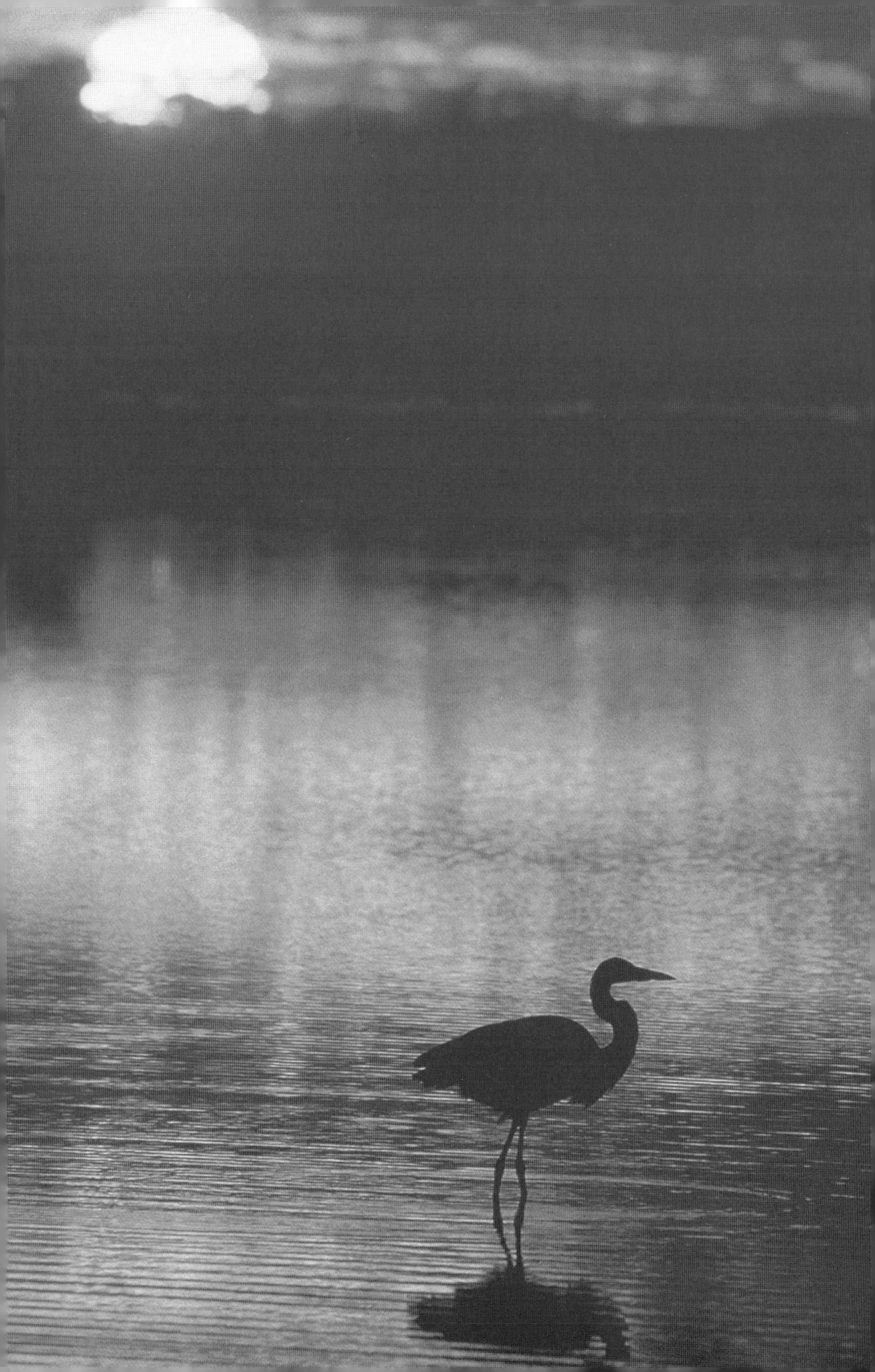

Relaxamento

"Dentro da criação são mantidos os três reinos do corpo, da mente e do espírito."
– *Rig Veda*

Subjacente aos altos e baixos da vida diária existe um profundo estado de equilíbrio. Se descansamos por breves períodos nesse estado, criamos uma mente resistente e estável mesmo diante do estresse. É por isso que cada um de nós, em um nível profundo, anseia por relaxamento – ele revigora nossa confiança e desperta nosso senso de autocontrole. O relaxamento da yoga exercita uma silenciosa sensibilidade e leva-nos para baixo da superfície inquieta da mente. Por meio do relaxamento, restauramos um senso interior de harmonia.

Os exercícios de relaxamento formam um ponte entre a hata-yoga e os níveis mais sutis de autoconsciência encontrados na meditação. Cada sessão de Asanas termina com um período de relaxamento sistemático de aproximadamente dez a 15 minutos, e isso dá tempo para que o corpo assimile os benefícios das posturas já completadas. Durante o relaxamento, a experiência das posturas reverbera por meio dos músculos e outros tecidos mais leves, formando novos padrões de sensação interna e novos caminhos para movimentos. O treinamento dos Asanas e da respiração é designado primariamente para trabalhar o corpo e o sistema nervoso; o relaxamento é a ferramenta para acalmar os sentidos e a mente.

Relaxamento e meditação são na verdade estágios de um processo contínuo. Eles se aliam dentro do sistema da yoga, mas para dar-lhes atenção adequada devemos tratar deles por duas vias diferentes. Este capítulo é dedicado ao relaxamento; no capítulo seguinte, você irá aprender como a prática da meditação dá continuidade à sua jornada interior. Na realidade, o relaxamento é como as sementes e o caule de uma planta que desabrocha na meditação, e ambos nos levam a um estado de graça. Eles podem também ser praticados por si sós, simplesmente para acalmar e rejuvenescer, pois reduzem a fadiga e ajudam a manter uma boa saúde. Seja qual for seu caso, cansaço, distração ou incapacidade de se focar, eles irão auxiliá-lo.

ESTÁGIOS DA PRÁTICA

O processo de meditação e relaxamento progride em cinco estágios:

Estágio Um: Imobilidade.

Estágio Dois: Respiração Diafragmática.

Estágio Três: Relaxamento Sistemático.

Estágio Quatro: Respiração Consciente pelas Narinas.

Estágio Cinco: Mantra.

Os três primeiros estágios constituem práticas de relaxamento – eles mobilizam o corpo, relaxam, soltam a respiração e culminam em uma técnica de relaxamento formal. Os estágios quatro e cinco, temas do próximo capítulo, são práticas meditativas. Eles aperfeiçoam a meditação e, em última instância, trazem a atenção a um

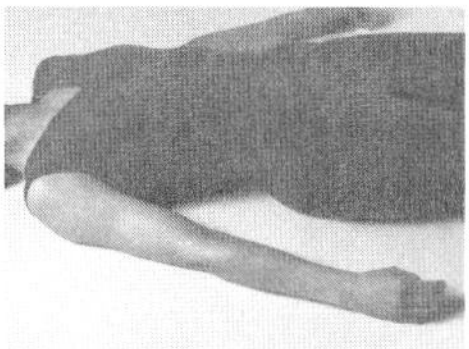

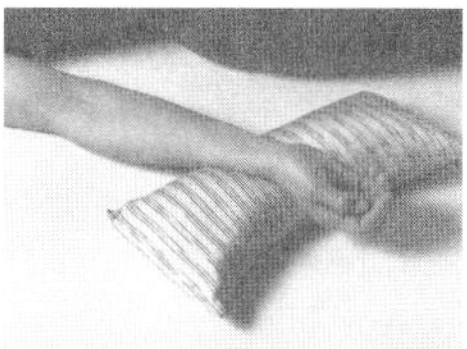

A POSTURA DO CADÁVER

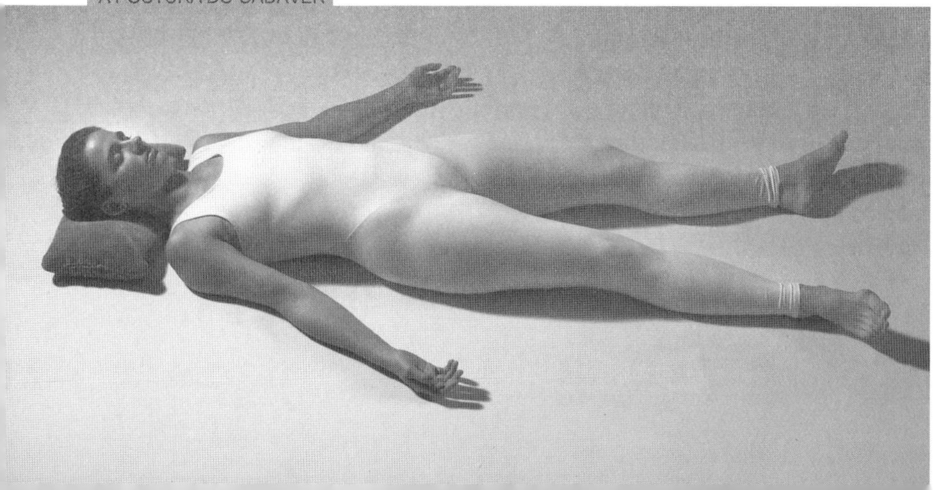

puro foco mental. Juntos, os cinco estágios são a fundação para o relaxamento autoconsciente. Memorize a sequência agora. Você verá o quanto isso é útil quando fechar os olhos para começar a prática.

Os cinco estágios fluem de um para o outro, sobrepõem-se até certo ponto e conduzem cada vez mais ao seu interior. Eles estão dispostos a partir do exterior para o interior – do físico autoconsciente para a mente, e formam um canal natural que irá levá-lo a um vibrante, embora tranquilo, centro de consciência. A partir daí, você estará apto a testemunhar a atividade do corpo e da mente ao mesmo tempo em que permanece relaxado e autoconsciente.

A POSTURA DE RELAXAMENTO

Práticas de relaxamento são aprendidas em posição deitada. A postura primária é a do Cadáver. Na Postura do Cadáver, a força da gravidade afeta o corpo de modo diferente das posturas verticais. Em uma postura ereta, por exemplo, o coração precisa trabalhar contra a gravidade para bombear sangue à cabeça e retornar o sangue dos pés; na Postura do Cadáver, o plano horizontal do corpo realiza facilmente todo o trabalho do coração e alivia o cansaço muscular causado pelas posições verticais.

DICAS E ORIENTAÇÕES

Preste atenção nestes poucos detalhes que podem tornar a Postura do Cadáver mais eficaz e confortável:

- Esvazie a bexiga antes de cada prática.
- Não use uma cama ou sofá para relaxamento; em vez disso, deite-se sobre uma almofada plana ou uma superfície acolchoada.
- Use uma almofada fina para apoiar o peso da cabeça e do pescoço, de preferência uma com enchimento semelhante ao de cascas de trigo sarraceno, ideal para esse propósito, pois, além de ser quente, molda-se aos contornos do pescoço. Entretanto, qualquer outro tipo de almofada fina também pode ser usado. A almofada reforça o pescoço e alivia qualquer desconforto nas costas e na cabeça. Os adeptos da yoga dizem que a cabeça ligeiramente levantada afeta de forma sutil as energias do corpo durante o relaxamento, sendo uma prevenção contra problemas cardíacos.
- Deite-se com o corpo reto, o peso deverá estar distribuído por igual.
- Tome cuidado para que a coluna não fique arqueada ou entortada para o lado.

- Certifique-se de que as pernas estejam ligeiramente afastadas, e os braços descansando ao lado do corpo.
- Quando estiver confortável, vire as palmas das mãos para cima (isso contribui para que você deslize mais facilmente as escápulas uma em direção à outra e ambas para baixo).
- A Postura do Cadáver é confortável para muitas pessoas, mas alguns poucos ajustes podem evitar tensões desnecessárias.
- Não fique muito preocupado se as mãos rolarem perto do corpo ou se virarem para baixo. Simplesmente deixe que os braços encontrem uma posição repousante.
- Se o desconforto na região lombar aumentar, tente colocar um cobertor dobrado debaixo dos joelhos. O cobertor poderá ser rolado em qualquer altura. Se não tiver um cobertor, levante seus joelhos e incline-os um contra o outro.
- Se isso ajudar, coloque uma almofada fina debaixo de cada mão, caso os cotovelos não alonguem totalmente e com facilidade.
- O metabolismo diminui durante o relaxamento, então, cubra-se com uma coberta ou xale para prevenir-se contra o frio.

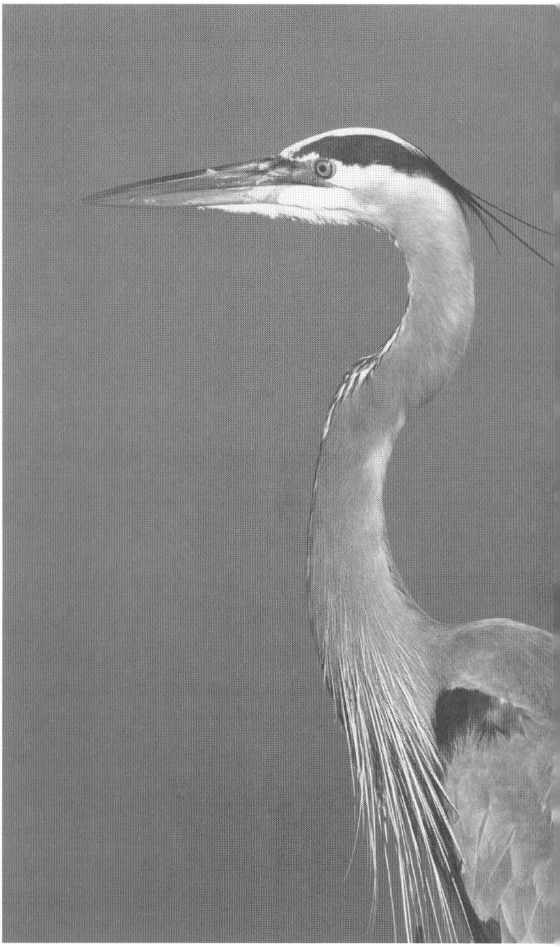

PRIMEIRO ESTÁGIO: IMOBILIDADE

A natureza nos lembra da importância de ficar quieto. A alta e delgada garça azul pode permanecer imóvel por longos períodos de tempo, e graças a isso tornou-se um impressionante símbolo de imobilidade. Já em nosso caso, quando pescamos, temos uma quietude que é carregada de ansiedade de que um peixe irá fisgar o anzol;

além disso, quando dormimos, nossa quietude não tem consciência e energia. Quando a garça azul está parada e quieta, ela é atenta e serena – é essa a imobilidade similar ao relaxamento da yoga.

Nem pronta para a ação, nem sonolenta e letárgica: a imobilidade do relaxamento iogue é marcada por uma silenciosa observação do corpo. Esse é um estado que não pode ser cultivado com força. De fato, fazer qualquer esforço para permanecer imóvel cria energia que é contrária ao relaxamento.

O método para se chegar a uma imobilidade repousante é enganosamente simples. Apenas recline-se confortavelmente e deixe o tempo passar conforme permite o fluxo da respiração para dentro e para fora. Em breve você sentirá a imobilidade aumentando dentro de você. E, se estiver repousando pacientemente, perceberá que esse senso de imobilidade emerge de uma grande e nova profundidade. É isso que vai ajudá-lo a se manter relaxado, permitindo que relaxe realmente.

PROBLEMAS

Às vezes, a inquietação dificulta o primeiro estágio do relaxamento. Quando a mente e o corpo não conseguem se acalmar, faça alguns alongamentos, uma breve caminhada ou jogue água no rosto e no pescoço para se preparar para o relaxamento. As técnicas de relaxamento das tensões, a ser descritas mais adiante no capítulo, poderão ajudar.

Também é comum sentir contrações e outros pequenos espasmos musculares durante os

Fique alerta

É muito fácil cair no sono ao deitar o corpo durante os exercícios de relaxamento; fique alerta.

- Aprofunde sua respiração.
- Mantenha firmemente a consciência do fluxo da respiração.
- Não pratique relaxamentos após as refeições.
- Faça alguns alongamentos de yoga antes de começar a praticar.
- Durma o suficiente à noite.
- Se necessário, pratique sentado, ou de pé e encostado na parede.

primeiros poucos minutos do relaxamento. Isso às vezes ocorre nos estágios iniciais do sono, e também, embora mais raramente, por causa das preocupações – quando está livre das tensões, logo o corpo se aquieta.

Alimentos excessivamente estimulantes, bem como o próprio estresse do corpo e seus hormônios, podem ser outra causa de desconforto. A cafeína é conhecida por deixar a mente agitada, e outros alimentos como o açúcar e o álcool também criam inquietação e tensão mental. Quando a mente está desequilibrada por causa de algo que você comeu, é preciso esperar que o desconforto passe antes de relaxar.

O estresse é uma reação que resulta em liberação de adrenalina ou cortisol na corrente sanguínea; essas substâncias também causam agitação, e essas reações bioquímicas podem levar alguns minutos, ou até mesmo horas, para encontrarem seu caminho pelo corpo. A respiração pode acalmar os nervos em frangalhos, e as caminhadas e sessões da hata-yoga extravasam energia. Claro que os problemas com alimentação e estresse nos lembram que optar por um bom estilo de vida é um sábio investimento de energia. Para sabermos mais sobre estilos de vida benéficos, há boas sugestões no capítulo X que nos ajudam a reduzir drasticamente os níveis de tensão.

Com a prática, um silêncio repousante pode se desenvolver relativamente rápido – em cerca de um minuto ou dois. Nessa altura, sons de outro ambiente irão vir e ir embora sem causar qualquer tipo de perturbação, e o corpo estabelece uma sensação de quietude interior na qual ele repousa. Esse estado é bastante reconfortante. Ele provê estabilidade e uma fundação para prosseguirmos ainda mais no processo de relaxamento.

SEGUNDO ESTÁGIO: RELAXANDO A RESPIRAÇÃO

No início da prática de relaxamento, a respiração ocorre às margens da consciência. Conforme o período de relaxamento prossegue, porém, a atenção volta-se mais e mais em direção à respiração. E, finalmente, a pulsação rítmica torna-se o foco principal da atenção. Durante esse estágio, a consciência permanece centrada na respiração, que sistematicamente limpa e nutre.

Observar a respiração, entretanto, pode significar um desafio frustrante. No começo, a mente é ativa e o pensamento move-se mais rapidamente do que a respiração. De fato, a velocidade da respiração é dolorosamente lenta se comparada com a velocidade do pensamento. Prestar atenção à respiração pode parecer um tédio. Felizmente, entretanto, o processo de atentar-se à respiração influencia a mente, e, com o tempo, o ritmo frenético do pensamento suaviza-se. Uma tranquila concentração se desenvolve. Cada expiração é sentida de forma mais relaxante e cada inspiração nos dá uma sensação de nutrição.

MOLDANDO A RESPIRAÇÃO

Conforme a mente molda a respiração, esta também molda a mente de forma gradual, e ao mesmo tempo alivia as tensões que distorcem seu fluxo normal. Mas esse processo requer tempo e experiência para se aperfeiçoar. Quando nos esforçamos demais para respirar corretamente, geralmente criamos novas tensões. Por outro lado, se damos muito pouca atenção à respiração, ela permanece automática e fora de nossa consciência. Nosso objetivo é deixar a respiração fluir com um esforço relaxado.

Uma vez que a respiração diafragmática é estabelecida, podemos voltar nossa atenção às cinco qualidades básicas da boa respiração, podendo assim desenvolver uma respiração profunda, suave, uniforme, sem som e sem pausa. Durante essa fase da respiração consciente, a mente observa calmamente se há quaisquer dificuldades, além de desbloquear tensões e permitir que o fluxo da respiração se desenrole a cada momento que passa.

PERMITINDO QUE O CORPO RESPIRE

Conforme o relaxamento se aprofunda, o envolvimento consciente com a respiração muda gradativamente. Um estado de consciência relaxado a cada respiração flui facilmente e por vontade própria, substituindo o esforço para moldar a respiração. Ainda absorvida nas sensações desse fluxo ininterrupto, a mente pode então relaxar.

É claro que a respiração vai continuar sua jornada circular, independentemente de prestarmos atenção nela ou não. De certo modo, o longo processo de treinamento da respiração nos traz de volta ao ponto onde começamos: o fluxo automático da respiração. Mas agora a qualidade da respiração é melhor, e a consciência de seu fluxo pode ser mantida à vontade.

Em princípio, pode ser irritante tentar relaxar os esforços conscientes para respirar. É fácil querer "assumir o controle" novamente. No entanto, aos poucos a alegria de observar a respiração supera a alegria de comandá-la, e o relaxamento aprofunda-se. Então, cada respiração flui naturalmente para a próxima sem pausa e as energias inquietantes da mente e do corpo se acalmam.

TERCEIRO ESTÁGIO: RELAXAMENTO SISTEMÁTICO

Silêncio e respiração relaxada proporcionam uma sólida fundação para o terceiro estágio da prática do relaxamento: uma técnica metódica para relaxar. A seguir, você encontrará três diferentes métodos que pode experimentar. As abordagens variam, mas todos conduzem a um profundo estado de relaxamento.

MÉTODO UM: RELAXAMENTO MUSCULAR SISTEMÁTICO

Essa é uma técnica de relaxamento que você provavelmente irá usar mais do que qualquer outra. Aqui, a consciência percorre da cabeça aos pés e então dos pés de volta para a cabeça, como se fizesse uma procissão pelo corpo. Em cada uma das áreas listadas a seguir, a tensão muscular é relaxada enquanto a respiração diafragmática é mantida. Durante o movimento descendente pelo corpo, a atenção repousa brevemente em quatro partes – o nariz, as pontas dos dedos das mãos, o coração e os dedos dos pés – conforme o foco se desloca quase que inteiramente para a respiração consciente. Assim, o processo continua.

Pode parecer desnecessário ou perda de tempo pausar para respirar conscientemente durante o relaxamento muscular sistemático, mas é um componente importante no processo de relaxamento. Onde a atenção mental é focada, o prana, ou energia, é também despertado. Pausar para respirar conscientemente significa relaxar e energizar o corpo, aperfeiçoando sistematicamente o fluxo do prana.

Depois que a excursão através do corpo é completada, a respiração consciente é novamente sustentada por dez respirações, ou mais, com o foco em todo o corpo. Isso completa o exercício.

Aqui está a ordem de progressão por meio dos músculos (talvez você prefira gravar a lista devagar, repetindo cada passo com sua própria voz). Percorra cada uma das seguintes áreas de seu corpo:

- Topo da cabeça.
- Testa e têmporas.
- Sobrancelhas, pálpebras e olhos.
- Nariz (atenção voltada para o nariz, expirando com consciência de duas a quatro vezes).
- Bochechas e mandíbula.
- Boca e queixo.
- Garganta.
- Nuca e lados do pescoço.
- Ombros.
- Braços e antebraços.
- Mãos e dedos.
- Pontas dos dedos (atenção voltada para a ponta dos dedos; inspire conforme o ar flui para baixo em direção à ponta

Relaxamento sistemático em poucas palavras

- **Estabeleça a imobilidade e a respiração diafragmática.**
- **Comece pelo topo da cabeça, percorrendo todo o corpo, e volte para o topo da cabeça.**
- **Indo para baixo, pause para respirar conscientemente nos pontos distintos.**
- **Ao final do exercício, respire dez ou mais vezes, como se todo o corpo respirasse.**
- **O exercício leva cerca de dez a 12 minutos para ser completado.**

dos dedos, então expire para cima e para fora pelas narinas, de duas a quatro vezes).

- Dedos, mãos e braços.
- Ombros.
- Peito e caixa torácica (inclusive a parte de trás, que inclui a coluna).
- Centro do coração (não o coração físico, mas o centro de energia que fica entre o tórax, ou peito, e a base do esterno, e que se aprofunda abaixo da superfície do peito); inspire conforme respira para baixo para o centro do coração; então, expire para cima e para fora pelas narinas, de duas a quatro vezes.
- Abdômen.
- Para os lados, região lombar.
- Quadril e nádegas.
- Coxas e pernas.
- Pés.
- Dedos dos pés (atenção voltada aos dedos dos pés; inspire, conforme respira para baixo em direção aos dedos; então expire para cima e para fora pelas narinas, de duas a quatro vezes).
- Agora, retorne para cima na ordem reversa, sem pausar para respirar conscientemente em nenhum dos pontos.
- Termine com dez ou mais respirações relaxadas, respirando como se todo o corpo também respirasse. Relaxe seu corpo, mente e respiração.

Observações sobre a prática

A aparente semelhança entre os exercícios de relaxamento e algumas práticas de hipnose às vezes suscita questões. Existem similaridades nas técnicas, isso é verdade; mas o propósito, assim como a técnica interna dos exercícios de relaxamento, é diferente daquele da hipnose. Nessa última, a mente recebe sugestões – tanto do hipnotizador quanto de si mesmo, na forma de autossugestão – que a pessoa aceita de bom grado.

Já as técnicas de relaxamento são, ao mesmo tempo, mais simples e sutis. Conforme a consciência se move pelo corpo, o praticante de yoga não está fazendo sugestões para os músculos. Não existe relaxamento induzido por transe hipnótico. Durante o relaxamento sistemático dos músculos, você está aprendendo a dar atenção relaxada a cada área; isso permite aos músculos que se descontraiam e relaxem da forma mais natural para eles. Em outras palavras, o ponto não é induzir o relaxamento, mas sim relaxar. Praticantes experientes de yoga às vezes observam que já estamos hipnotizados pelas expectativas e sugestões do mundo. Eles dizem também que a yoga é uma técnica para despertar a consciência, e não colocá-la para dormir com mais sugestões!

MÉTODO DOIS: TENSÃO/RELAXAMANETO

Alguns estudantes têm dificuldade de trazer a consciência a alguma parte específica do corpo. Eles também encontram dificuldades em identificar a área, e a sensação de agitação e inquietação pode invadi-los, resultando em uma irresistível vontade de movimentar o corpo. Uma das maneiras de resolver esse problema é a prática do exercício da tensão/relaxamento.

Na prática de tensão/relaxamento, um breve período de percepção da respiração relaxada mais uma vez prepara o palco para o movimento progressivo através do corpo. Em seguida, áreas específicas do corpo são tensionadas e então relaxadas; e o claro contraste entre os estados musculares ajuda a desenvolver a percepção do corpo e reduz os efeitos da inquietação. Nesse exercício, cria-se tensão diretamente e de forma ordenada, primeiro por meio de um movimento lento, geralmente em coordenação com a respiração; em seguida, pausa-se brevemente em uma posição enquanto se pratica a respiração consciente e, por fim, a tensão é lentamente desfeita, sempre em coordenação com a respiração.

Durante o exercício, é preciso prestar atenção à capacidade do corpo e da mente. Se o corpo começar a tremer, é importante reduzir as tensões até que os tremores cessem (tremores são um sinal de que o sistema nervoso está tenso). De modo semelhante, quando a tensão é absorvida pela respiração consciente a ponto de se perder, deve-se trazer a atenção de volta à respiração. Mantenha um fluxo relaxado de respiração durante todo o exercício.

Cuidado: Os exercícios de tensão/relaxamento não devem ser praticados por pessoas com hipertensão (pressão alta). Consulte-se antes com seu médico.

Esta é a sequência para a prática (talvez você prefira gravá-la para ouvir as instruções com sua própria voz):

- Deite-se confortavelmente, desenvolvendo um fluxo relaxado de respiração.
- Inspire, levante as sobrancelhas, contraindo a testa; mantenha a tensão por uma a duas respirações relaxadas; solte então com uma expiração.
- Expire, contraia os músculos faciais para dentro, concentrando-se no nariz; mantenha a tensão por uma a duas respirações relaxadas; solte com uma inspiração.
- Expire, incline a cabeça para a direita; sem pausar, inspire e retorne a cabeça para o centro. Expire, incline a cabeça para a esquerda; sem pausa, inspire e retorne a cabeça para o centro.
- Deixe a cabeça e o pescoço descansarem e ficarem imóveis.
- Vire as palmas das mãos em direção ao chão. Expire, pressione os ombros para baixo, em direção aos dedos; mantenha a tensão por uma ou duas respirações relaxadas e solte com uma inspiração.
- Vire as palmas das mãos para cima mais uma vez e feche os dedos das mãos sobre as palmas formando assim um punho fechado. Inspire, contraia os dedos e os braços; mantenha por uma a duas respirações relaxadas; solte com uma inspiração.
- Deixe os braços e ombros soltos em direção ao chão e fique imóvel.
- Inspire e, vagarosamente, expanda o peito e a parte superior das costas; sem pausar, expire e relaxe o peito e a parte superior das costas. Descanse e respire.
- Expire e, lentamente, contraia o abdômen; sem pausa, inspire e relaxe o abdômen. Descanse e respire.
- Expire, contraia as nádegas; mantenha a tensão por uma a duas respirações relaxadas; alivie a tensão vagarosamente com uma inspiração.
- Flexione as pernas de modo que as patelas fiquem viradas para cima e aponte os dedos dos pés para longe do corpo. Expire; contraia as pernas e os pés; mantenha a tensão por uma a duas respirações relaxadas; alivie a tensão vagarosamente com uma inspiração (se o arco do pé começar a dar sinais de câimbra, amenize a

tensão ao longo dos pés.) Descanse as pernas.

- Flexione as pernas de modo que as patelas fiquem viradas para cima e aponte os dedos dos pés em direção ao corpo. Inspire; contraia os músculos dos pés e das pernas e mantenha a tensão por uma ou duas respirações relaxadas; expire, solte a tensão lentamente.
- Descanse o corpo todo.
- Agora, contraia o corpo inteiro de uma vez. Novamente, flexione as pernas para que as patelas fiquem viradas para cima e aponte os dedos para longe do corpo. Vire as palmas das mãos em direção ao chão. Expire, contraia os músculos das pernas, dos pés e do abdômen, pressione os braços e os ombros contra o chão e os músculos faciais para dentro, concentrando-se no nariz; sem parar de respirar, inspire e alivie a tensão por todo o corpo, relaxe e expire.
- Novamente, contraia o corpo todo, dessa vez com uma inspiração. Flexione as pernas para que as patelas fiquem viradas para cima e aponte os dedos para o corpo. Faça um punho fechado com as mãos e os dedos. Inspire, contraia os músculos das pernas e do pé, expanda o peito e a parte superior das costas, contraia os músculos dos braços e da face sem parar de respirar; expire e solte a tensão de todo o corpo.
- Deixe todo o seu corpo descansar. Inspire e expire, sentindo o ar limpando conforme ele flui para fora e nutrindo conforme ele flui para dentro.
- Depois desse exercício você pode fazer o relaxamento sistemático, ou simplesmente ficar deitado, descansando, respirando como se o corpo todo respirasse. Expire, deixe o ar agir como se estivesse aliviando as tensões e resíduos de todo o corpo. Inspire, deixe o ar agir como se ele estivesse nutrindo cada célula e tecido.
- Permaneça descansando e respirando silenciosamente – de cinco a dez respirações. Observe a respiração, relaxando o corpo e a mente.

MÉTODO TRÊS: RESPIRAÇÃO PONTO A PONTO

Nessa terceira técnica de relaxamento, a respiração ponto a ponto, as respirações têm papel essencial na criação de um foco descansado e relaxado. Esse é um exercício maravilhosamente calmante, e é especialmente útil para uma mente exausta, ou quando se sente o corpo pesado e letárgico.

Na respiração ponto a ponto, imagine que cada expiração consciente e cada respiração viajam para baixo juntas e por todo o corpo, desde topo da cabeça até um

RESPIRAÇÃO PONTO A PONTO

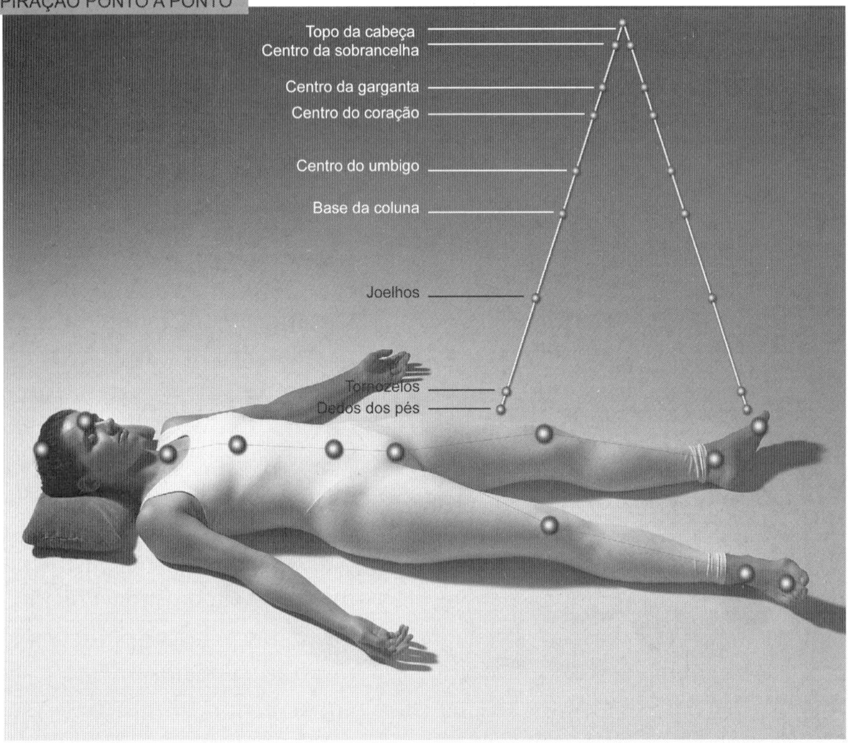

dos oito pontos, antes de retornarem ao topo da cabeça novamente com a inspiração. Os pontos começam nos dedos dos pés e seguem para cima. Após completar todos os oito níveis da respiração em uma ordem ascendente, o padrão é revertido e a respiração é gradualmente movida de volta para baixo, em direção aos dedos dos pés.

Ao longo desse exercício, é importante deixar o fluxo da respiração fluir suave e sem pausas entre as respirações. Também vale lembrar que, apesar da curta distância que sua percepção viaja pelo corpo, a respiração não obstante permanecerá profunda e relaxada. Com a prática regular, o resultado será uma respiração aprimorada que flui vagarosamente, mas sem instabilidade. A concentração melhorará e, após a conclusão do exercício, o corpo irá parecer revigorado. Esta é a sequência da prática:

- Deite-se na Postura do Cadáver, deixando o corpo imóvel.
- Estabeleça uma respiração diafragmática relaxada.
- Observando sua respiração, expire como se ela fluísse para baixo, partindo do topo de sua cabeça até os

dedos dos pés. Inspire voltando ao topo da cabeça. Repita de duas a cinco vezes.

- Expire para baixo, partindo do topo de sua cabeça para o nível dos calcanhares, e inspire de volta ao topo da cabeça. Repita de duas a cinco vezes.
- Expire para baixo até o nível dos joelhos, inspire até o topo da cabeça. Repita de duas a cinco vezes.
- Expire para baixo até o nível da base da coluna, inspire até o topo da cabeça. Repita de duas a cinco vezes.
- Expire para baixo até o nível central do umbigo, inspire até o topo da cabeça. Repita de duas a cinco vezes.
- Expire para baixo até o nível do centro do coração, inspire até o topo da cabeça. Repita de duas a cinco vezes.
- Expire para baixo até o nível da garganta, inspire até o topo da cabeça. Repita de duas a cinco vezes.
- Expire para baixo até o nível do centro entre as sobrancelhas. Respire para a frente e para trás entre o topo da cabeça e o nível central das sobrancelhas, refinando a respiração e descansando, de cinco a dez vezes.
- Agora, inverta a ordem e desça primeiro para o centro da garganta, então para o centro do coração, para o centro do umbigo e continue até retornar para os dedos dos pés.
- Finalize respirando como se todo o corpo respirasse. Então, deixe a expiração fluir para baixo como se atravessasse as solas dos pés em direção ao infinito. Inspirando, respire como se o ar fosse uma onda fluindo para cima, pelo corpo e para o topo da cabeça até o infinito. Sinta como se estivesse deitado no centro de uma onda de energia e bem-aventurança. Permita que a respiração permaneça profunda e observe o ar conforme você relaxa seu corpo, a respiração e a mente.

FINALIZANDO

Descrevemos aqui três métodos para o relaxamento sistemático. Não importa qual dos três você usa; o importante é passar alguns minutos descansando depois que tiver concluído – silenciosamente, observe corpo, respiração e mente. Por fim, alongue-se da maneira que lhe parecer mais confortável, ponha as palmas das mãos sobre os olhos fechados, abra seus olhos vagarosamente e remova as mãos. Em seguida, role para um dos lados e volte para a posição sentada. Se estiver usando qualquer uma dessas técnicas como preparação para a meditação, apenas sente-se na postura de meditação e continue. Se não for meditar, então sua sessão está completa.

Pode-se utilizar as técnicas de relaxamento de diversas formas. Faça uma pausa em meio às tarefas do dia e relaxe. Sentado à escrivaninha ou na sala de estar, feche os olhos por um breve período para respirar de forma consciente. E antes de dar uma palestra ou fazer alguma outra apresentação, encontre um canto em que possa deitar e relaxe. Acima de tudo, entretanto, use a técnica de relaxamento uma ou duas vezes ao dia para manter um centro de calma e bem viver que irá se refletir em tudo o que você faz. O relaxamento é uma habilidade que logo será inerente à sua vida. E conforme você vai ver no próximo capítulo, ela o conduzirá cada vez mais para dentro de si mesmo, em direção aos recantos mais silenciosos de seu ser.

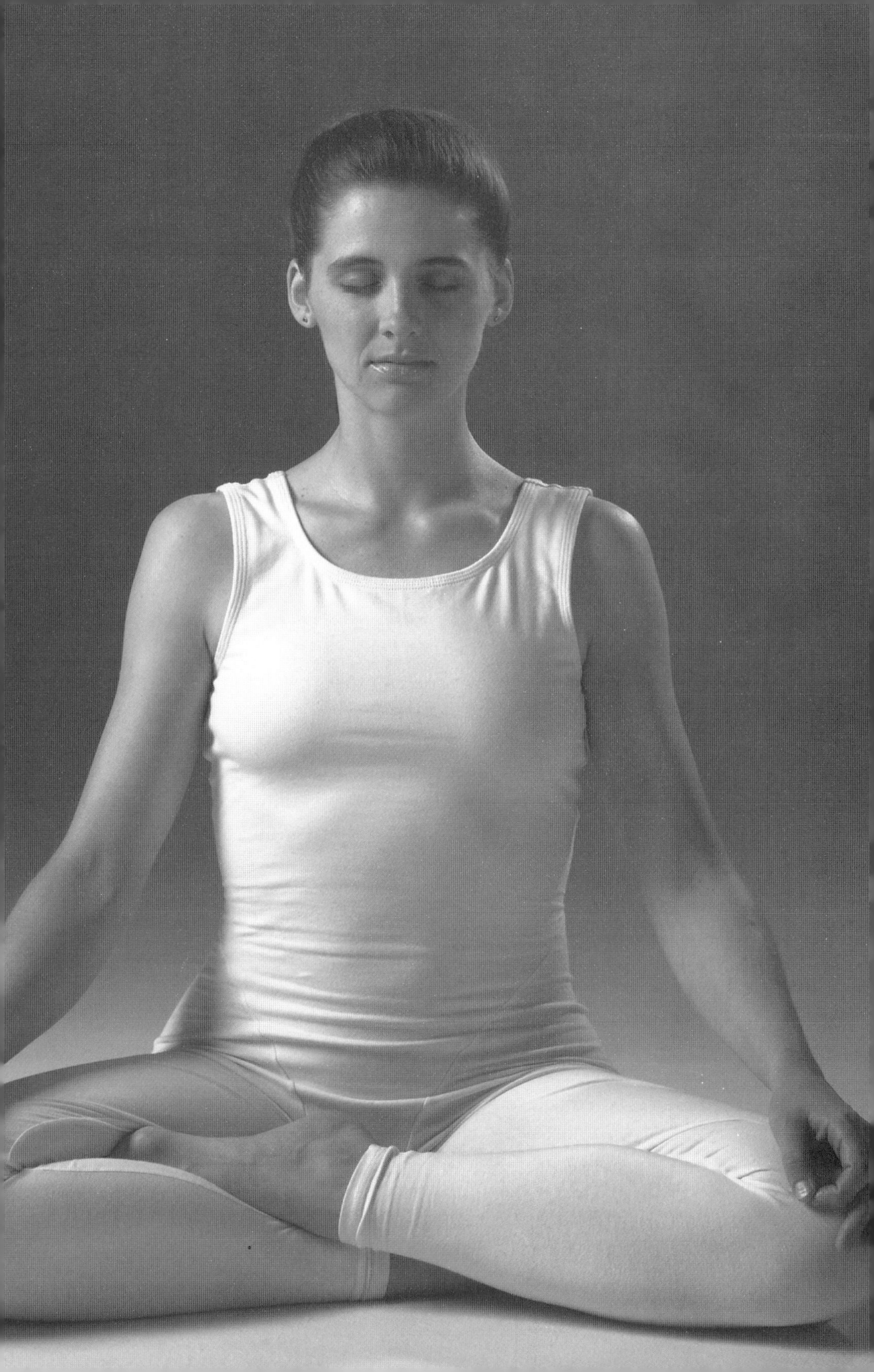

Meditação

"A meditação nos dá aquilo que ninguém mais poderia dar: ela nos apresenta a nós mesmos."
– Swami Rama

CAPÍTULO IX

A yoga é uma jornada rumo ao autoconhecimento. Nessa jornada, as técnicas de relaxamento ajudam-nos a unificar as energias corporais e mentais e convergi-las internamente. Então, as distrações mentais penetram com menor intensidade, e uma sensação de flexibilidade e calma internas desenvolve-se. O relaxamento também prepara a personalidade para uma prática ainda mais interna: a meditação. Por meio da meditação, podemos adentrar com segurança os lugares tranquilos e íntimos da mente e do coração.

"A mente sozinha é a causa da escravidão e da liberdade", dizem os iogues; há muito tempo eles observaram que a mente é como uma lente por meio da qual vivenciamos tanto o mundo interno quando o externo – é a fonte de toda a angústia, bem como os meios para se encontrar o esclarecimento.

Essa reflexão levou a práticas meditativas que inclinam a mente em direção à clareza e incentivam o autoconhecimento. Elas acalmam a turbulência interna, e sua influência firme, purificadora e harmonizadora ajudam-nos a descobrir a verdadeira natureza do indivíduo.

A MENTE NA MEDITAÇÃO

Todos sabemos que, sempre que nos envolvemos demais com o fluxo da experiência exterior, nosso equilíbrio interno acaba sofrendo um distúrbio. Nossa serenidade natural é substituída por apegos e agitação. Por outro lado, quando nossa vida interior está em equilíbrio, as forças do apego se enfraquecem, a mente se acalma e há um campo claro no qual a luz e a energia do indivíduo podem irradiar-se. Somos naturalmente tranquilos e alegres. Quando estamos ancorados nesse estado, diz-nos o sábio Patanjali, "o indivíduo permanece em sua própria natureza". Quando conseguimos aprender a deixar nossa mente tranquila, encontramos nossa verdadeira natureza brilhando por debaixo das perturbações.

A meditação oferece uma maneira de atingir esse estágio. Como se assistisse da margem ao fluxo de um rio, o meditador aprende a manter uma postura observadora e interna, e, dessa perspectiva, a corrente de eventos externos pode ser vivenciada enquanto o meditador permanece concentrado e relaxado. Esse processo leva gradualmente a um núcleo mais profundo de autoconhecimento. Assim sendo, a meditação é uma forma de desfrutar a vida por completo e de adquirir autoconhecimento direto, imediato e sem qualquer distorção.

Como a meditação se liga diretamente à mente, ela está no coração da raja-yoga, o caminho real. Aliás, a *Svatmarama*, a grande professora da hata-yoga, dado que o propósito da hata era "unicamente o de levar ao caminho real". Posturas, treinamento da respiração e técnicas de relaxamento, ele disse, servem ao objetivo mais íntimo da meditação. Muitos séculos antes, o sábio Vasishtha ensinou a seu querido aluno Rama: "O indivíduo não é percebido por nenhum outro meio que não a meditação".

COMO MEDITAR

No coração da meditação estão duas técnicas inseparáveis. A primeira é a concentração,

CURVATURA NATURAL DA COLUNA

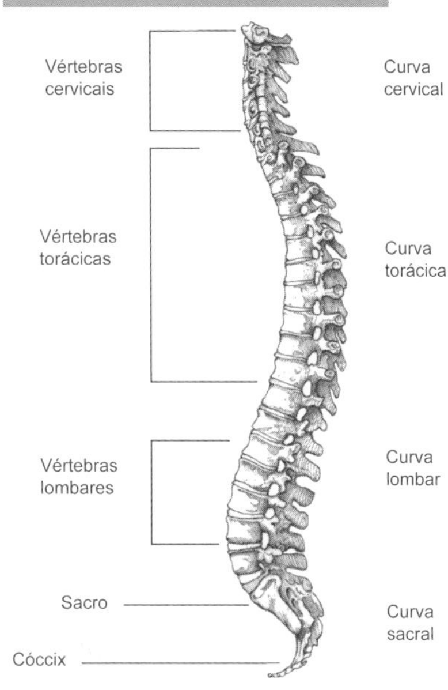

habilidade de repousar sua atenção em um foco. A outra é a atenção, habilidade de observar sua personalidade com desapego compassivo. Essas duas habilidades trabalham juntas com o propósito de criar uma mente clara e unidirecional.

A meditação não exige uma mudança na fé religiosa nem a adoção de um dogma em particular. Seu aspecto espiritual é universal; pode ser praticado por pessoas de todos os credos ou por aqueles que não têm nenhuma religião.

Estes são os estágios do processo:

- Desenvolver uma postura sentada que seja confortável e estável.
- Usar o processo de imobilidade, respiração diafragmática e o relaxamento sistemático aprendidos nos capítulos anteriores.
- Criar um foco relaxado na respiração.
- Repousar sua consciência em um mantra ou som interior.
- Praticar a atenção – o ato de testemunhar, com compaixão, o corpo, o sistema nervoso e a mente, mas sem se identificar com eles.

DESENVOLVENDO A POSTURA SENTADA

A meditação começa com a preparação. Não se trata de simplesmente sentar-se e adentrar o estado profundo. Há transições que precisam ser observadas. Assim como um músico se prepara para um concerto ao tocar as sequências e passagens familiares, o meditador começa com rituais pessoais que estabelecem a disposição.

- O local é preparado.
- Vestem-se roupas folgadas.

USANDO UMA ALMOFADA

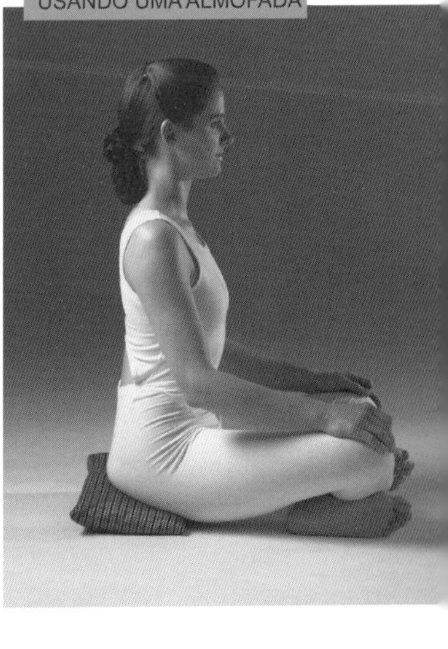

LOMBAR CAÍDA

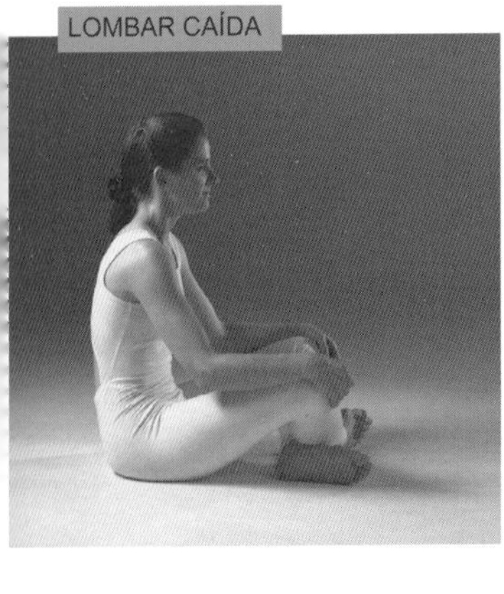

LOMBAR MUITO ARQUEADA

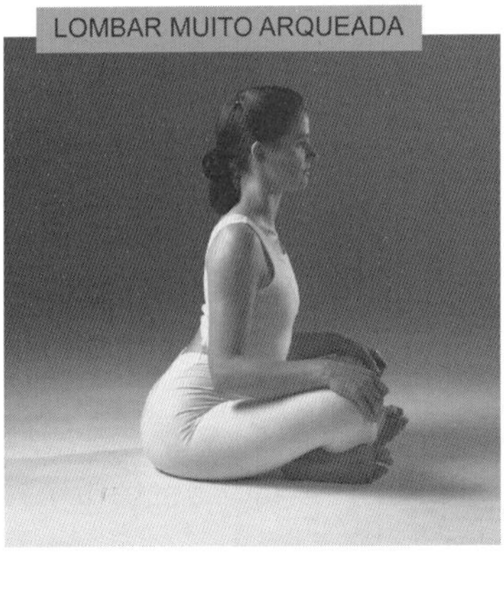

- Os braços e as pernas são gentilmente colocados em seu lugar.
- Os olhos se fecham.
- A postura é aperfeiçoada.

Só então o familiar processo interno começa a se desenrolar.

Já que o desconforto físico e o murmúrio da mente estão entrelaçados, o primeiro passo para acalmar a mente é estabilizar e tranquilizar o corpo. Mas quem já tentou sentar-se perfeitamente imóvel por qualquer duração de tempo pode atestar que não é muito fácil encontrar uma postura sentada que seja estável e confortável.

A coluna não é perfeitamente reta. Sua curvatura natural reduz a possibilidade de ferimentos e fadiga e acrescenta elasticidade à estrutura do esqueleto. Mas isso quer dizer que, para sentar-se com firmeza e conforto pelo tempo que for, a cabeça, o pescoço e o tronco devem estar alinhados diretamente acima da base da coluna. Sentar-se reto significa alinhar e equilibrar a coluna ao longo os eixos verticais que ascendem em direção ao crânio. As distorções não são apenas desconfortáveis e desestabilizadoras, elas também bloqueiam o fluxo de energia em níveis sutis.

Sentar-se reto não é tão simples quanto parece. Muitos de nós sofremos de habituais tensões musculares, rigidez e/ou fraqueza na coluna, na pelve, nas pernas ou na cintura escapular que impedem nossos esforços para colocarmo-nos de forma reta. Por exemplo, se os ombros estão arredondados e puxados para dentro, em direção ao peito, fica difícil endireitar a parte superior das costas e abrir o peito.

Outro problema comum é o alinhamento da pelve. Uma postura estável e firme requer que nos sentemos diretamente na base da coluna. Se a lombar estiver rígida ou se os isquiotibiais ou músculos internos das coxas estiverem tensos, esses músculos puxam a pelve, fazendo com que a curvatura natural da lombar caia e a parte superior das costas arredonde-se para a frente para equilibrar a sensação de se estar caindo para trás.

A base da pelve também pode acabar se desestabilizando quando se arqueia demais a lombar na tentativa de sentar-se reto. Isso pressiona a pelve para a frente, criando tensão na coluna e nos quadris, coxas e pescoço, o que muitas vezes leva à dor nos anexos musculares abaixo das escápulas.

Um acessório simples oferece melhora significativa para quem tem as costas caídas. Colocar uma almofada ou um cobertor dobrado embaixo das nádegas eleva a base da coluna, compensando a flexibilidade limitada e restaurando a curvatura natural. A correção de

SENTADO NA CADEIRA

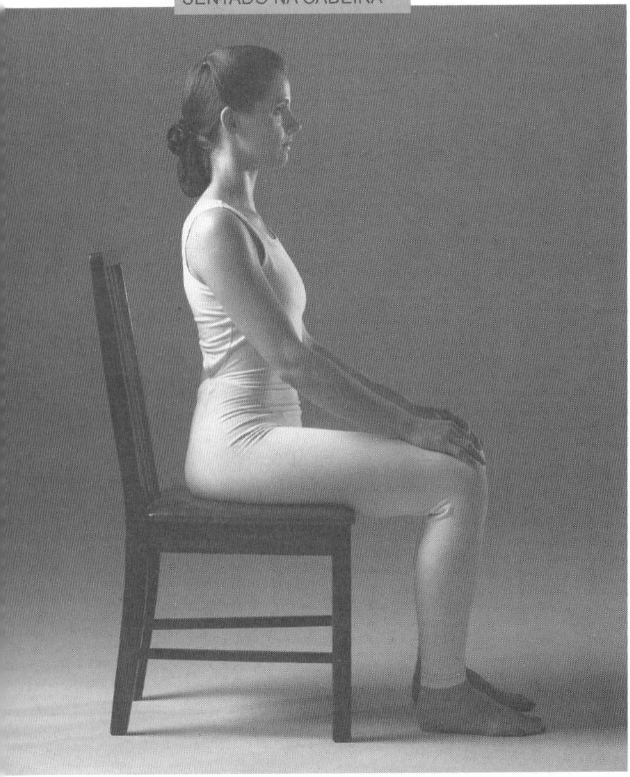

uma lombar dolorida alivia a tensão desnecessária na pelve.

A prática regular de certos exercícios de hata-yoga melhora o alinhamento e o conforto das posturas sentadas ao desenvolver a flexibilidade das pernas, do quadril e da coluna; além disso, tais exercícios também alongam a lombar, abrem o peito e aumentam a percepção de si mesmo. Mas não há necessidade de deixar de lado sua prática de meditação até que você tenha força e flexibilidade perfeitas. Há uma série de posturas sentadas que, quando executadas adequadamente, mantêm a coluna reta e o corpo confortável, coletam e direcionam as energias mais sutis, tranquilizam e firmam a respiração, bem como acalmam e clareiam a mente. Aqui estão quatro delas:

SENTADO NA CADEIRA (MAITRYASANA)

Aqueles que têm a flexibilidade do joelho, do quadril ou da lombar afetados por antigas lesões, artrite ou outra doença crônica podem perceber que se sentar em uma cadeira é a solução para estabelecer uma postura firme e confortável, que mantenha a coluna reta. Nossos músculos estão acostumados a sentarem-se em cadeiras, então essa postura não exige nada de novo dos joelhos e quadris.

- Encontre uma cadeira com assento reto e firme. Sente-se na parte da frente, com seus joelhos retos a partir dos quadris, os pés retos no chão e posicionados para a frente. A altura da cadeira é algo que deve ser levado em consideração. Em todas as posturas sentadas (exceto a Postura Fácil, talvez), é útil ter os quadris ligeiramente mais altos que os joelhos. Então as coxas tocam-se levemente, minimizando a tensão nas pernas. Uma almofada pode ser usada para elevar a altura do assento, se necessário. Se seus pés não estiverem sólidos contra o chão, coloque uma lista telefônica ou algum outro suporte reto sob eles.

- Feche os olhos, pressione a base da coluna para baixo e levante até a parte superior da cabeça.
- Levante os ombros, gire-os para cima e para trás, então solte-os e relaxe.
- Permita que suas mãos caiam naturalmente sobre as coxas e junte as pontas dos dedões e dos dedos indicadores. A cadeira não cria qualquer dificuldade para o corpo, podendo ser utilizada por qualquer pessoa que não se sinta confortável no chão.

POSTURA FÁCIL (SUKHASANA)

A cadeira é confortável, mas o suporte linear que ela proporciona à base do corpo não é tão estável ou fundamentado quanto a base triangular criada quando nos sentamos no chão com as pernas cruzadas. Estar sentado no chão com as pernas cruzadas traz a vantagem adicional de puxar as pernas e os pés para dentro, em direção ao torso, que recolhe nossa energia e a direciona para dentro. Além de ajudar a endireitar a coluna, dobrar os joelhos e cruzar as pernas criam "fechaduras", que têm um efeito sutil, mas profundo sobre a pelve e sobre a lombar.

A Postura Fácil é uma posição de pernas cruzadas que requer pouquíssima flexibilidade nos joelhos e nos quadris.

- Para dar início à postura, sente-se sobre uma almofada ou sobre um cobertor dobrado e cruze as pernas. Se possível, permita que cada perna descanse sobre o pé oposto.
- Alinhe a parte superior do corpo e os ombros diretamente sobre a base da coluna e descanse as mãos sobre as coxas.

Experimente utilizar almofadas de diferentes alturas, até que você se sinta confortável. Use uma almofada que não seja muito macia. A firmeza na base da coluna é importante não apenas para apoio a longo prazo e para proporcionar conforto, mas também para estimular e direcionar energias sutis.

Frequentemente os joelhos, os quadris ou as costas ficam doloridos quando permanecemos em uma postura de pernas cruzadas por muito tempo; se você escolheu esse tipo de postura para meditação, pode aliviar esse desconforto se colocar uma almofada ou um cobertor dobrado abaixo da coxa e do joelho para apoiar a articulação e aliviar a tensão. Lembre-se, estamos buscando conforto e estabilidade, e um acompanha o outro. Mesmo que apenas uma das pernas seja problemática para você, é melhor proporcionar apoio sob ambas as pernas – tome cuidado para não atrapalhar a simetria da postura ao deixar um dos joelhos muito alto.

POSTURA DA PROSPERIDADE (SVASTIKASANA)

A Postura da Prosperidade é mais estável e tranquila do que a Postura Fácil porque coloca os pés e as pernas ainda mais próximos do torso. Essa postura também permite que as coxas e os joelhos descansem no chão, e posiciona os pés próximos ao púbis. No entanto, esse maior fechamento das pernas requer mais flexibilidade nos quadris, joelhos e tornozelos do que a Postura Fácil.

- Para dar início à postura, coloque a sola do pé esquerdo contra a coxa direita.
- Comprima o pé direito entre a coxa esquerda e a panturrilha. Os tornozelos ficam cruzados em frente ao osso púbico e os pés ficam imprensados entre as coxas e panturrilhas opostas.
- Alinhe a parte superior do torso sobre a base da coluna, utilizando uma almofada na base da coluna, se for necessário.

Quando as pernas e os tornozelos estiverem fechados nessa postura, a coluna é naturalmente levantada e o fluxo de energia nas pernas é direcionado à base da coluna. Se você estiver confortável nessa posição, sentirá sua atenção ser atraída para dentro e a mente sendo tranquilizada.

POSTURA FÁCIL

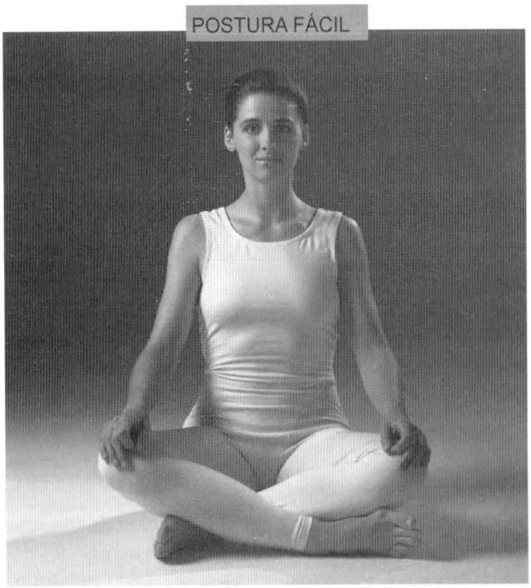

POSTURA DA PROSPERIDADE

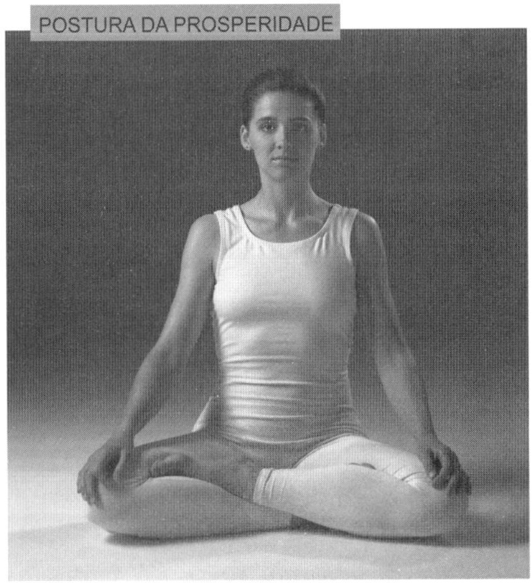

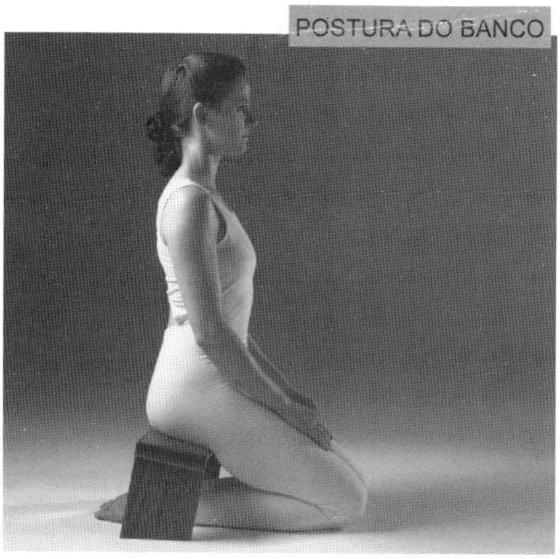

POSTURA DO BANCO

A Postura do Banco proporciona uma alternativa àqueles que gostariam de sentar-se no chão, mas têm problemas que os impedem de cruzar as pernas. Aqui, a tíbia descansa no chão, o que torna essa postura mais estável do que se sentar em uma cadeira. E ao mesmo tempo em que a Postura do Banco não é tão eficaz quanto a Postura da Prosperidade, ela proporciona um bom equilíbrio e elevação à coluna.

Antes de conseguir sentar-se nessa postura, você precisará comprar ou fazer um banco com assento inclinado.

- Primeiro ajoelhe-se, então coloque o banco sobre suas coxas com o assento inclinado virado para baixo, em direção aos joelhos.
- Sente-se no banco, mantendo as coxas paralelas e retas a

Instruções para a Prática de Meditação

- **Pratique uma ou duas vezes por dia, sempre no mesmo horário.**
- **Pratique antes, e não depois, das refeições.**
- **O amanhecer, o entardecer e o horário antes de ir dormir são ideais para a prática.**
- **Esvazie a bexiga antes de começar.**
- **Crie um espaço prazeroso para a prática, um que não seja bagunçado ou confinado.**
- **Comece com dez minutos e aumente o tempo gradualmente, até que você sinta prazer mantendo-se sentado por 30 minutos.**
- **Observe sua capacidade mental e não force seu corpo a se sentar por mais tempo.**
- **Reforce a prática com a leituras e contemplação.**

partir do quadril. Os dedos dos pés devem estar virados para dentro e os calcanhares ficam levemente separados.

- A altura do assento pode ser elevada ao se colocar uma almofada sob as nádegas. Se for necessário, uma toalha dobrada ou uma almofada fina sob cada um dos tornozelos aliviará a pressão nessa região.
- Quando estiver confortável, as mãos podem descansar sobre as coxas ou ser aninhadas juntas.

Independentemente da postura escolhida para sua prática meditativa, o aperfeiçoamento da sua postura leva a mente e o corpo a um estado de paz cada vez mais profundo. Uma postura perfeitamente estável focaliza-se no corpo, da mesma maneira que um objeto de concentração focaliza-se na mente. Todas as energias fluem em uma única direção; a postura é mantida sem qualquer esforço e a consciência do corpo já não infringe a mente. Você também perceberá que a respiração se torna mais estável e fácil – mais regular, calma, quieta e sutil. Então, estará pronto para adentrar a fase da concentração na qual a mente em si é o principal objeto de atenção.

CONCENTRAÇÃO

As práticas preliminares de silêncio, respiração diafragmática e relaxamento são todas formas de concentração. A imobilidade física traz nossa atenção às sensações do corpo e lá a deposita; a respiração diafragmática limita o foco, trazendo consciência ao incessante fluxo da respiração; o relaxamento sistemático aperfeiçoa o foco ao aliviar profundas tensões musculares e ao fundir a consciência do corpo e da respiração em uma experiência de plenitude interna. Essas práticas nos levam progressivamente para dentro de nós mesmos.

Mas, para meditarmos, devemos transferir nossa atenção para uma dimensão ainda mais sutil de nossa personalidade: para a mente em si. Ao escolher um objeto apropriado para concentração, podemos acalmar o hábito mental de mover-se incessantemente de uma experiência a outra. E então conheceremos a mente como nunca antes – observando e guiando seu jogo de pensamentos com um senso natural de desapego interior.

Há dois objetos comumente usados para a meditação; cada um deles aprofunda o movimento interno de consciência. O primeiro é o toque da respiração nas narinas, que é uma experiência sensorial altamente refinada. Ao se focar nas sensações da respiração, as outras sensações descansam, sua atividade aquieta-se naturalmente e elas se afastam. Esse afastamento dos sentidos, por sua vez, leva a uma concentração ainda mais interna: concentre-se em um mantra, um som mental. Observemos cada um desses estágios em detalhes.

A RESPIRAÇÃO NAS NARINAS

O toque da respiração é delicado – seria difícil produzir uma outra sensação tão suave quanto o toque do ar no nariz. Ao expirar, a respiração é quente e úmida (umidificada pelos pulmões); a inspiração é fria e seca (a condição do ar externo). Para experimentar essas duas sensações, o esforço é mínimo. Elas são inerentes ao ato de respiração e podem ser trazidas à consciência a qualquer momento. Tente realizar o seguinte exercício:

- Sente-se na postura meditativa e fique à vontade.
- Feche os olhos e leve sua atenção ao toque da respiração nas narinas, prestando atenção a ele por vários minutos. Sinta o toque frio da inspiração e o toque quente da expiração. Quando a respiração mudar de direção, não perca o foco – nesse momento, é muito fácil para a mente se dispersar. Relaxe e siga a respiração cuidadosamente, sentindo cada inspiração e expiração, bem como a transição entre as respirações.
- À medida que esse processo continua, você pode achar que sua mente oscila entre o relaxamento e a inquietação. Isso pode indicar que você já se concentrou o bastante na sensação da respiração. Sua mente pode oscilar como uma forma de procurar prazer em alguma outra atividade. Pode ser que você não veja qualquer benefício nem obtenha qualquer experiência excitante com essa prática. Em meio a todas as distrações da mente, sua tarefa é manter-se relaxado, deixando que os pensamentos venham e vão.
- Quando sua consciência se dispersar, traga-a gentilmente de volta à respiração. Não se critique nem espere que a mente pare de pensar. Simplesmente continue sua prática até que mesmo o esforço para se concentrar comece a relaxar.
- Aprenda a descansar em um silêncio que coexiste com o diálogo interno de sua mente. Alguns meditadores descrevem isso como sendo similar à experiência de escorregar para baixo da superfície das ondas quando estiver mergulhando. As ondas não desapareceram, mas elas perdem o poder de arrastá-lo. Continue com sua prática todos os dias, fixando sua atenção na respiração e, em seguida, relaxando seu esforço.

A consciência da respiração levará você a um estado de

espírito bastante relaxante. Sua concentração será serena, você verá os processos mentais de uma forma suave e complacente, e, quando a mente se distrair, uma essência natural lhe trará de volta ao seu centro de consciência. Essa é a concentração meditativa.

MANTRA

O próximo passo no treino da meditação é unir o toque da respiração a um mantra, um som que toma a forma de palavra ou grupo de palavras. As duas sílabas da palavra sânscrita *mantra* dão importantes pistas sobre seu significado. A primeira sílaba *(man)* é o verbo "pensar" (e é a origem da palavra inglesa *man*, "homem", uma criatura pensante). A segunda sílaba *(tra)* está relacionada ao verbo "proteger, guiar ou conduzir". Dessa forma, um mantra é um pensamento que protege, guia e conduz. Um mantra pode ser dito em voz alta ou recitado silenciosamente, mas é mais eficaz quando pode reverberar na mente sem ser exteriorizado. A repetição acalma o pensamento e aperfeiçoa a concentração.

Soham

Nossos alunos inicialmente aprendem um mantra que pode ser coordenado com a respiração: o mantra *soham* (pronunciado "so-ham"). Dizem que *soham* é o som natural da respiração e que, ao respirar, todos nós recitamos esse mantra ao longo do dia. Mas trazer o *soham* à consciência interna da mente, dizem os iogues, torna audível a até então inaudível vibração desse mantra, de forma que ele possa ser utilizado como ponto de descanso durante a meditação. Tente realizar este exercício:

- Sente-se em sua postura de meditação e gradualmente traga a atenção para o toque da respiração nas narinas.
- Relaxando seu esforço, permita que seus pensamentos venham e vão sem afetar a atenção.
- Agora, durante a inspiração, deixe o som "*so...*" ressoar na mente. Durante a expiração, ouça o som "*ham...*" em sua mente. Cada som dura enquanto durar a respiração. Os sons não são audíveis, mas reverberam silenciosos na mente, fluindo ao longo do movimento natural das duas respirações.
- Não cometa o erro de alterar sua respiração a fim de acomodar o ritmo dos dois sons em sua mente. Embora o mantra *soham* de fato acalme e possa ser impresso sobre a respiração, é muito melhor deixar a respiração fluir em seu ritmo natural e ouvir os dois sons do mantra como se eles a estivessem acompanhando. Muito

em breve sua respiração relaxará e o som em si o acalmará e centrará.

Como em geral costuma ocorrer com mantras, não há uma tradução precisa para o som *soham*. No entanto, podemos obter uma impressão de seu sentido se nos lembrarmos que o tema da yoga é a jornada para dentro de si mesmo.

Soham é uma palavra composta, a união das palavras *sah* e *aham* (o som *so* é uma alteração do som *sah*). *Sah* é o pronome sânscrito "aquele", mas nesse caso, "aquele" não se refere a um objeto temporal, e sim à nossa própria intimidade. A palavra *aham* é o pronome pessoal "eu" e representa todos os poderes e forças que compreendem a personalidade de cada um.

Quando essas duas palavras são combinadas, elas podem ser traduzidas como "Eu sou Isso", afirmando que dentro de nós existe uma identidade que transcende os prazeres, tristezas e expectativas temporários do mundo exterior. O mantra *soham* nos lembra de que a identidade ajuda a nos centrarmos e a criar uma relação com nosso lado mais profundo.

O som do mantra *soham* (ou de qualquer mantra) expressa literalmente uma energia interna que leva a um estado interno de consciência. O verdadeiro significado do mantra é a nova perspectiva que gradualmente se revela àqueles que o recitam. A repetição desse som com dedicação e abertura à sua energia invoca seu potencial orientado e estimulante.

Mas não é necessário ter fé cega na tradição da yoga para praticar a repetição do *soham*. Basta somente um senso de respeito e a vontade genuína de deixar que o som se torne o foco relaxado de sua atenção. Isso permitirá a coordenação da respiração e que o som tenha seu efeito natural na mente e na personalidade.

Como Aperfeiçoar Sua Concentração

No processo de aperfeiçoamento da concentração, há uma transição gradual do foco da respiração nas narinas para o foco em um mantra. A transição ocorre em quatro estágios.

- Primeiro, repouse sua consciência na respiração nas narinas sem qualquer som mental.
- Em seguida, repouse sua consciência na respiração nas narinas e no som da respiração *(soham)*.
- Então repouse sua consciência no som *soham*, prestando pouca atenção à respiração.
- Por fim, repouse sua consciência em um mantra pessoal que transcenda a consciência da respiração.

Mantra Pessoal

O mantra *soham* pode ser praticado por qualquer um. Mas há muitos mantras utilizados na yoga que são dados de professor a aluno por meio de um processo de iniciação. O mantra então se torna o mantra pessoal daquele aluno – uma palavra ou frase revelada especificamente ao professor para o aluno durante o processo de entrega do mantra. É dito que, após a iniciação, a energia do mantra guia e protege o iniciante.

Há alguma base para essas crenças? Os iogues dizem que sim. Mas talvez seja mais sábio permitir que a prática de meditação desenrole-se naturalmente, de forma que, quando estivermos sinceramente inclinados a ela, possamos experimentar os efeitos do mantra em primeira mão.

PLENA CONSCIÊNCIA

Quando estiver repousando sua atenção na respiração ou em um mantra, você estará ciente do que se passa em sua mente. Às vezes a experiência é tranquila; às vezes, pensamentos e imagens podem elevar sua mente a picos de excitação, deprimi-la até levá-la à letargia, lançá-la em tempestades de emoção e jogá-la primeiro em direção a um desejo, depois a outro – e pode ser difícil manter qualquer tipo de estabilidade. Ao longo de sua meditação, a plena consciência, que é a companheira natural da concentração, poderá ajudá-lo.

Uma mulher de um vilarejo indiano, cuja tarefa matutina é ir ao poço buscar água, pratica a plena consciência, embora ela talvez não saiba disso. Ao encher seu recipiente, equilibrá-lo sobre a cabeça e retornar à sua casa, ela está ao mesmo tempo conversando com amigos, desviando-se das pedras no caminho, exposta à possibilidade de tropeçar nas raízes da trilha e pensando nas demais obrigações de seu dia. Ela encontra e administra todas as distrações que surgem, mas ao mesmo tempo mantém seu foco sem derramar uma gota de água.

A plena consciência é um aperfeiçoamento da consciência. Quando se tem plena consciência, temos consciência da mente em seu todo: vemos tanto o foco de atenção quanto as distrações que surgem e competem com esse foco. O foco é mantido; as distrações podem ir e vir. A plena consciência permite que não tenhamos qualquer reação para que possamos simplesmente observar o conteúdo da mente e deixá-lo passar. Estamos viajando pela mente, e não para dentro dela.

Em seus estágios iniciais, a plena consciência é mais uma coleção de habilidades que podem ser aprendidas e colocadas em prática. Aqui estão algumas delas:

- Reconheça as conversas críticas e julgadoras que aplicamos aos nossos pensamentos e sentimentos, e deixe-as de lado.
- Testemunhe os pensamentos e emoções que passam pela sua mente, em vez de se identificar com eles.
- Torne-se um com seus pensamentos e, dessa forma, aceite-se como você é.
- Mantenha-se flexível mediante a variedade de pensamentos e sentimentos que exigem ação ou atenção.
- Sinta a profundidade da emoção originada de um certo pensamento, trabalhando com essa energia emocional de forma sensível e paciente.
- Mantenha-se no presente, em vez de ficar viajando ao passado ou ao futuro.
- Reconheça e mantenha o foco da concentração, ciente de que esse foco é o antídoto contra ser arrastado pelo trem do pensamento.

Por fim, a combinação da consciência plena com a concentração evolui para um profundo estado de penetração na meditação – uma experiência que alivia a dor mental e estimula o desapego. É uma experiência focada no momento atual e é livre de expectativas. Durante essa fase da prática, o esforço para se concentrar é completamente relaxado. Ao substituir nosso esforço consciente, o foco meditativo parece nos chamar naturalmente para dentro, em direção a uma tranquilidade que descansa nossas emoções, clareia nosso pensamento, desperta nossa intuição e proporciona uma sensação de permanecer em paz. Essa experiência é intrínseca à nossa natureza, e, com prática, podemos retornar a ela sempre que quisermos.

Resumo da Prática

Este é um resumo de todos os passos do processo de relaxamento/meditação.

- **Desenvolva uma postura tranquila e estável** (deitar-se para relaxamento; sentar-se para meditação).
- **Conscientize-se do fluxo da respiração.** Não se preocupe com a mecânica no início – apenas suavize suas costelas inferiores e o abdômen, e sinta novamente os movimentos de nutrição e limpeza da respiração. Então permita que a respiração torne-se diafragmática.
- **Module a respiração.** Deixe que ela seja profunda, suave, uniforme, sem qualquer som ou pausa. Deixe que ela flua sem esforço.
- **Relaxe seu corpo** da cabeça aos pés e dos pés à cabeça, respirando e aliviando a tensão. Então, respire como se todo o corpo respirasse junto.
- Em posições sentadas, **concentre-se no toque da respiração** nas narinas. Seja paciente à medida que você gradualmente restringe sua atenção, desprendendo-se de pensamentos que passam.
- **Aprofunde e estenda o tempo** que você passa com seu foco na respiração. Não condene pensamentos que distraem; deixe-os em paz.
- **Relaxe sua mente** e combine o som da respiração – o mantra *soham* – com o toque da respiração. Deixe o som do mantra fluir sem qualquer esforço, seguindo o ritmo natural de sua respiração.
- **Centralize sua respiração** no som, no local da mente em que ele surge, prestando pouca atenção à respiração.
- **Descanse no mantra** e no centro de seu ser, permitindo que as ondas de energia e pensamento venham e vão. As ondas circundam o centro, mas não estão no centro. Você é uma testemunha interna relaxada, permanecendo na presença de seu próprio ser.

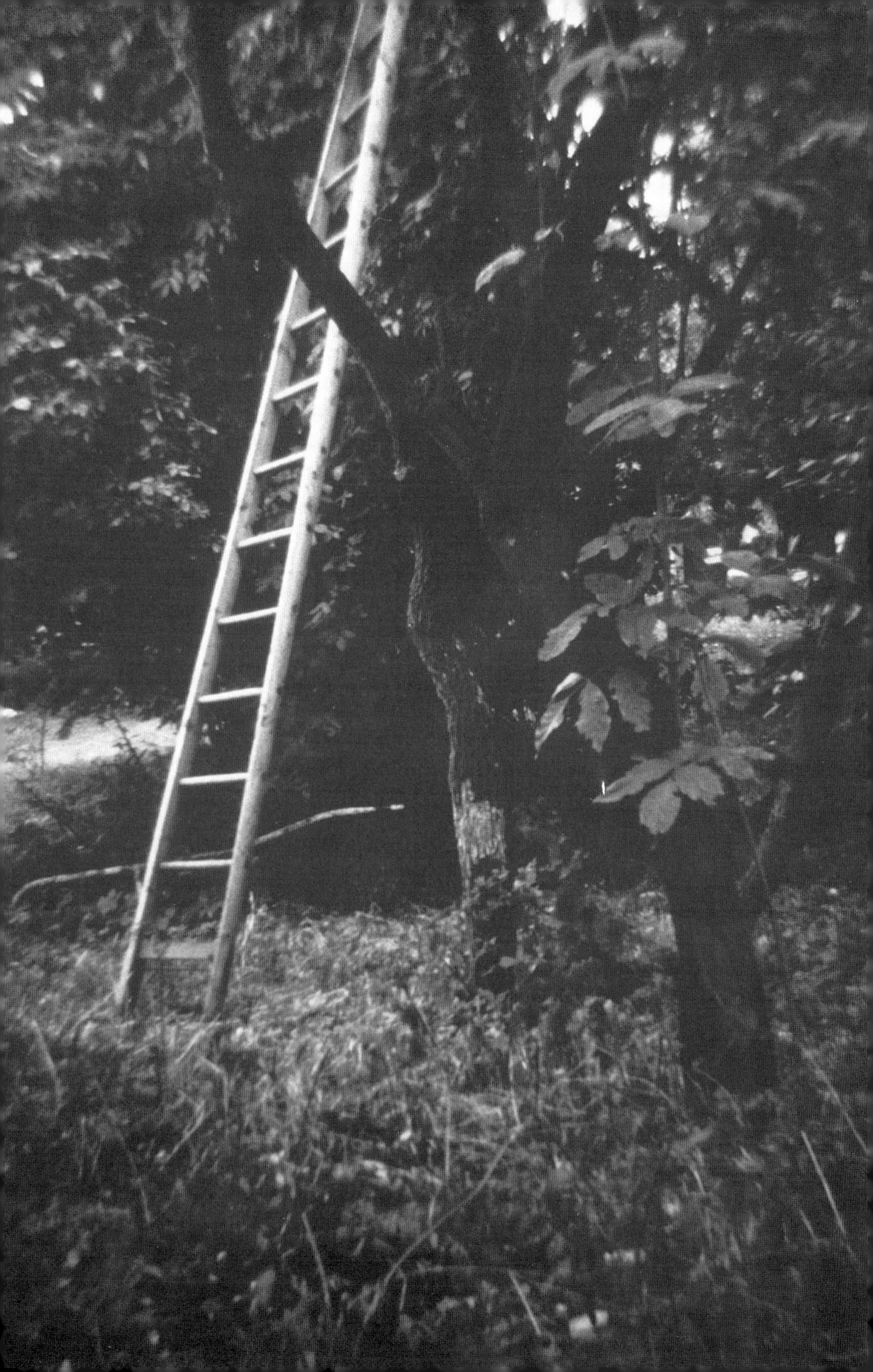

Yoga em Ação

"A yoga é uma habilidade em ação."
– Bhagavad Gita

CAPÍTULO X

A respiração, o relaxamento e as práticas de Asanas, em conjunto com a meditação diária em postura sentada, farão muito para criar uma mente equilibrada e feliz; entretanto, há momentos em que não temos muita sorte. Muitos de nós desenvolvemos hábitos de vida e pensamentos que minam nossa prática de yoga – hábitos que sabotam a paz de nossa mente, obrigam-nos a tomar atitudes que geralmente não tomaríamos e nos distraem daquilo que é realmente importante.

De onde surgem esses problemas, e o que a yoga nos diz sobre como viver sabiamente? Para responder a essas perguntas, precisamos primeiro entender como funcionamos em nosso ambiente. Nós necessitamos de comida, luz do sol, água, abrigo e um lugar seguro e confortável para dormir. A qualidade de nossa energia depende da qualidade desses ambientes externos; não podemos nos separar deles, não importa o quanto tentemos. Podemos, no entanto, revigorar-nos agindo em harmonia com essas necessidades, em vez de nos esgotarmos indo contra seu fluxo.

Às vezes, entretanto, não temos a noção de que estamos desperdiçando nossa energia; e, quando percebemos esse desperdício, não sabemos como alterar nosso comportamento. Precisamos de estratégias confiáveis para compreender nossa relação com o mundo e para melhorá-la quando necessário.

OS QUATRO ESTÍMULOS INSTINTIVOS

A yoga nos diz que muitos dos problemas surgem a partir do modo como lidamos com nossos estímulos instintivos: a necessidade por comida, sono, sexo e autopreservação. Essas necessidades primitivas são o que nos leva a executar muitas de nossas ações. Elas também são a força primária de nossa vida, e quando esses desejos são satisfeitos, ficamos felizes (ao menos momentaneamente); quando são frustrados, no entanto, ódio, ansiedade, orgulho e outras emoções negativas se apresentam. Essa dança entre os desejos e as emoções é sutil e assume inúmeras formas, mas raramente nos aproxima de um sentimento de satisfação interior. O desejo, uma vez satisfeito, rapidamente leva a outro.

É óbvio que nossos instintos primários podem nos criar problemas. Mas se canalizados sabiamente, esses mesmos instintos são capazes de alimentar nossos esforços criativos e compassivos, como também inspirar objetivos espirituais. O segredo é a consciência – conhecer a importância desses instintos e descobrir como trabalhar com eles. Dizem os iogues que, para viver uma vida equilibrada, é preciso regular com sabedoria nossos quatro estímulos instintivos. Examinemos brevemente cada um deles.

COMIDA

Era uma vez um santo que havia renunciado a tudo e cuja mente e corpo haviam se rendido à pura e sensível prática da yoga. Até que um dia, após jantar com um rei, ele foi inesperadamente tomado pela cobiça. Percebendo que o colar da rainha, repleto de gemas preciosas, estava em uma mesa próxima, ele o engoliu. Na manhã seguinte, após limpar seu sistema digestivo no decurso das abluções matinais, lembrou-se do que havia feito. Chocado, devolveu o colar imediatamente. E então, disposto a descobrir a causa desse estranho comportamento, ele sentou-se e refletiu.

E isso o levou a investigar a fonte do alimento servido na mesa do rei. Descobriu que os grãos

"Para aqueles que são moderados na comida e no prazer, cujas ações são disciplinadas, cujo sono e o caminhar são equilibrados, a yoga destrói toda a tristeza."

– *Bhagavad Gita, 6:17*

Como Melhorar Sua Digestão

- **Relaxe um pouco antes e após as refeições.**
- **Mastigue bem.**
- **Faça refeições regulares.**
- **Evite grandes refeições antes de ir dormir.**
- **Não coma demais.**
- **Evite o consumo de açúcar e cafeína nas refeições, ou próximo ao horário de suas refeições.**
- **Aprecie sua comida!**

servidos naquele dia haviam sido cultivados e vendidos por pessoas terríveis e gananciosas. Ele percebeu que sua mente havia sido pervertida ao comer esses grãos – sob essa influência, ele adquirira os mesmos hábitos que haviam motivado os fornecedores.

Essa história parece implausível sob um ponto de vista moderno, mas, na visão da yoga, a comida possui propriedades que se estendem para além de sua composição química. Ela influencia nossa vida física, mental e espiritual também. Em outras palavras, nós assumimos as características sutis daquilo que comemos.

A comida afeta a consciência influenciando primeiramente o equilíbrio de energia do corpo. Se estiver fora da validade, ou se for por demais processada, a comida já perdeu suas propriedades vitais; assim, o ato de comer leva-nos a um estado de fraqueza e letargia. Os alimentos que provocam agitação e são estimulantes (como café, açúcar e alimentos muito condimentados) promovem raiva, impaciência, ansiedade e estados mentais ligados ao medo. Por outro lado, muitos vegetais, frutas, grãos e legumes, assim como laticínios pouco processados, não são depressores, tampouco estimulantes. Suas características nutritivas e energéticas deixam-nos calmos, limpos e contentes. Eles aumentam as qualidades da mente e da saúde que pretendemos cultivar em nosso estilo de vida iogue. Disso segue que, ao combinar e preparar cuidadosamente nosso alimento, podemos aumentar a qualidade geral de nossa dieta e, assim, da vida. Mas de nada adianta a comida em perfeito estado se não conseguirmos assimilá-la ou digeri-la. Pode ser que tenhamos pouca influência sobre como nossos alimentos são produzidos, comercializados ou cozinhados, mas podemos escolher como iremos comer. A esse respeito, há algumas observâncias simples que irão surtir uma influência positiva sobre como a comida nos afeta.

Uma delas é comer proporcionalmente, de acordo com nossa fome. Comer em excesso é como empilhar lenha demais em uma fogueira. Isso cria uma crise interna em que toda a nossa energia corre para lidar com a sobrecarga, e acabamos por cair no sono, ou então nos sentimos sem vigor, letárgicos e intoxicados.

Similarmente, comer ao longo do dia não dá chance de descanso para o sistema digestivo. Isso se aplica também a comer durante a madrugada. A digestão é mais eficiente quando as refeições são feitas em horários regulares; as grandes refeições devem ser feitas próximas ao meio-dia, hora em que a digestão está no auge.

Comer com pressa, ou quando estiver zangado, chateado ou preocupado interfere na digestão. O sistema nervoso parassimpático (que promove a digestão) funciona melhor quando estamos calmos e receptivos, e funciona deficientemente quando estamos estressados. E o que é pior: quando comemos com pressa, não conseguimos trazer a consciência para o processo digestivo, e nos privamos da nutrição em seus níveis mais profundos e sutis.

A comida sustenta a vida, e comer calmamente, com plena consciência e gratidão, nutre a mente e o espírito assim como o corpo; isso nos conecta tanto com o mundo exterior quanto com nossa própria natureza interior. Então reserve um momento antes de comer para agradecer silenciosamente por seu alimento, recordando a proveniência e o propósito deste, de modo que seja integrado no todo de sua vida. Então desfrute plenamente dos sabores, cores e texturas de sua refeição.

Como Melhorar Sua Dieta

- Mantenha um registro daquilo que come e quando come.
- Reduza ou elimine os lanches.
- Reduza a ingestão de gordura, açúcar e carne.
- Coma calmamente, com gratidão e de forma consciente.
- Faça mudanças em sua dieta gradativamente.

Essas sugestões não são rígidas, e você terá de experimentar para ver qual delas funciona melhor para você. Não se torture enquanto se move em direção a escolhas alimentares mais saudáveis. Conforme for se tornando mais sereno e disposto com a prática da yoga, você irá naturalmente gravitar para a dieta que dará apoio ao seu estado – uma dieta baseada nas profundas necessidades do corpo e da mente, não apenas nos gostos ditados pelo paladar.

SONO

As quatro necessidades são inter-relacionadas, então quando uma delas é mal administrada, afeta todas as outras. Se você estiver comendo alimentos secos, por exemplo, precisará de mais tempo de descanso do que se estivesse comendo alimentos frescos. Embora o alimento seco possua nutrientes suficientes para sustentar a vida, possui menos vitalidade se comparado a um pêssego tirado de uma árvore, ou um tomate fresco do jardim. Em outras palavras, quando estiver se sentindo cansado, talvez você esteja se privando desse tipo de vitalidade, e não do sono.

O sono é parte de um quadro maior – sua qualidade é afetada pelas mesmas condições que nos perturbam quando estamos acordados, mas durante o sono elas nos afetam em um nível mais sutil. Por isso, às vezes dormimos por horas e não nos sentimos totalmente descansados. Se mudarmos nossa dieta, praticarmos Asanas, pranaiama, meditação e administrarmos bem nossas emoções e relacionamentos, iremos melhorar a qualidade de nosso sono e diminuir a quantidade necessária de horas dormidas, invertendo assim a tendência ao esgotamento.

O mesmo acontecerá se mudarmos nossos hábitos de sono. Por exemplo, experimente ir para a cama na hora certa e levantar na hora certa, e veja se a qualidade de seu sono melhora. Vivendo em um mundo climaticamente controlado e artificialmente iluminado, a tendência é esquecermos que estamos energeticamente conectados com o ritmo das estações e dos dias, e que funcionamos de modo bem mais eficiente quando temos uma rotina de horários regulares. Uma vida regrada (mas sem rigidez) tem o poder de promover boa saúde, renovar as energias, focar a atenção e abastecer a criatividade.

Cultive o apaziguamento do sistema nervoso e da mente antes de ir para a cama, e evite atividades que causem agitação ou perturbação, incluindo exercícios extenuantes (alongamentos suaves são excelentes, caso você esteja tenso ou com muita energia nervosa). Deixe que o período antes de ir dormir se transforme em um momento de reflexão silenciosa, relaxamento e meditação. Tome um banho quente. Encontre algo em seu dia pelo qual seja grato, e algo que o estimule a seguir adiante no dia seguinte.

Se tiver problemas para adormecer, considere reduzir seu consumo de cafeína, especialmente no final do dia. Uma xícara de café após o lanche da tarde pode acabar mantendo você acordado até a hora de dormir, ou até mesmo durante a noite; você continuará sentindo-se cansado e incapaz de cair no sono. E isso fará com que deseje, logo de manhã, outra xícara de cafeína para ter ânimo depois de uma noite mal dormida.

Conforme sua prática da yoga se desenvolve, você perceberá que precisa dormir menos e que deseja levantar-se mais cedo pela manhã. Como acontece com qualquer hábito, uma mudança gradual tem muito mais chances de ser bem-sucedida do que uma mudança abrupta; então, durante uma ou duas semanas comece levantando diariamente 15 minutos antes do que geralmente costuma fazê-lo e veja como se sente. Quando estiver preparado, reduza em mais 15 minutos o horário de acordar. Dessa forma será possível adicionar uma refrescante meia hora ao seu dia com relativa

Um Experimento de Sono

Ir para a cama na hora certa é energizante,

enquanto ficar acordado depois do horário usual de sono, ainda que por apenas meia hora, pode exaurir a energia do dia seguinte. Um simples experimento irá demonstrar como o horário de dormir afeta a maneira como você se sente e pensa, além de conscientizá-lo de seus hábitos atuais.

Para começar, pergunte a si mesmo: "Qual é o melhor horário para ir dormir?". Durante uma semana, anote o horário escolhido e os horários em que você de fato foi dormir (isso quer dizer o momento em que você se deita na cama, apaga as luzes e se prepara para dormir). A cada dia, dê uma nota à qualidade de seu sono e à sua energia, em uma escala de 1 a 10. Anote qualquer tendência ao final da semana:

Dia	Horário de Dormir	Qualidade do Sono (1-10)	Nível de Energia no Dia Seguinte (1-10)

É difícil fazer mudanças repentinas em algo tão bem ensaiado como os hábitos de sono, então faça essa mudança gradualmente. É provável que você descubra que ir para cama no horário adequado proporciona grandes benefícios.

facilidade. Antes de dormir, estabeleça mentalmente a hora em que quer acordar. Ou então, use um alarme agradável, e não um que o acorde de supetão.

Problemas para adormecer?

Essa técnica simples fará você adormecer, contribuindo para um sono mais tranquilo. Ela utiliza uma respiração com pouco esforço, na proporção dois por um, ou seja, expire pelo dobro de tempo em que inspira. Observe sua respiração atenciosamente. Respire sem pausas, solavancos ou tremores. Vá para cama e:

Respire oito vezes deitado de costas;
Respire 16 vezes deitado do lado direito;
Respire 32 vezes deitado do lado esquerdo.
Bons sonhos!

– Do artigo "Taming the Rollercoaster", da revista *Yoga International*.

DESEJOS

Na tessitura da vida há ainda mais duas forças poderosas: a necessidade de sexo (e outros prazeres sensuais) e a necessidade por autopreservação. Aqui (como ocorre com alimentação e sono), a yoga nos leva a meio caminho de uma abordagem. Quando uma das necessidades primitivas é rigidamente controlada ou suprimida, o efeito é uma perturbação nas outras. A privação de sono, por exemplo, pode levar os hábitos alimentares a uma situação descontrolada. Por outro lado, você não deve ceder totalmente às quatro necessidades primitivas como se elas fossem a principal razão de viver.

A verdadeira medida de toda experiência sensual é seu efeito sobre os pensamentos, emoções, senso de humor e energia. A melhor forma de administrar essa necessidade é criar uma atmosfera de moderação. Nesse caso, a satisfação dos sentidos não leva à compulsão nem à dependência. Quando o prazer pode ser vivenciado sem culpa ou agitação, e se não ficamos obcecados com ele, então não atrapalha nosso equilíbrio. Mas se a mente sai do eixo por causa de uma experiência prazerosa, então a causa da perturbação terá de ser identificada por meio de uma cuidadosa autobservação e trabalhada por meio da autodisciplina.

A chave para administrar nossos desejos é cultivar uma atitude de contentamento, porque felicidade, de acordo com os sábios, não é resultado de se obter o que se quer, mas de estar contente com aquilo que já se tem, sem anseios e expectativas. Com essa mentalidade, temos a escolha de repousar nossos sentidos de tempos em tempos. Essa é a ideia por trás, por exemplo, dos períodos voluntários de jejum, de silêncio ou de abstinência de sexo. Com a prática, iremos não somente rejuvenescer o corpo como também a mente, e ambos nos darão a oportunidade para aprofundar a consciência espiritual.

AUTOPRESERVAÇÃO

A necessidade de autopreservação é profundamente arraigada em todos nós. Quando somos ameaçados por algum perigo, ela é automaticamente ativada na forma de medo, ansiedade e ódio – emoções poderosas capazes de mobilizar tremendas quantidades de energia. Infelizmente, no entanto, no caso das questões cotidianas essas reações são às vezes desproporcionais aos perigos que geralmente encontramos, e os níveis demasiados de apreensão e ódio acabam pesando no corpo e na mente.

Normalmente equiparamos a autopreservação com o instinto básico de sobrevivência, mas ela tem uma dimensão mais sutil também. Cada um de nós está ligado a várias coisas que não são essenciais à sobrevivência, mas que, apesar disso, são preciosas para nós. Por meio dessas ligações, criamos inúmeras identidades (ou objetos que as representam). Por exemplo: o lugar reservado para nós em um banquete matrimonial pode indicar nossa posição social; nossa coleção de discos de jazz talvez seja o último resquício de orgulho pelo talento musical que tínhamos na infância; um carro novo tem grandes chances de simbolizar nosso poder aquisitivo. Quando essas identidades (ou objetos que as representam) correm risco, desencadeia-se a necessidade da autopreservação, às vezes como se nossa própria vida estivesse sendo ameaçada. E quanto mais rigidamente nos apegamos a identidades, mais à flor da pele fica nosso sistema de alarme emocional.

Administrar a necessidade de autopreservação requer sabedoria e discernimento. Na yoga, nunca somos instados a violar nosso bom senso, ou a ignorar os medos e preocupações adequados, e certamente não precisamos desistir de nossas posses e de nossa posição social para ficar interiormente equilibrados. Entretanto, podemos suavizar a rigidez de nossos apegos para que eles não nos criem problemas.

É possível aprender a moderar reações, reconhecer e classificar o que é essencial e não essencial. Sem tal flexibilidade, o medo e o ódio irão afetar nossa saúde, nossa paz mental e levar-nos para longe de nossos objetivos.

DEZ PRINCÍPIOS DA AUTORREGULAÇÃO

Já sabemos que, se as quatro necessidades primitivas não forem sabiamente equilibradas, elas nos levam a hábitos de autodefesa que são difíceis de superar. A tradição yoga nos oferece um caminho para mudar os padrões habituais de improdutividade por meio de um conjunto de dez poderosas diretrizes para a vida diária: os *iamas* (restrições) e *niamas* (preceitos), os dois primeiros degraus da raja-yoga. Os iamas e niamas nos mostram como administrar o relacionamento com nós mesmos, com outros e com o mundo à nossa volta. Eles nos habilitam à autotransformação e permitem-nos trazer nossas metas espirituais para a vida diária.

Os cinco iamas (as restrições) interrompem o vazamento de energia que ocorre quando estamos perdidos nas quatro necessidades primitivas. Eles nos alertam para quando nossas ações ficam fora de sincronia com nossas aspirações espirituais, e levam-nos a restringir sentimentos improdutivos, substituindo-os por novos e mais produtivos. Pela prática dos iamas, aprendemos a compreender o processo psicológico por trás de nossas ações e também a forma mais adequada de administrarmos nossas perturbações emocionais.

Os cinco niamas (os preceitos) são ferramentas construtivas para cultivarmos felicidade e autoconfiança, e as oportunidades para praticá-las surgem não importa onde estejamos. Se os iamas são como as margens de um rio, restringindo o fluxo desordenado de energias interiores, então os niamas são as disciplinas e observâncias que o impulsionam a todo vapor em direção à sua meta.

As restrições	***Iamas***
não violência	ahimsa
veracidade	satya
não roubar	asteya
moderação dos sentidos	Brahmacharya
ausência de cobiça	aparagraha
As observações	***Niamas***
pureza	shaucha
contentamento	santosha
autodisciplina	tapas
estudo de si mesmo	svadhyaya
autodevoção	Ishvara pranidhana

AS CINCO RESTRIÇÕES (IAMAS)

Não Violência (Ahimsa)

Em sânscrito, o prefixo *a* significa "não", enquanto *himsa* significa "prejudicial, ferindo, matando ou fazendo algo violento". Ahimsa, o primeiro dos cinco iamas e o que fica na mais alta posição entre eles, é a prática do não prejudicial ou da não violência. Esta é a chave da qual falam os sábios: manter tanto uma relação harmoniosa com o mundo quanto uma vida interior tranquila.

Ahimsa surge por meio da conscientização, a mesma habilidade praticada durante os Asanas e a meditação. Ao fazermos uma autobservação nos termos de Ahimsa, podemos ver quase toda a invariável espiral de medo, ódio e a culpa que antecede ações agressivas, sendo então capazes de perceber como a violência resulta muitas vezes da projeção de nossa própria dor nas coisas e pessoas à nossa volta. Com prática, a percepção dessas pistas internas nos alerta para quando algo está errado, permitindo assim que paremos, por conta própria, de reagir com hostilidade automática.

Em seus níveis mais profundos, Ahimsa é mais uma consequência natural da yoga do que um processo consciente. Conforme nossa jornada se desdobra, ela nos leva à consciência pacífica e ao núcleo permanente de nossa verdadeira natureza; o desejo de evitar o prejudicial é uma expressão espontânea dessa consciência. Passamos a perceber que o interior alheio é idêntico ao nosso interior, e desejamos que nenhum mal chegue a outro ser vivo.

Mas muitas vezes a prática de Ahimsa fica mais desafiadora quando aplicamos o princípio da não violência a nós mesmos. A autocrítica, a dúvida sobre as próprias capacidades, a inabilidade de perdoar nossos erros do passado, além do exigir demais de si mesmo: tudo isso mina nossa confiança e vontade própria. E uma vez que perdemos nosso equilíbrio, então medo, ódio e culpa nos deixarão vulneráveis e propensos a pensamentos negativos.

O princípio do não prejudicar reverte esse processo e mostra-nos como amar a nós mesmos e aos outros, de modo que, quando Ahimsa é totalmente adotado, a confiança interior emerge de uma forma surpreendente e poderosa. Grandes professores de todas as épocas reforçaram a ideia de que praticar a não violência pode transformar a nós mesmos e ao nosso universo. Por exemplo, o primeiro grande preceito atribuído à antiga filosofia grega por Hipócrates, o pai da medicina moderna, era o seguinte: "Não pratique o mal".

É verdade que Ahimsa nos admoesta a manter um controle interno, mas não impede que ajamos assertivamente quando necessário. Uma vez que nos comprometemos com a não violência, procuramos mais ativamente outras formas de lidar com os conflitos, de evitar a dor e de suprir nossas necessidades. Mas isso é um processo que vem com o tempo; conforme a experiência do não prejudicar integra-se à nossa vida diária, ela exerce sua magia particular em nós e em todos os que nos cercam.

Veracidade (Satya)

A palavra *sat,* em sânscrito, significa "aquilo que existe, aquilo que é". *Satya*, por sua vez, significa "*veracidade*" – ver e relatar as coisas como elas realmente são, e não como gostaríamos que fossem. Quando somos verdadeiros, a vida é descomplicada e bem ancorada; mas quando tentamos ocultar ou modificar nossa realidade, nossos motivos são suspeitos, nossa confiança em nós mesmos e nos outros é prejudicada.

Satya é um desafio tanto para o coração como para o intelecto. Muitas vezes, quando somos tentados a agir ou falar de forma mentirosa é porque tememos que, se formos verdadeiros, criaremos conflitos na vida, ou nos desviaremos daquilo que realmente desejamos. Então, para evitar essa dor, não chegamos a contar mentiras abertamente, mas simplesmente distorcemos um pouco as coisas. Acabamos obtendo o que desejamos por meias verdades que parecem muito fáceis de justificar, e desenvolvemos um padrão – difícil de reverter – em que enganamos a nós mesmos. O objetivo de Satya é evitar que nos emaranhemos cada vez mais nessa teia, perdendo a capacidade de observar nossos pensamentos e sentimentos de desapontamento com relação à realidade.

Tal como acontece com todos os iamas, a tarefa de trabalharmos com a veracidade nos leva a duas direções. Interiormente, aprendemos a reconhecer a cascata de medos e outras emoções negativas que nos levam a distorcer a realidade. Então, uma vez que tivermos entendido e processado esses medos, os pensamentos, discursos e ações poderão ser realinhados com a verdade, e seremos capazes de olhar mais profundamente para nossas necessidades e desejos. Exteriormente, na prática da Satya, nos refreamos para não mentir.

Porém, quando nos relacionamos com os outros, ser verdadeiro não é uma desculpa para sair dizendo ao mundo aquilo que de fato pensamos. A veracidade não substitui diplomacia e discernimento – lembre-se de que estamos praticando também a lição do não prejudicar. Satya significa estar atento ao fato de que falar a verdade pode causar dor; assim, é necessário dizê-la com gentileza, compaixão e também com clareza. Isso significa olhar as coisas sob uma perspectiva positiva e agir com diplomacia diante do negativo. Em outras palavras, quando for necessário falar verdades desagradáveis, devemos fazê-lo sem a intenção de machucar e falando da forma mais direta possível.

Por fim, a veracidade preserva a ordem interna. Pense que devemos permanecer com os pés no chão, tanto internamente quanto em nosso relacionamento com os outros. A estabilidade gerada por isso nos leva cada vez mais a verdades mais sublimes, aquelas que nos inspiram em nossa busca pela paz interior.

Não Roubar (Asteya)

A palavra *steya* significa *"roubar"*. Quando combinada com o prefixo *a*, seu sentido é invertido, de modo que *asteya* significa "não roubar". Esse é o terceiro iama, a proibição de tomarmos para nós mesmos aquilo que pertence aos outros. Estamos mais propensos a associar o roubo a objetos tangíveis, mas os intangíveis, como informações e favores emocionais, são provavelmente os mais roubados em nosso mundo. E embora a maioria de nós roube de forma não intencional e não habitual, o ato não está assim tão distante de nossa mente como imaginamos.

A necessidade de roubar surge da sensação de infelicidade, incompletude e inveja que prosperam da crença de que somos injustamente privados, ou do medo de não conseguirmos o que queremos. O ódio, às vezes, é usado para justificar o impulso do roubo, e o sigilo é seu constante aliado. Como em muitas outras situações nas quais desperdiçamos nossas energias imprudentemente, o resultado é que perdemos nossa autoestima, e o maior ladrão aqui é nossa própria sensação de vazio. O processo psicológico que leva ao roubo é como colocar leite em uma tigela furada – não importa o quanto é colocado, a tigela sempre ficará vazia. Nossas necessidades emocionais não são atendidas pelo simples fato de possuirmos algo que não é nosso por direito.

A receita é tapar o buraco da tigela. Sempre que o pensamento de obter algo ilícito surgir, deixe-o de lado imediatamente. Não hesite em fazer isso para tudo aquilo que vier ao seu encontro fora dos meios legítimos. Sua felicidade depende inteiramente dos recursos de sua própria vida; tendo isso em mente, esta ficará imediatamente livre da culpa e preenchida de uma tranquila confiança.

Mas se a prática da Asteya é um problema para você, a solução é doar. Raramente nos recordamos com satisfação das coisas que tomamos, mas nos lembramos com alegria das coisas que demos. Então doe comida, doe dinheiro, doe tempo. Pratique a doação sempre que puder. Já que a riqueza, em última instância, é um estado da mente, você irá se sentir cada vez mais rico. De fato, os grandes textos iogues dizem que, se a doação for abnegada e desapegada, o senso interior de riqueza irá trazer a riqueza exterior.

Moderação dos Sentidos (Brahmacharya)

A tradução literal de *Brahmacharya* é "caminhar na consciência de Deus". Na prática, isso significa que a Brahmacharya transforma a mente por dentro, equilibra e supervisiona os sentidos e nos leva a um estado de liberdade com relação às dependências e desejos mundanos. Os iogues dizem que, quando a mente está liberta das dominações e prazeres dos sentidos, estes são substituídos pela mais completa alegria interior.

O problema, no entanto, é que a mesma mente acostumada a se banquetear nas experiências sensuais está sendo convidada também a se autorregular. Como consequência, ela pode justificar facilmente a própria abertura aos prazeres sensuais, mas luta para encontrar até mesmo umas poucas razões para fechar-se a tais prazeres.

Brahmacharya oferece uma estratégia prática para lidarmos com esse dilema, uma estratégia simples que trata de forma gentil um dos problemas mais difíceis da vida: quando os sentidos estão despertados e ativos, Brahmacharya nos aconselha a observá-los e permitir-lhes uma atividade moderada, para então pará-los. Isso de modo algum é algo repressor para os sentidos, pois a mente tem assim a chance de deslocá-los para bem longe das distrações. Trata-se de ter o bom senso para lembrar, em meio a uma pizzada, ou a um delicioso encontro com uma barra de chocolate, daquele princípio surpreendentemente efetivo: aprecie com moderação. Quando sua mente lhe diz que está agindo imoderadamente, simplesmente pare.

Mas o que é moderação? Às vezes a mente é tão confundida pelos sentidos que perdemos todo o senso de proporção. O truque é lembrarmos que tanto o abuso quanto a repressão esgotam nossa energia vital. Ambos nos deixam inseguros e ansiosos, o que dificulta reunir nossas energias novamente. Então, quando os prazeres sensuais parecem causar-nos fraqueza ou direcionar a energia de forma prejudicial, é preciso ficar atento a eles.

As variações de Brahmacharya vão desde uma prática mais bem estruturada até uma bastante intuitiva. Alguém que deseja barras de chocolate talvez necessite impor a si mesmo o limite de apenas uma por dia, enquanto outra pessoa que raramente come doces pode ir em frente e comer um quando surge a necessidade. Outro fator que irá nos ajudar a conservar energia e manter nossa mente focada e dinâmica são as escolhas sábias com relação aos livros e revistas que lemos, os filmes a que assistimos e as companhias com que andamos. A moderação em todas as atividades sensuais, a ponto de não ficarmos presos a elas, bem como a fidelidade ao parceiro em um relacionamento de apoio mútuo, são o caminho do meio de Brahmacharya.

Abster-se do Desejo de Posse (Aparigraha)

Graha significa "compreender" e *pari* significa "as coisas", de modo que *Aparigraha* significa "compreender as coisas", ou seja, abster-se do desejo de posse. Isso nos ajuda a alcançar uma relação equilibrada com tudo aquilo que chamamos de "meu".

Nossa relação com um objeto no mundo muda quando nos tornamos seus donos. A transição é sutil, mas é fácil dizer quando o processo já saiu do controle. Alguns sinais evidentes são: tomamos mais cuidado com objetos que possuímos do que com os que pertencem a outra pessoa; relutamos em compartilhar aquilo de que já temos o suficiente; adquirimos mais do que realmente precisamos; a grande quantidade de coisas que possuímos nos onera. Em outras palavras, quando nos identificamos excessivamente com nossos bens (obtendo-os, apegando-nos a eles, ou lamentando sua perda), precisamos de Aparigraha.

Existe uma máxima iogue que deixa tudo isso bem claro. "Todas as coisas do mundo", diz, "são nossas para usar, mas não para possuir." Essa é a essência de Aparigraha.

Toda vez que nos apegamos a posses, somos possuídos, ansiosamente apegados a nossas coisas e ávidos por mais. Por outro lado, quando fazemos bom uso de nossas posses, elas vêm até nós e as aproveitamos com alegria. Não ficamos emocionalmente dependentes de nossas coisas, que então não exercem poder sobre nós nem levam a falsas identificações ou expectativas.

Em última instância, Aparigraha se estende ao campo das relações interpessoais. Quando dependemos demais dos outros, entregamo-nos ao relacionamento muito mais do que seria saudável, substituindo a troca mútua pela necessidade tacanha de controle, ou por tentativas de aumentar a autoestima obtendo o amor do outro – é aí que se revelam as falhas em nossas perspectivas subjacentes. A prática de abster-se do desejo de posse esclarece nossas pressuposições e guia-nos de volta ao conhecimento de que, apesar de não possuirmos as outras pessoas, podemos estabelecer uma relação saudável e produtiva com elas.

OS CINCO PRECEITOS (NIAMAS)

Purificação (Shaucha)

Shaucha significa "purificação; limpeza". Trata-se de um conjunto de técnicas de limpeza do corpo e da mente, e já foi até considerado a meta de todo o sistema da yoga. Qual a razão de tanta importância? Os sábios dizem que Shaucha não é somente a fundação para a saúde do corpo, ela também é a porta de entrada para nos aprofundarmos em estados mais tranquilos de meditação.

É fácil identificar as conexões entre purificação e saúde. As melhorias no saneamento ocorridas no século passado, por exemplo, aumentaram exponencialmente a expectativa de vida dos seres humanos. A necessidade de limpeza, tanto na manipulação dos alimentos quanto nos procedimentos médicos, estabeleceu-se como algo básico. A purificação possui, entretanto, uma relação mais íntima com nossa saúde. O corpo, a respiração e a mente passam sempre por constantes mudanças: as células velhas são substituídas por outras novas, a respiração vai e vem, os pensamentos entram e saem em uma procissão aparentemente infindável. Em cada camada de nosso ser, nutrientes são continuamente levados para dentro de nosso ser, enquanto os resíduos são descartados.

Os bloqueios no fluxo, em qualquer nível, são um convite aos problemas. Sob o ponto de vista iogue, o acúmulo de resíduos internos (seja na forma de alimento não digerido, ou de alguma experiência indigesta) é a principal causa de doenças. O alvo de Shaucha é a remoção de toxinas e resíduos internos, bem como uma sábia seleção de quais alimentos, emoções e pensamentos podem entrar.

Quando o corpo é purificado, ele desfruta de saúde física; quando a mente é purificada, ela se torna cada vez mais lúcida, amigável e alegre. Ela não se agarra ao medo e ao ódio, e as dúvidas sobre nosso próprio valor desaparecem rapidamente. Esses benefícios são tanto internos quanto externos, e acontecem por meio da prática da yoga.

Não é difícil reconhecer momentos na vida em que a Shaucha pode ser aplicada produtivamente. O segredo é compreender esses momentos e usá-los. Conforme dizem os textos, uma vez que o coração é purificado, então a mente se torna unidirecional; quando a mente é centrada, os sentidos tornam-se mais calmos; e quando os sentidos estão calmos, pavimenta-se o caminho para a autoconscientização.

Contentamento (Santosha)

A palavra *santosha* significa "contentamento", bem como "deleitar, felicidade, alegria". Temos a tendência a relacionar tais coisas com a satisfação dos desejos, mas os iogues alertam que o verdadeiro contentamento é algo bem diferente. A felicidade que surge com a satisfação de desejos, apontam eles, logo será encoberta pelo nascimento de mais desejos e frustrações. O contentamento, afirmam, é muito diferente, pois desdobra-se em uma experiência de aceitação da vida, de nós mesmos e de qualquer ser vivo que seja trazido até nós. O contentamento é um aspecto do viver para o momento. Quando estamos contentes, estamos felizes. Portanto – e esse é o segredo desse niama – pelo poder do contentamento a felicidade torna-se uma escolha nossa.

Mas como alcançamos o contentamento, se interiormente estamos desapontados e esforçando-nos por mudanças e melhorias? A resposta é mais prática do que se pode imaginar: nós o criamos. Comprometemo-nos com a premissa iogue segundo a qual tudo o que temos no momento presente é o suficiente. E uma vez que fazemos isso, a felicidade encontra um lugar estável na vida; sejam quais forem nossas aspirações para o futuro, iremos simplesmente adicioná-las à nossa alegria.

Praticar o contentamento significa desprender-se do passado.

Isso não quer dizer que devemos nos condenar por nossas faltas passadas, ou por não sermos mais ricos, ou mais bem-sucedidos do que somos. Significa que devemos libertar a mente das expectativas. Então iremos ver a vida em seu contexto mais amplo, sendo capazes de atravessar seus altos e baixos com equanimidade. O contentamento permite-nos saber que estamos realizando o esforço certo. Ele também nos levará ao próximo niama, *tapas*, que o complementa e completa.

Autodisciplina (Tapas)

A definição literal de *tapas* é "calor"; nesse caso, o calor que acumulamos durante os períodos de esforço determinado. Tapas acompanha qualquer atividade que seja disciplinada, voluntária, feita de bom grado e com o objetivo de provocar alguma mudança – seja melhorar a saúde, mudar de hábitos, aperfeiçoar a concentração ou ter novos rumos na vida. Tapas concentra a energia, cria fervor e aumenta força e confiança. A prática dos Asanas é uma das formas de Tapas para o corpo; a meditação é um Tapas que purifica e foca a mente.

Entretanto, Tapas é mais do que uma ação específica: é o esforço interno que acompanha a ação. Ele combina com qualquer tarefa, mesmo algo mundano como limpar o chão do banheiro. Qualquer que seja a maneira pela qual realizamos nossas ações com toda a determinação e esforço, elas são realizadas com Tapas. Como um feixe de luz que pode ser focado e realinhado em um poderoso lazer, assim faz nossa determinação ao concentrar diferentes energias para assim aumentar nosso fogo interno. Longe de ser uma disciplina rude e austera, o verdadeiro Tapas gera ardor e entusiasmo.

Qual é o valor de realizarmos ações conscientemente determinadas e autodisciplinadas? Pense em uma pilha de madeira sendo gradativamente consumida por um fogo constante. O fogo irá ao mesmo tempo purificar e transformar; as impurezas serão reduzidas a cinzas, enquanto as energias contidas na madeira serão liberadas na forma de luz e calor. Tapas age de forma similar. Ele reduz a cinzas a letargia, a preguiça, o desânimo, a dúvida e os efeitos ruins de ações passadas; assim, libera energia, calor e, em nosso caso, felicidade e ações produtivas.

Um conselho prático sobre Tapas: seja realista. Pelo ardor de Tapas, talvez queiramos fazer mudanças saudáveis em nossas vidas; a melhor abordagem para isso é focar-se somente em uma ou duas mudanças de cada vez. Dê poucos passos que possam ser realizados com sucesso. Substitua os hábitos prejudiciais por outros melhores. E, por fim, se perceber que só pensa no fracasso, lembre-se de que a culpa amplia seus efeitos negativos e mantém você aprisionado ao evento que a gerou em primeiro lugar. Perdoe-se enquanto reconstrói sua determinação e autodisciplina.

Autoestudo (Svadhyaya)

Svadhyaya significa literalmente "recolher (relembrar, contemplar, meditar) em si mesmo". É o esforço para conhecer a si mesmo, que brilha no núcleo mais profundo do ser. Até agora, no entanto, deve ter ficado claro que, dentro da yoga, o contexto da expressão "si mesmo" requer um exame cuidadoso. Em seu setido mais comum, o "estudo de si mesmo" implica autoanálise: o esforço para compreender claramente nossa personalidade. A yoga aborda esse estudo de uma forma bastante diferente. Ela reconhece que uma análise assim pode prover informações importantes. Entretanto, para os iogues, por mais que nos dediquemos à autoanálise, ela não nos aliviará das tensões da existência diária. Por isso, precisamos nos aprofundar.

O estudo de si mesmo começa com o estudo dos manuscritos que nos inspiram a sentir a presença do espírito que reside em nós. Eles nos encorajam, mostrando como a vida se transforma quando aprendemos a concentração e o repouso internos. O *Bhagavad Gita*, por exemplo, descreve a alegria da consciência de si: "Aquele cuja alegria está dentro, que encontra o contentamento dentro, cuja luz está dentro – esse iogue alcança felicidade permanente do si mesmo". (5:24)

Mas por mais inspirador que ele seja, de nada adianta esse conhecimento se não pudermos aplicá-lo na prática. No segundo estágio do estudo de si mesmo, ganhamos um conhecimento por meio do esforço na prática dos iamas e niamas, dos Asanas, da respiração consciente, da meditação e de aprender a reconhecer quando estamos em harmonia com nossos objetivos e quando agimos contra eles de forma inconsciente. Nesse estágio, a autoconsciência, a contemplação e a atenção são poderosas ferramentas.

Com o tempo, o estudo de si mesmo é direcionado cada vez mais para o interior. Quando os mantras são introduzidos na prática de meditação, isso estabelece um elo direto com o lado mais interno. Sentimos uma quietude interior, estado este que permanece em nossa vida diária, reduzindo conflitos e chamando-nos de volta novamente quando a hora de nossa meditação se aproxima.

O estudo de si mesmo não é prescritivo. Qualquer prática da yoga pode fazer parte dele, como o podem as palavras dos iogues, santos e sábios e a inspiração transmitida pelos professores aos quais somos levados. Siga seu coração na escolha do caminho de estudo e deixe-se nutrir por ele.

Devoção (Ishvara Pranidhana)

Ishvara refere-se a toda consciência onipresente; *pranidhana* significa "render-se". Juntas, essas palavras são frequentemente traduzidas como "devoção", último e mais importante dos niamas e talvez o que os alunos sentem mais dificuldade em adotar. O problema, é claro, encontra-se na palavra "devoção". Para muitos de nós, isso implica a derrota de nossa vontade, oprimida e forçada à submissão. E o que pode ser mais ofensivo para nosso senso de independência e autorresponsabilidade do que isso?

Para entendermos a importância de Ishvara Pranidhana, vamos rever as quatro necessidades instintivas: comida, sono, sexo e autopreservação. Apaziguá-las é um trabalho sem fim. Elas podem ser reguladas, mas nunca completamente satisfeitas. Quando as quatro necessidades ditam o fluxo da vida, a busca pela felicidade inevitavelmente torna-se dependente dos fatores externos. E um dos propósitos dos iamas e niamas é regular nossas vontades para que a vida não vire um interminável ciclo de desejos e apegos.

No entanto, além das quatro necessidades primitivas existe outra forte pulsão interna: a necessidade de autorrealização. Tão poderosa e inesgotável quanto as outras quatro, essa quinta necessidade é preenchida pela atenção à nossa vida interior, e seu chamado é a voz de nosso eu interior. Quando o mundo exterior nos distrai, ela escapa, só para retornar mais tarde e chamar novamente.

A yoga nos mostra como responder a esse chamado. Por meio das experiências práticas que reunimos em nossa busca, somos inspirados a praticar mais. Nosso entusiasmo é testado e fortalecido pelas demandas da vida diária. É possível que algumas de nossas escolhas pareçam ilógicas àqueles que desconhecem nossa jornada interior, mas ficamos tranquilos com relação ao rumo que nossa vida tomou.

Essa entrega, então, não é um processo de derrota ou submissão negligente a uma vontade alheia. É o ato de nos devotarmos a um propósito elevado; quando o fazemos, sentimo-nos reanimados e revigorados. Isso pode ocorrer em meio a um processo de tomada de decisão, ou ao descobrirmos um ponto de vista melhor. Na maioria das vezes, entretanto, a entrega ocorre quando estamos meditando, quando deixamos de lado os pensamentos e desejos que aprisionam nosso processo de pensamento e damos atenção unidirecional ao centro de nosso ser. É nesses momentos que transcendemos a limitação de nossos apegos e sentimos a presença de nossa quietude interior. Seja qual for a forma como isso se apresenta, essa experiência, dizem-nos os sábios, guia-nos pela plenitude e preenchimento da busca interior.

Juntando Tudo

Cada um de nós aborda a yoga sob um ponto de vista diferente, e a grande variedade de caminhos e práticas a escolher pode facilmente trazer uma sensação esmagadora. Você terá de experimentar a fim de encontrar os mais adequados a você – um caminho que se encaixe em sua personalidade, uma seleção bem equilibrada de práticas e um nível de compromisso proporcional ao tempo.

O conjunto de disciplinas da yoga que você escolher e o esforço que investir nelas chamam-se *sadhana*. Por exemplo, talvez você escolha praticar somente algumas poucas técnicas regulares que memorizou, ou então uma rotina bastante evoluída. Talvez você se dedique à leitura e ao estudo mais aprofundado, ou simplesmente fique feliz ao encontrar tempo para participar de uma aula semanal. Mas conforme as semanas e os meses vão passando e sua prática continua ininterruptamente, ela se tornará seu sadhana.

Se fosse para organizar sua prática diária, como ela seria? No começo da manhã, a mente é mais receptiva, fresca e impressionável. Tudo o que você colocar dentro dela nessa hora tende a dar o tom para o restante do dia. Por isso a manhã é considerada um horário precioso para a prática. À noite, à medida que as energias do dia se aquietam, surge outro momento natural para a prática, pois, conforme a noite cai, os pensamentos do dia podem ser processados e assimilados, e assim a mente torna-se profundamente consciente. Mas qualquer hora pode ser propícia à prática da yoga, e sua programação diária pode trazer outras oportunidades melhores e mais adequadas a você.

Pratique o que lhe for mais interessante. Por exemplo, se algo que você leu ou ouviu não faz o menor sentido, deixe-o de lado até ter reunido informações suficientes para entender. As rotinas da yoga mudam com o passar do tempo, então permita que sua prática amadureça por meio da leitura, participando de aulas e conhecendo pessoas que se interessam pela yoga. Quando questionado sobre qual a maior bênção que alguém pode receber no caminho da yoga, o sábio Vasishtha respondeu: *"A companhia de outros que estão no mesmo caminho"*.

Tentar aprender diversas e novas práticas de uma só vez pode ser tão improdutivo quanto investir pouca energia. Concentre-se em uma ou duas coisas a cada vez – no relaxamento diário, nas sessões de hata-yoga, na prática do pranaiama, na meditação, nas refeições nutritivas e no esforço de se manter calmo em situações que despertam fortes emoções. Incorpore gradualmente essas novas habilidades ao seu estilo de vida. Por fim, se ainda não compilou uma lista de práticas para si mesmo, aqui está uma seleção para todos os gostos.

Uma Amostra de Práticas Diárias

DE MANHÃ CEDO:

- Desapegue-se e limpe sua mente com um banho quente e uma lavagem nasal.
- Faça uma sequência de alongamentos e Asanas (um CD ou DVD com lições em áudio talvez ajudem).
- Pratique relaxamento (deite-se se já tiver feito seus Asanas).
- Faça algumas práticas selecionadas de respiração.
- Medite (isso pode ser feito antes da prática dos Asanas, se assim preferir).
- Mantenha-se em silêncio por algum tempo para contemplação, oração ou uma breve leitura reflexiva.
- Faça seu café da manhã composto de alimentos integrais.
- Planeje sua manhã – a hora do dia que muitas vezes é a mais produtiva.

NO MEIO DA MANHÃ:

- Uma boa hora para uma pausa e para a respiração diafragmática (abandone o café ou rosquinhas açucaradas; tente comer um pedaço de fruta, caso esteja com fome).
- Desprenda-se das tensões musculares com giros dos ombros, uma torção e uma inclinação lateral.

MEIO-DIA:

- Pratique alguns alongamentos ou a respiração alternada pelas narinas antes de almoçar.
- Faça uma pausa para uma respiração relaxada ou oração antes de comer.
- Faça uma refeição com alimentos integrais que satisfaça suas necessidades físicas e que não o leve à letargia após o almoço.

- Caminhe um pouco para ajudar a digestão antes de voltar a outras atividades.

NO MEIO DA TARDE:

- Cheque sua respiração e garanta que ela esteja livre e diafragmática.
- Algumas poucas torções espinhais, sentado em sua cadeira, poderão aliviar a tensão.
- Planeje o restante de seu dia, lembrando que esse é o último período produtivo da jornada para trabalhos e atividades; ou seja, use essas horas para realizar tarefas corriqueiras, amarrar as pontas soltas e para preparar-se para o dia seguinte.

FINAL DA TARDE:

- Uma boa hora para exercícios ativos, como nadar, jogar tênis ou fazer uma aula de hata-yoga.
- Finalize com um breve exercício de respiração e um pequeno relaxamento para aliviar as tensões do dia e se preparar para a noite.

AO CAIR DA NOITE:

- Prepare o jantar tendo em mente grãos, legumes e hortaliças; termine de comer cedo, e coma somente aquilo que seu organismo consegue digerir; então, prepare-se para dormir.
- Relaxe depois do jantar fazendo um pouco de jardinagem, alguma atividade em família ou outro passatempo divertido de sua preferência.

ANTES DE IR DORMIR:

- Leia algo inspirador e reconfortante.
- Lembre-se da palavra "contentamento"; ela irá ajudá-lo a estabelecer uma felicidade estável por dentro e por fora.
- Reze, relaxe ou medite para desviar sua mente das distrações do dia, restaure sua consciência interior e prepare-se para dormir.

Índice de Posturas

Em português e em sânscrito

Impressão Neo Graf